高职高专"十三五"规划教材

江苏省高职院校示范建设制药类专业优秀教材

药品分析与检验

汤俊梅·主编　　顾 准·主审

化学工业出版社

·北京·

本书以《中华人民共和国药典》（2015 年版）为标准，紧密结合药品检验和药物质量管理等相关岗位对药品检验知识和技能的要求，按照药品检验工作过程进行编写。

全书共十二章，分为三个层次：第一层次为基础部分，依据药品检验的过程编写，内容包括药品检验工作过程、药品检验依据、性状检验、主成分鉴别、杂质检查、含量测定等；第二层次为进阶部分，依据药品检验岗位涉及的检验项目进行编写，内容包括原料药检验、辅料检验、制剂检验、药品包装材料检验等；第三层次为拓展部分，内容包括药物分析新技术、综合训练项目等。每章内容既有方法原理，又有技能训练，融理论知识与实践操作于一体。

本书可作为高等职业教育药物分析、工业分析、制药及相关专业的教材和企业高技能人才的培训教材，也可供从事药品检验、研发和管理的技术人员参考。

图书在版编目（CIP）数据

药品分析与检验/汤俊梅主编.—北京：化学工业出版社，2017.9（2024.1 重印）
高职高专"十三五"规划教材
ISBN 978-7-122-30080-5

Ⅰ.①药… Ⅱ.①汤… Ⅲ.①药物分析-高等职业教育-教材②药品检定-高等职业教育-教材 Ⅳ.①R917②R927.1

中国版本图书馆 CIP 数据核字（2017）第 158082 号

责任编辑：提　岩　李　瑾　　　　　装帧设计：关　飞
责任校对：边　涛

出版发行：化学工业出版社（北京市东城区青年湖南街 13 号　邮政编码 100011）
印　　装：北京虎彩文化传播有限公司
787mm×1092mm　1/16　印张 14½　字数 376 千字　2024 年 1 月北京第 1 版第 6 次印刷

购书咨询：010-64518888　　　　售后服务：010-64518899
网　　址：http://www.cip.com.cn
凡购买本书，如有缺损质量问题，本社销售中心负责调换。

定　　价：38.00 元

前 言

本书立足于高等职业教育人才培养目标，紧密结合药品检验和药物质量管理等相关岗位对药品检验知识和技能的要求，以《中华人民共和国药典》（简称《中国药典》）（2015 年版）为标准，按照药品检验工作过程进行编写。

与其他药品分析类图书相比较，本书依据《中国药典》（2015 年版）最新内容，在内容编写上增加了辅料、药品包装材料的检验，缩减了原料药的检验（只主要介绍几种常见原料药的检验）。对某些具有规律性的内容进行了总结，删除了对各类药物分析方法的详细讲解。全书内容以药品分析检验工作过程为主线，层次感强、重点突出、新颖实用，便于师生根据实际教学情况进行自主选择。

全书共十二章，紧密结合药品分析检验工作过程，分为三个层次：第一层次为基础部分，依据药品检验的过程编写，内容包括药品检验工作过程、药品检验依据、性状检验、主成分鉴别、杂质检查、含量测定等；第二层次为进阶部分，依据药品检验岗位涉及的检验项目进行编写，内容包括原料药检验、辅料检验、制剂检验、药品包装材料检验等；第三层次为拓展部分，内容包括药物分析新技术、综合训练项目等。

本书融理论知识与实践操作于一体，每章内容既有方法原理，又有技能训练和知识巩固，让学生在完成项目任务的过程中实现理论知识的学习、操作技能的提升及职业素养的养成。第十二章"药品检验综合训练"是对本书学习内容的综合运用，训练项目均来自于企业实际工作内容，通过完整的药品检验项目训练使学生达到工作岗位的要求，实现课程与岗位的零距离对接。

本书由苏州健雄职业技术学院汤俊梅担任主编并统稿，编写了第七章～第十章以及第十二章；苏州健雄职业技术学院解雪乔编写了第一章～第三章以及第十一章；苏州健雄职业技术学院王寅珏编写了第四章～第六章；苏州健雄职业技术学院顾准教授担任主审。苏州欧凯医药技术有限公司周瑶工程师、苏州拓维生物技术有限公司杨琼工程师及苏州健雄职业技术学院程炜老师为本书中技能训练项目的编写提供了大量素材，本书的编写还得到了化学工业出版社及编者所在学院的大力支持，在此表示衷心的感谢。在编写过程中，编者参考了大量的相关资料和著作，在此也一并致谢。

由于编者水平有限，书中疏漏之处在所难免，敬请广大读者批评指正。

编者
2017 年 4 月

目 录

第一章　药品质量检验概述 / 1

第二章　药品质量检验依据 / 10

第三章　药品的性状检验 / 20

第七章　原料药的检验 / 94

第八章　药用辅料的检验 / 146

第九章　药物制剂的检验 / 162

第十章　药品包装材料的检验 / 186

第十一章　药物分析新技术 / 199

第十二章　药品检验综合训练 / 209

参考文献 / 224

第一章
药品质量检验概述

知识目标
◆ 了解药品质量检验的基本职能、分类和工作要求。
◆ 掌握药品质量检验工作的基本程序。
能力目标
◆ 能够进行药品质量检验基本操作。
◆ 能够正确填写药品检验原始记录和报告单。
◆ 能够根据要求进行药品的取样操作。
素质目标
◆ 培养学生严谨踏实的职业素养。
◆ 培养学生的团队合作能力。

　　药品质量检验是一个广义的概念，它不仅包含成品的检验，也包含原辅料、包装材料、中间产品以及工艺用水等的质量检验。药品质量检验主要是运用化学分析法、仪器分析法、物理常数测定法或生物学等方法和技术对化学结构已经明确的合成药物或天然药物及其制剂、中药制剂和生化药物及其制剂的质量进行检验。检验内容包括药物及其制剂组成、理化性质、辨别药物的真伪、检查药物的纯度、测定药物的含量等。在进行药品质量检验之前，应全面了解药品质量检验的工作程序。

第一节　药品质量检验工作内容

一、药品质量检验工作任务

　　药品质量检验工作的基本任务就是通过检验，对被检品的质量水平作出公正的、科学的、准确的评价和判定，维护企业、用户和国家的利益。一方面在药品生产部门中，积极开展药品生产过程的质量控制，严格控制中间体的质量，优化生产工艺，促进生产并提高药品质量；另一方面在药品经营管理部门中，注意药品贮藏过程中的质量考察，采取科学合理的贮藏条件和管理方法，改进药物的稳定性，提高药品的质量。此外，开展体内药物监测十分重要，可以更好地指导临床用药，减少毒副作用，提高药物的使用质量。

因此，药品质量检验技术工作的任务不仅仅是静态的常规检验，还要运用现代的分析方法和技术，尤其是利用仪器分析和计算机技术的迅速发展，进行药品质量检验、生产过程质量控制、贮藏过程的质量考察及临床用药分析，提高方法的灵敏度、准确度，从而要求药品检验工作者应及时掌握新方法和新技术，不断探索，促使药品质量研究达到更高水平。

二、药品质量检验的分类

根据药品生产、流通、监督管理与使用等环节，药品质量检验分为以下几类。

1. 药品生产检验

药品生产检验是指制药企业为保证其产品的质量而主动承担的对药品生产各个相关环节的检验。一般来说，对于多数药品生产企业，药品生产检验分别由药品生产企业的车间化验室和中心化验室承担。车间化验室主要负责药品生产过程中中间产品的质量检验，中心化验室负责进厂原辅料、包装材料、工艺用水、成品的质量检验及质量稳定性考察。药品生产检验主要是对药品内在质量进行检验。

2. 药品验收检验

药品验收检验是指药品经营企业在购进药品时，按照 GSP 和合同规定的质量条款对购进、销后退回药品进行逐批号验收。同时，对药品的包装、标签、说明书及有关要求的证明和文件进行逐一检查。验收药品时，除对药品包装、标签、说明书标明内容进行验收外，还应检查其他有关药品质量、药品合法性的证明文件。对质量有怀疑或性质不稳定的药品进行外观质量抽查。首营品种的首批到货药品入库验收时，应有生产企业同批号药品的检验报告书。对内在质量有怀疑时，应送县级以上药品检验机构检验确定。

3. 药品监督检验

由国家设置的法定性专业检验机构即各级药品检验所承担。监督检验是药品检验所依据国家相关法律规定，对研制、生产、经营、使用的药品进行质量检验。药品监督检验具有权威性、仲裁性和公正性。根据其目的和处理方法不同，药品监督检验可以分为抽查性检验、注册检验、国家检验、委托检验、进口检验和复验 6 种类型。

三、药品质量检验要求

药品质量检验工作的基本任务是通过检验对被检药品的质量水平做出公正的、科学的、准确的评价和判定。药品质量检验必须确保工作质量，保证检验结果的准确可靠，为达到这一目的，对药品的质量检验工作提出以下基本要求。

1. 公正性

公正性即原则性，这是对质检人员最基本的要求，也是质检人员必须具备的职业道德。质检人员必须严格执行质量法规和技术标准，严格执行检验制度，做到有法必依、执法必严、客观判定。对质检机构来说，必须对受检单位提供同等的质量服务，维护质检人员工作的独立性，不准任何人进行行政干预，影响检验结果的判定。

2. 准确性

要通过科学的检验方法、精密的检测设备和较高的检测水平，保证药品检验结果的准确性。质检人员必须确保提供的检验数据准确可靠，即在同一条件下能重复，在一定条件下能再现。药品质量检验工作的准确性取决于质检人员的高度责任心、严谨的科学态度和对检验业务的精益求精。质检人员要严格执行技术标准、抽样方法、检验规程、检验方法和各种管理制度，严格执行检验工作程序和质量责任制，坚持"以数据说话"的科学态度。

3. 权威性

药品质量检验部门的权威性是其职能决定的。在机构的检验能力上，有完善的检测手段；在工作质量上，有一套科学完善的质量保证措施，出具的检验报告准确可靠。质检人员必须在坚持公正性的前提下，保证检验结果的准确可靠，以认真负责的工作态度、科学严谨的工作作风和准确无误的工作结果，树立起工作的权威。

第二节　药品质量检验工作流程

药品检验工作的根本目的就是保证人民用药的安全有效。药品质量检验工作是药品质量控制的重要组成部分，是贯彻实施《中华人民共和国药品管理法》、执行《中华人民共和国药典》（以下简称《中国药典》）的重要环节。国内生产的药品在进行常规检验时，以现行《中国药典》和局颁标准为依据。生产企业为了保证产品质量，往往以自订的内控质量标准为依据。医药行业中检验药品的操作方法基本是以《中国药典》为依据进行检验的。药品检验工作者必须具备严谨求实和一丝不苟的工作态度，具有熟练正确的操作技术以及良好的科学作风，才能保证药品检测工作的公正性。

药品检验工作的基本程序一般为取样、检验、记录和报告。药品检验工作就是按照这个程序一步一步完成的。任何一步出现问题，带来偏差，都会对整个检验结果造成致命的错误。所以，每一位药物分析工作者都要有全程质量控制的观念，认真执行每一步的规范操作，确保检验结果的准确性。

一、取样与留样

（一）取样

取样是指从批量物料中抽取能够代表物料特性的样品或平均试样。合理地取样是保证检验结果准确的前提，应按取样原则抽取样品。

1. 取样原则

取样应遵循均匀、合理的原则。取样必须依照国家颁布的《药品检验操作标准》中有关规定进行操作，并填写药品检验卡。取样方式应考虑到所取物品的特征，均匀物品可以在每批的任意部位取样，非均匀物品一般按随机原则抽取。

2. 取样范围

药品生产所抽取的样品，应包括进厂原料、中间体及成品。进厂原料包括原料药、辅料及包装材料；中间体指药品生产过程中，未形成产品之前的一切产物；成品包括原料药及其药剂。药品经营及使用所取样品均指已出厂的原料药及药物制剂。

3. 取样方法

（1）对原辅料、半成品（中间产品）、成品、副产品及包装材料、工艺用水都应分别制定取样方法。

（2）对取样环境的洁净要求、取样人员、取样容器、取样部位和顺序、取样方法、取样量、样品混合方法，取样容器的清洗、保管，必要的留样时间以及无菌及麻毒、精神药品取样时的特殊要求等应有明确的规定。

（3）原辅料、内包装材料，可在仓储区原辅料取样间或支架式层流罩内取样。

（4）中间品、成品取样可以在生产结束时进行，也可在生产过程的前、中、后期取样。

4. 取样标准操作规程

在药品生产企业，一般按抽取样品种类或检验对象不同，应制订不同的取样标准操作规程，如包装材料取样标准操作规程、中间产品取样标准操作规程、原辅料取样标准操作规程、成品取样标准操作规程及水质检测取样标准操作规程等。

5. 取样数量

（1）原辅料、中间产品及成品　对进厂原辅料、中间产品及成品均按批取样检验。假设总包装件数为 x 件（箱、袋或桶等），则当 $x \leqslant 3$ 时，应每件取样；当 $3 < x \leqslant 300$ 时，随机抽 $\sqrt{x} + 1$ 件取样；当 $x > 300$ 时，随机抽 $\sqrt{x}/2 + 1$ 件取样。样品取出后混合均匀，送分析检验。

（2）中药材　按批取样检验。假设总包装件数为 x 件，则当 $x \leqslant 5$ 或为贵细药材时，每件取样；当 $5 < x \leqslant 100$ 时，随机抽 5 件取样；当 $100 < x \leqslant 1000$ 时，按 5% 比例取样；当 $x > 1000$ 时，超过部分按 1% 比例取样。

6. 取样管理

（1）取样办法　取样时，应根据所取样品范围及质量标准不同，分别制订取样办法。取样办法包括取样容器、取样数量及取样方法。如生产规模的固体原料药的取样，为使其具有代表性，须采用取样探子；取样方法包括对取样环境的洁净要求、取样人员要求、取样的部位及顺序、样品混合方法及取样容器的清洗、消毒、保管，必要的留样时间及数量以及对无菌或有毒药品在取样时特殊要求等方面的明确规定；取样记录的填写，应对供试品名称、批号、规格、数量、包装、来源、送样日期、必要的取样说明和取样人签字等详细记录。取样是药品检验中的一个重要步骤。

药材取样法是指选取供检定用药材供试品的方法。取样的代表性直接影响到检定结果的正确性。因此，必须重视取样的各个环节。

① 取样前，应注意品名、产地、规格等级及包件式样是否一致，检查包装的完整性、清洁程度以及有无水迹、霉变或其他物质污染等情况，并详细记录。凡有异常情况的包件，应单独取样并检验。

② 将所取供试品混合拌匀，即为总供试品。对个体较小的药材，应摊成正方形，依对角线划"×"字，使分为四等份，取用对角两份；再如上操作，反复数次至最后剩余的量足够完成所有必要的试验以及留样数为止，此为平均供试品。个体大的药材，可用其他适当方法取平均供试品。平均供试品的量一般不得少于实验所需量的 3 倍，即 1/3 供实验室分析用，另 1/3 供复核用，其余 1/3 则为留样保存，保存期至有效期后 1 年。

（2）样品状态管理　样品应分类存放，账物相符，为防止不同检验状态的产品发生混淆误用，样品应附有状态标记，即在药品生产企业中对产品按检验过程进行的阶段实施状态管理。产品的检验状态分待检、合格、不合格 3 种：①待检（即未检）指产品等待检验，置黄色标牌；②检验合格指产品已结束检验，对照质量标准，符合规定，置绿色标牌；③检验不合格指产品已结束检验，对照质量标准，不符合规定，置红色标牌。以上 3 种状态在生产过程中分别用黄色、绿色、红色标牌加以必要标记，划分存放区域实施管理。

（二）留样

凡检验后的样品，必须按批留样。成品留样分为法定留样和考察留样。法定留样是每批出厂产品均要留样，用以处理用户投诉；考察留样是根据企业产品的质量情况，按规定的批数进行留样，用以考察产品在有效期内的质量。保存样品应贴好标签，写清品名、批号、日期，并根据药品本身性质特点分别在不同贮存条件下保存。一般成品留样保存期限为药品失效后1年，未规定药品失效期的药品至少应保存3年；进厂原辅料和中间体留样，保存期限为3个月。保存期满的样品，需有专人负责接收、登记并管理。样品存放场所要放置有序，环境条件与样品要求贮存条件相符，防止使用及交付前受损变质。

二、检验

检验时，必须依照药品质量标准的规定严格执行和规范操作，才能对结果做出正确的判断。首先观察性状是否符合规定，然后再依次进行药物鉴别、检查和含量测定的分析。判断一个药品的质量是否合格，要根据鉴别、检查、含量测定的各项结果综合判断。只有各项结果都合格，才能认为该药品合格；任何一项不合格，则该药品不合格。

检验是质量分析的基础，只有获得准确的检验数据，才能对产品质量作出客观公正的判定。药品的质量检验分为以下几个步骤。

1. 性状观测

性状在评价质量优劣方面具有重要意义，包括这一药品应具有的外观（如色泽、臭味、黏稠度等）、溶解度、物理常数（如熔点、沸点、密度、折射率、比旋度、吸收系数、酸值、碘值、皂化值等）等。在一定程度上，药物这些性状能综合地反映药品的内在质量，应予重视。

2. 鉴别

应依据药物的化学结构和理化性质进行某些化学反应，测定某些理化常数或光谱特征，来判断药物及其制剂的真伪。通常，某一项鉴别试验，如官能团反应、焰色反应，只能表示药物的某一特征，绝不能将其作为判断的唯一依据。因此，药物的鉴别不能只由一项试验完成，而应采用一组（2个或几个）试验项目全面评价一个药物，力求使结论正确无误。

3. 检查

药物在不影响疗效及人体健康的原则下，可以允许生产过程和贮藏过程中引入微量杂质的存在。通常按照药品质量标准规定的项目进行"限度检查"，以判断药物的纯度是否符合限量规定要求，所以也可称为纯度检查。

检查项目涉及内容较多，如一般杂质检查、pH值、无菌、热原、重量差异、含量均匀度、崩解时限、可见异物和溶出度等。

4. 含量测定

含量测定是测定药物中主要有效成分的含量。它是控制药物中有效成分含量、保证疗效的重要手段。含量测定一般采用容量分析法、重量分析法、紫外-可见分光光度法、气相色谱法、高效液相色谱法及抗生素微生物检定法等方法来测定，以确定药物的含量是否符合药品标准的规定要求。

在药物性状符合要求的前提下，鉴别可以判定药物的真伪，而检查和含量测定则可用来判定药物的优劣。所以，判断一个药物的质量是否符合要求，必须全面考虑性状、鉴别、检查与含量测定几方面的检验结果。任何一项与规定不符合，则该药品为不合格品。

三、记录和报告

1. 药品检验原始记录

药品检验原始记录是记载分析工作过程中各项实验方法、操作、实验条件、实验数据以及实验结果等的原始资料，也是判断药品质量合格与否的依据。记录内容必须真实、简洁而不失具体、准确，便于事后需要时对实验进行回顾和分析。整个记录不得随意涂改，记录本不得撕页、缺角，所有记录必须留档备查。记录的内容应包括欲分析的药物信息（名称、来源、批号），检验的项目、依据、方法，检验结果（分析数据、计算公式和计算结果），结论，检验人员和复核人员签名等（见表 1-1）。

表 1-1　药品检验原始记录表

检品名称		批号		检验日期	
包装		规格		生产单位	
检验依据					
检验记录					
【检验项目】 【检验方法、过程】 【检验结果或结论】					
检验者			复核者		

药品检验原始记录表填写说明如下。

（1）性状　原料药应根据检验中观察到的情况如实描述药品的外观，不可照抄标准上的规定，标准中的臭、味和引湿性（或风化性等）一般可不予记录，但遇异常时，应详细描述；制剂应描述供试品的颜色和外形，外观性状符合规定者，也应做出记录，不可只记录"符合规定"这一结论，对外观异常（如变色、异臭、潮解、碎片、花斑等）要详细描述；中药材应详细叙述药材的外形、大小、色泽、外表面、质地、断面、气味等。

检测相对密度、熔点、吸收系数等项目时需记录采用的方法、仪器的名称、实验条件、测定值、计算公式及实验结果等。

（2）鉴别　在鉴别试验记录中要依据鉴别项目的不同，记录相关内容。如显色反应或沉淀反应的鉴别中，需记录简要的操作过程、供试品的取用量、所加试剂的名称与用量、反应条件、反应结果（包括生成物的颜色、气体的产生或异臭、沉淀物的颜色或沉淀物的溶解等）等；薄层色谱鉴别中应记录室温及湿度、吸附剂、供试品溶液与对照溶液的配制及点样量、展开剂、展开距离、显色剂，必要时算出 R_f 值；红外光谱吸收图谱鉴别中要记录仪器型号、环境温度与湿度、供试品的预处理和试样的制备方法、对照图谱的来源并附供试品的红外光吸收谱图。

（3）检查　在检查时要依据不同检查项记录相应的内容，如氯化物检查要记录标准溶液的浓度和用量、供试品溶液的制备、比较结果；片剂重量差异检查中要记录 20 片（丸）的总重量及其平均片（丸）重、限度范围、每片（丸）重量、超过限度的片数、结果判断；无菌检查要记录培养基的名称和批号、对照用菌液的名称、供试品溶液的配制及其预处理方法、供试品溶液的接种量、培养温度、培养期间逐日观察的结果（包括阳性生长情况）和结果判断。

（4）含量测定　在含量测定时要依据不同测定方法记录相应的内容，如采用容量分析法时，记录供试品的称量（平行试验）、操作过程、指示剂、滴定液及其浓度（mol/L）、消耗滴定液的体积（mL）、空白试验的数据、计算式与结果；紫外-可见分光光度法应记录仪器型号、检查溶剂是否符合要求的数据、吸收池配对情况、供试品与对照品的称量及其溶解和稀释情况、核对供试品溶液的最大吸收峰波长是否正确、测定波长及其吸光度值、计算式及结果；高效液相色谱法应记录仪器型号、检测波长、色谱柱与柱温、流动相与流速、内标溶液、供试品与对照品的称量（平行试验两份）、溶液的配制过程、进样量、测定数据、计算式与结果、附色谱图；抗生素微生物检定法应记录试验菌的名称、培养基的编号、批号及其pH值、灭菌缓冲溶液的名称及pH值、标准品的来源和批号及其纯度或效价、供试品及标准品的称量、溶解和稀释步骤、高低剂量的设定、抑菌圈测定数据（当用抑菌圈测量仪测量面积或直径时，应记录测量仪器的名称及型号，并将打印数据贴附于记录上）。

2. 药品检验报告

全部项目检验完毕后，还应写出检验报告，并根据检验结果得出明确的结论。检验报告的内容有供试品的有关信息，如名称、批号、规格、包装、有效期、生产单位或产地等，检验的项目、依据、结果、结论，检验者、复核者以及有关负责人的签名或盖章，此外还应有报告的日期等。表1-2为常见药品检验报告单。

表 1-2　药品检验报告单

检品名称		批号	
规格		有效期	
包装		生产单位或产地	
检验项目		检验日期	
检验依据		报告日期	
检验项目	标准规定		检验结果/结论
【性状】 【鉴别】 【检查】 【含量测定】			
结论:本品按_____标准检验,结果_____			
检验人		复核人	负责人

药品检验报告填写说明如下。

（1）检品名称中应按药品包装上的品名（中文名或外文名）填写，品名如为商品名，应在商品名之后加括号注明法定名称；规格栏内应按质量标准规定填写，如原料药填"原料药（供口服用）"或"原料药（供注射用）"等，片剂或胶囊剂填"××mg"或"××g"等，注射液或滴眼剂填"××mL"或"××mg"等；生产单位或产地中的"产地"仅适用于药材，其余均按药品包装实样填写；检验项目填写"全检"、"部分检验"或"单项检验"，若为"单项检验"应直接填写检验项目名称；检验依据应按药品监督管理部门批准的质量标准检验，已成册的质量标准应写明标准名称、版本和部、册等。

（2）检验项目的填写中，"标准规定"下按照质量标准内容书写；"检验结果"下，合格的写"符合规定"，不合格的应先写出不符合标准规定之处，再加写"不符合规定"。如鉴别项下的显色或沉淀反应，在"标准规定"下写"应呈正反应"，"检验结果"下根据实际反应情况写"呈正反应"或"不呈正反应，不符合规定"；如质量标准中有明确数值要求的，在"检验结果"下写实测数值，实测数值超出规定范围时，应在数值之后加写"不符合规定"。

3. 检验记录及报告的管理

检验记录及报告是反映药品质量的凭证，当对产品质量发生争议时，能够提供原始的检验数据，为公正的裁决提供依据，为此，必须妥善保管。

检验记录要按月或年装订成册，封面上写明检测产品的名称及起止日期，当年的检验记录应由质检部门自己保存，每年初将上一年的检验记录上交本企业的资料室统一保存；检验记录、检验报告单须按批号保存至药品有效期后1年，无有效期的保存3年，质量台账永久保存；超过保存期的检验记录、检验报告应由本单位技术负责人批准并经专人检查核对无误后按规定销毁。

技能训练　原料药的取样操作

【背景资料】

案例：苏州某医药技术有限公司生产车间生产了一批原料药——对乙酰氨基酚，要求 QA（质量管理部门）的取样员前来取样，送往 QC（质量检验部门）进行质量全检分析。

请验单

品名	对乙酰氨基酚	请验部门	生产车间
规格	原料药	请验人	×××
批号	20160328A2	请验日期	2016 年××月××日
数量	200 袋	检验目的	质量全检
备注			

【项目要求】

依据请验单的品名、规格、批号、数量按下列原则计算取样件数及取样量。

1. 取样件数

假如样品总件数为 x，当 $x \leqslant 3$ 时，应每件取样；当 $3 < x \leqslant 300$ 时，取样的件数应为 $\sqrt{x} + 1$；当 $x > 300$ 时，按全 $\sqrt{x}/2 + 1$ 的件数取样。

2. 取样量

按原辅料取样件数每件取样，总量为一次全检量的 3 倍，检验剩余作为留样样品。

【实验准备】

1. 样品

待取样的样品。

2. 取样工具

（1）取样器：不锈钢勺、不锈钢探子。

（2）样品盛装容器：具有封口装置的无毒塑料袋（取样袋）或具塞玻璃瓶。

【实施过程】

（1）取样员在收到请验单后，即到现场取样。

（2）取样前应认真核对请验单与生产成品的品名、规格、批号、数量，在核对无误后按要求进行取样工作。

（3）取样时可采用四分法进行样品量的缩分。

（4）取好样品后按照规定放在指定地点，做好登记工作。

【结果记录】

采样标签

样品编号：_____　　　样品名称：_____

采样时间：_____　　　采样地点：_____

检测项目：□外观　□鉴别　□杂质　□含量

□其他_____

采样人：_____　　　联系电话：_____

样品采集记录表

采样日期	样品名称	样品编号	采样地点	采样数量	检验项目	采样人

【注意事项】

（1）遇光易变质药品须用棕色瓶装，必要时加套黑纸；腐蚀性样品应避免用金属取样工具取样；剧毒性药品必须两人同时取样，并由仓库保管人员陪同，必要时需戴防护用具。

（2）在已取样的各包装材料上应及时贴"取样证"，取样器按相应的清洗标准操作程序进行清洗后指定位置存放，将外包装重新密封，挂好取样证，将样品包件送回原处。

（3）检验结束后的剩余样品不可返回原批，可作为留样由专人保管。

【知识巩固】

一、单选题

1.某医药生产企业新进了100袋药用葡萄糖原料，取样应（　　）。

A.每件取样　　B.在一袋取样　　C.按$\sqrt{x}+1$随机取样　　D.按$\sqrt{x}/2+1$随机取样

2.药品检验的任务是（　　）。

A.检验药片　　B.研究检测方法　　C.全面控制药品质量　　D.确定药物结构

二、多选题

1.药品的法定检测项目包括（　　）。

A.性状　　　　B.鉴别　　　　C.检查　　　　D.贮藏

2.对于药品生产企业，药品检验工作的基本流程是（　　）。

A.通知检测　　　　　　　B.取样

C.检测并记录　　　　　　D.数据处理及撰写检验报告

3.检验报告包括（　　）。

A.供试品名称　　B.外观性状　　C.检验结果、结论　　D.送检人盖章

三、简答题

1.何为药品质量检验？药品质量检验主要包含几种类型？

2.药品检验工作的基本程序是什么？

3.一般情况下，取样数量是如何确定的？

第二章
药品质量检验依据

知识目标
◆ 了解我国药品质量标准体系。
◆ 掌握药品质量标准的主要内容及《中国药典》（2015 年版）的体例和结构。
◆ 了解常用国外药典的名称及概况。

能力目标
◆ 能够正确应用不同类别的药品质量标准。
◆ 能够熟练应用现行版《中国药典》指导药品检验工作。

素质目标
◆ 培养学生严谨的科学态度和工作作风。
◆ 培养学生发现问题、解决问题的能力。

第一节 药品质量标准

药品质量检验工作就是制定药品质量标准，评价药品的质量。对药品质量的评价和控制离不开药品的质量标准。药典就是其中最重要的药品质量标准之一。由于药典的法定性、技术性和广泛适用性，熟悉药典，掌握药典的规定和方法，并将之用于药品质量检验工作，就成了药品检验人员必备的知识技能。本节将介绍药品质量标准（药典）中与药品质量检验工作密切相关的知识和规定。

一、药品质量标准概述

药品是一种特殊的商品，药品的质量关系到人民用药的安全和有效。为保证药品质量，国家必须制定统一的、强制性的药品质量标准。药品质量标准是国家对药品的质量规格和检查方法所作的技术规定，是药品现代化生产和管理的重要组成部分，是药品生产、经营、使用、检验单位和监督管理部门共同遵守的法定依据。《中华人民共和国药品管理法》（以下简称《药品管理法》）指出："药品必须符合国家药品标准。"即符合药品质量标准的药品才能使用，不符合药品质量标准的药品不得销售和使用，否则将受到法律的制裁。

二、药品质量标准的分类

药品质量的全面控制涉及药物的研究、生产、供应、使用及检验各环节。由于药品生产企业的生产工艺不同，技术水平及设备条件不同，贮运与保存情况各异，所以要制定统一的标准，加强对药品质量的控制及管理。世界各国都规定由国家制定法规，颁布法定的药品质量标准，对药品的品种、质量等进行管理，并对药品生产、供应、使用的各个环节进行监督，以保证用药的安全、有效。

目前，许多国家（如美国、日本等）已经公布了一些对药品质量控制的全过程起指导作用的法令性文件。我国药物管理部门根据国务院关于加强医药管理的决定和全面质量管理的要求，制定了《药品生产质量管理规范》（good manufacturing practices，简称 GMP），对药品生产的各个方面，如人员、厂房、设备、原辅料、工艺、质监、卫生、包装、仓储和销售等严格控制，实行全过程的质量管理。生产厂家为了生产出符合药品质量标准的药品，必须按照 GMP 的规定组织生产、严格把关。除 GMP 外，还有如下几个管理规范。

《药品非临床研究质量管理规范》（good laboratory practices，简称 GLP），该规范从各个方面明确规定了任何科研单位或部门必须按照 GLP 的规定开展工作，严格控制药物研制的质量，以确保实验研究的质量与实验数据的准确可靠。

《药品经营质量管理规范》（good supplying practices，简称 GSP），药品供应部门必须按照 GSP 的规定进行工作，保证药品在运输、贮存和销售过程中的质量。

《药品临床试验管理规范》（good clinical practices，简称 GCP），规范对涉及新药临床的所有人员都明确规定了责任，以保证临床资料的科学性、可靠性和重现性。

1. 国家药品质量标准

我国国家药品质量标准包括《中华人民共和国药典》和国家食品药品监督管理总局颁布的标准。

《中华人民共和国药典》是我国记载药品质量标准的法典，由国家药典委员会编纂，经国家食品药品监督管理总局批准颁布实施，是国家监督管理药品质量的法定技术标准，具有全国性的法律约束力。《中国药典》收载的品种为疗效确切、应用广泛、批量生产、质量水平较高并有合理的质量控制手段的药品。

国家食品药品监督管理总局颁布的标准（以下简称局颁标准）是由国家药典委员会编纂出版，国家食品药品监督管理总局颁布执行的。

2. 临床研究用药品质量标准

我国《药品管理法》规定：已在研制的新药，在进行临床试验或使用之前应先得到国家药品监督管理部门的批准。为了保证临床用药的安全和临床结论的可靠，还需由新药研制单位制定并由国家药品监督管理部门批准一个临时性的药品质量标准，即临床研究用药品质量标准。临床研究用药品质量标准仅在临床试验期间有效，并且仅供研制单位与临床试验单位使用。

3. 暂行或试行药品标准

新药经临床试验或使用后，报试生产时所制定的药品质量标准称为暂行药品标准。该标准执行两年后，如果药品质量仍然稳定，经国家食品药品监督管理总局批准转为国家药品标准。

4. 企业标准

由药品生产企业自己制定并用于控制其药品质量的标准，称为企业标准或企业内部标准。它仅在本厂或本系统的管理上有约束力，属于非法定标准。企业标准一般有两种情况：一种为检验方法尚不够成熟，但能达到某种程度的质量控制标准；另一种为高于法定标准要求的标准，主要指增加了检测项目或提供了限度标准，它对企业竞争，特别是对保护优质产品本身以及严防假冒等均起到了重要作用。国外较大的企业均有企业标准，且均对外保密。

三、药品质量标准的制定和修订

随着现代科学技术的不断发展和生产工艺水平的不断提高，当原有的质量标准不足以控制药品质量时，就可以修订某项指标、增删某些项目、补充新的内容，甚至可以改进一些检验技术。根据具体情况，有些质量成熟的品种可由局颁标准上升为药典标准；药典标准中某些陈旧落后的品种，也可降级列入局颁标准，甚至淘汰。《中国药典》每五年做一次修订、提高标准的工作；药品质量标准仅在某一历史阶段有效，并非一成不变，原有的药品质量标准可根据具体情况进行修订。

制定药品质量标准必须遵循安全有效、先进性、针对性和规范性四项原则。

(1) 安全有效　安全即毒副反应小，有效即疗效肯定，这是药品必须具备的基本条件，也是药品质量优劣的体现。为了保证药品的安全性，在进行新药研究时，除进行有关的药效学试验、毒理试验外，还需对可能引入的杂质进行研究，对那些毒、副作用较大的杂质要加以严格的控制，以保证用药的安全。

(2) 先进性　随着科学技术的不断发展，新的分析测试方法不断出现，在制定药品质量标准的过程中，应尽可能采用较先进的方法与技术，并注意应用新方法、新技术来解决药品质量控制中提出的新问题。

(3) 针对性　制定药品质量标准要有针对性，要根据药物的理化性质，从生产工艺、贮存、使用等各个环节了解影响药品质量的因素，有针对性地规定检测的项目。

(4) 规范性　制定药品质量标准，尤其是新药的质量标准时，要依据国家药品监督管理部门规定的基本原则、基本要求和一般格式规范地进行，以保证药品质量标准的规范性。

第二节　《中国药典》

一、药品质量标准与药典

所谓药品质量标准，是指国家对药品质量和检验方法所做的技术规定，是药品生产、经营、使用、检验和监督管理部门必须遵循的法定技术依据，具有法律效力。依据药品质量标准，药品只有合格与不合格之分。凡是不符合药品质量标准的药品，不得出厂、不得流通、不得使用，否则即是违法行为，构成犯罪的将依法追究刑事责任。

我国现行的药品质量标准如下。

(1)《中华人民共和国药典》(2015 年版)，简称《中国药典》(Chinese Pharmacopoeia, CP)。

(2) 国家食品药品监督管理总局颁布的药品标准，简称局颁标准。

两部标准互相补充，在中华人民共和国境内均有法律效力。作为药物分析工作者，必须熟悉国内的法定药品质量标准，正确理解其中的有关叙述、要求和规定，熟练地掌握法定的分析技术和方法，保证药品质量标准得到准确、完整地贯彻执行。

二、《中国药典》的内容

《中国药典》是我国药品质量标准的法典，是判断药品质量是否合格的标准。熟悉并掌握它的历史沿革、有关规定及术语有利于规范药品检验工作，使检验结果具有真实性、准确性和可比性，进一步保证药品检验的质量。熟悉药典，准确理解和领会药典的规定和要求，是对药品检验人员的基本要求。

《中国药典》由凡例、正文、通则和索引四部分构成。

（一）凡例

"凡例"是解释和正确使用《中国药典》进行药品质量检验的基本原则，并把与正文品种、通则及药品检验有关的共性问题加以规定，避免在全书中重复说明。"凡例"中的有关规定具有法定的约束力。"凡例"是药典的重要组成部分，主要分类项目有"名称及编排"、"项目与要求"、"检验方法和限度"、"标准品与对照品"、"计量"、"精确度"、"试药、试液、指示剂"、"动物试验"、"说明书、包装、标签"九项。

药品检验工作者在按照《中国药典》进行质量检定时，必须掌握凡例条文的内容和含义，并在检验过程中，切实遵照执行。现仅介绍数项条款说明"凡例"的有关内容。

1. 名称及编排

正文品种收载的中文药品名系按照《中国药品通用名称》推荐的名称及其命名原则命名，药典收载的中文药品名称均为法定名称，英文名称除另有规定外，均采用国际非专利药品（INN）命名。

有机药物化学名称应根据中国化学会编撰的《有机化学命名原则》命名，母体的选定和国际纯粹与应用化学联合会（IUPAC）的命名系统一致。

2. 项目与要求

（1）制法项下主要记载药品的重要工艺要求和质量管理要求。

（2）性状项下记载药品的外观、质地、断面、臭、味、溶解度以及物理常数等，在一定程度上反映药品的质量特性。

① 外观是对药品的色泽外表感官的规定。

② 溶解度是药品的一种物理性质。各品种项下选用的部分溶剂及其在该溶剂中的溶解性能，可供精制或制备溶液时参考。对在特定溶剂中的溶解性能需作质量控制时，在该品种［检查］项下作具体规定。药品的近似溶解度以下列名词术语表示：

极易溶解　系指溶质 1g（mL）能在溶剂不到 1mL 中溶解；

易溶　系指溶质 1g（mL）能在溶剂 1～不到 10mL 中溶解；

溶解　系指溶质 1g（mL）能在溶剂 10～不到 30mL 中溶解；

略溶　系指溶质 1g（mL）能在溶剂 30～不到 100mL 中溶解；

微溶　系指溶质 1g（mL）能在溶剂 100～不到 1000mL 中溶解；

极微溶解　系指溶质 1g（mL）能在溶剂 1000～不到 10000mL 中溶解；

几乎不溶或不溶　系指溶质 1g（mL）在溶剂 10000mL 中不能完全溶解。

试验法：除另有规定外，称取研成细粉的供试品或量取液体供试品，置于 25℃±2℃ 一定容量的溶剂中，每隔 5min 强力振摇 30s；观察 30min 内的溶解情况，如无目视可见的溶质颗粒或液滴时，即视为完全溶解。

③ 物理常数包括相对密度、馏程、熔点、凝点、比旋度、折射率、黏度、吸收系数、碘值、皂化值和酸值等，其测定结果不仅对药品具有鉴别意义，也可反映药品的纯度，是评

价药品质量的主要指标之一。

(3) 鉴别项下包括经验鉴别、显微鉴别和理化鉴别。显微鉴别中的横切面、表面观及粉末鉴别，均指经过一定方法制备后在显微镜下观察的特征。理化鉴别包括物理、化学、光谱、色谱等鉴别方法。

(4) 检查项下包括药品的安全性与有效性的试验方法和限度、均一性与纯度等制备工艺要求等内容；对于规定中的各种杂质检查项目，系指该药品在按既定工艺进行生产和正常贮藏过程中可能含有或产生并需要控制的杂质（如残留溶剂、有关物质等）；改变生产工艺时需另考虑增修订有关项目。

(5) 含量测定项下规定的试验方法，用于测定原料药及制剂中有效成分的含量，一般可采用化学、仪器或生物测定方法。

(6) 贮藏项下的规定，系对药品贮存与保管的基本要求，以下列名词术语表示：

遮光　系指用不透光的容器包装，例如棕色容器或黑纸包裹的无色透明、半透明容器；

避光　系指避免日光直射；

密闭　系指将容器密闭，以防止尘土及异物进入；

密封　系指将容器密封以防止风化、吸潮、挥发或异物进入；

熔封或严封　系指将容器熔封或用适宜的材料严封，以防止空气与水分的侵入并防止污染；

阴凉处　系指不超过 20℃；

凉暗处　系指避光并不超过 20℃；

冷处　系指 2～10℃；

常温　系指 10～30℃。

3. 检验方法和限度

《中国药典》正文收载的所有品种，均应按规定的方法进行检验；如采用其他方法，应将该方法与规定的方法做比较试验，根据试验结果掌握使用；但在仲裁时以药典规定的方法为准。

标准中规定的各种纯度和限度数值以及制剂的质（装）量差异，系包括上限和下限两个数值及中间数值。规定的这些数值不论是百分数还是绝对数字，其最后一位数字都是有效位。试验结果在运算过程中，可比规定的有效数字多保留一位数，而后根据有效数字的修约规则进舍至规定有效位。计算所得的最后数值或测定读数值均可按修约规则进舍至规定的有效位，取此数值与标准中规定的限度数值比较，判断是否符合规定。

原料药的含量（%），除另有注明者外，均按质量计。如规定上限为 100% 以上时，系指用本药典规定的分析方法测定时可能达到的数值，它为药典规定的限度或允许偏差，并非真实含有量；如未规定上限时，系指不超过 101.0%。

制剂的含量限度范围，系根据主药含量、测定方法、生产过程和贮存期间可能产生的偏差或变化而制定的，生产中应按标示量 100% 投料。如已知某一成分在生产或贮存期间含量会降低，生产时可适当增加投料，以保证在有效期（或使用期限）内含量能符合规定。

4. 标准品与对照品

标准品与对照品系指用于鉴别、检查、含量测定的标准物质。标准品系指用于生物检定或效价测定的标准物质，其特性量值一般按效价单位（或 μg）计物质；对照品系指采用理化方法进行鉴别、检查或含量测定时所用的标准物质，其特性量值一般按纯度（%）计。

5. 计量

《中国药典》凡例规定，试验用的计量仪器均应符合国务院质量技术监督部门的规定。

所采用计量单位如下。

（1）法定计量单位名称与单位符号：

长度　米（m）、分米（dm）、厘米（cm）、毫米（mm）、微米（μm）、纳米（nm）；

体积　升（L）、毫升（mL）、微升（μL）；

质量　千克（kg）、克（g）、毫克（mg）、微克（μg）、纳克（ng）；

压力　兆帕（MPa）、千帕（kPa）、帕（Pa）；

温度　摄氏度（℃）；

动力黏度　帕秒（Pa·s）、毫帕秒（mPa·s）；

运动黏度　平方米每秒（m^2/s）、平方毫米每秒（mm^2/s）；

波数　厘米的倒数（cm^{-1}）；

密度　千克每立方米（kg/m^3）、克每立方厘米（g/cm^3）；

放射性活度　吉贝可（GBq）、兆贝可（MBq）、千贝可（kBq）、贝可（Bq）。

（2）滴定液和试液的浓度以 mol/L（摩尔/升）表示，其浓度要求精密标定的滴定液用"×××滴定液（×××mol/L）"表示；作其他用途不需要精密标定其浓度时，用"××× mol/L ×××溶液"表示，以示区别。

（3）有关的温度描述，一般以下列名词术语表示：

水浴温度　除另有规定外，均指 98～100℃；

热水　系指 70～80℃；

微温或温水　系指 40～50℃；

室温　系指 10～30℃；

冷水　系指 2～10℃；

冰浴　系指约 0℃；

放冷　系指放冷至室温。

（4）百分比用"%"表示，系指重量的比例，但溶液的百分比，除另有规定外，系指溶液 100mL 中含有溶质若干克；乙醇的百分比，系指在 20℃时容量的比例。此外，根据需要可采用下列符号：

%（g/g）表示溶液 100g 中含有溶质若干克；

%（mL/mL）表示溶液 100mL 中含有溶质若干毫升；

%（mL/g）表示溶液 100g 中含有溶质若干毫升；

%（g/mL）表示溶液 100mL 中含有溶质若干克。

（5）液体的滴，指在 20℃时，以 1.0mL 水为 20 滴进行换算。

（6）溶液后标示的"（1→10）"等符号，系指固体溶质 1.0g 或液体溶质 1.0mL，加溶剂混成 10mL 的溶液；未指明用何种溶剂时，均系指水溶液；两种或两种以上液体的混合物，名称间用半字线"-"隔开，其后括号内所示的"："符号，系指各液体混合时的体积（质量）比例。

6. 精确度

（1）试验中供试品与试药等"称重"或"量取"的量，均以阿拉伯数字表示，其精确度可根据数值的有效数位来确定，如称取"0.1g"系指称取重量可为 0.06～0.14g；称取"2g"，系指称取重量可为 1.5～2.5g；称取"2.0g"系指称取重量可为 1.95～2.05g；称取"2.00g"，系指称取重量可为 1.995～2.005g。

"精密称定"系指称取重量应准确至所取重量的千分之一；"称定"系指称取重量应准确至所取重量的百分之一；"精密量取"系指量取体积的准确度应符合国家标准中对该体积移

液管的精密度要求;"量取"系指可用量筒或按照量取体积的有效数位选用量具。取用量为"约"若干时,系指取用量不得超过规定量的±10%。

(2) 恒重,除另有规定外,系指供试品连续两次干燥或炽灼后称重的差异在0.3mg以下的重量;干燥至恒重的第二次及以后各次称重均应在规定条件下继续干燥1h后进行;炽灼至恒重的第二次称重应在继续炽灼30min后进行。

(3) 试验中规定"按干燥品(或无水物,或无溶剂)计算"时,除另有规定外,应取未经干燥(或未去水,或未去溶剂)的供试品进行试验,并将计算中的取用量按[检查]项下测得的干燥失重(或水分,或溶剂)扣除。

(4) 试验中的"空白试验",系指在不加供试品或以等量溶剂替代供试液的情况下,按同法操作所得的结果;含量测定中的"并将滴定的结果用空白试验校正",系指按供试品所耗滴定液的量(mL)与空白试验中所耗滴定液的量(mL)之差进行计算。

(5) 试验时的温度,未注明者,系指在室温下进行;温度高低对试验结果有显著影响者,除另有规定外,应以25℃±2℃为准。

7. 试药、试液、指示剂

试验用的试药,除另有规定外,均应根据通则试药项下的规定,选用不同等级并符合国家标准或国务院有关行政主管部门规定的试剂。试液、缓冲液、指示剂与指示液、滴定液等,均应符合通则的规定或按照通则的规定制备。试验用水,除另有规定外,均系指纯化水。酸碱度检查所用的水,均系指新沸放冷至室温的水。酸碱性试验时,如未指明用何种指示剂,均系指石蕊试纸。

8. 动物试验

动物试验所使用的动物及其管理应按国务院有关行政主管部门颁布的规定执行。

9. 说明书、包装、标签

药品说明书应符合《中华人民共和国药品管理法》及国务院药品监督管理部门对说明书的规定。直接接触药品的包装材料和容器应符合国务院药品监督管理部门的有关规定,均应无毒、洁净,与内容药品不发生化学反应,并不影响内容药品的质量。药品标签应符合《中华人民共和国药品管理法》及国务院药品监督管理部门对药品标签的规定,不同包装标签其内容应根据上述规定印刷,并应尽可能多地包含药品信息。麻醉药品、精神药品、医疗用毒性药品、放射性药品、外用药品和非处方药品的说明书和包装标签,必须印有规定标志。

(二)正文

正文构成了药典的主要内容,收载了不同药品的质量标准,其主要内容包括药品的法定名称、结构式、分子式与分子量、来源或有机物的化学名称、含量或效价规定、性状、鉴别、检查、含量测定、类别、规格、贮藏和制剂等。

(三)通则

为解决长期以来各部药典检测方法重复收录,方法间不协调、不统一、不规范的问题,2015年版《中国药典》对各部药典共性附录进行整合,将原附录更名为通则,包括制剂通则、检定方法、标准物质、试剂试药和指导原则,重新建立规范的编码体系,并首次将通则、药用辅料单独作为《中国药典》第四部。

(四)索引

《中国药典》采用中文索引和英文索引,前者按汉语拼音顺序排列,后者按英文字母顺序排列。这两个索引与药典正文前的"品名目次"相配合，可快速查询有关药物品种的相关内容。

三、现行《中国药典》

《中国药典》2015年版为现行版本，2015年12月1日起正式执行。《中国药典》2015年版由一部、二部、三部和四部构成，收载品种总计5608种，其中新增1082种。一部收载药材和饮片、植物油脂和提取物、成方制剂和单味制剂等，品种共计2598种，其中新增440种、修订517种，不收载7种。二部收载化学药品、抗生素、生化药品以及放射性药品等，品种共计2603种，其中新增492种、修订415种，不收载28种。三部收载生物制品137种，其中新增13种、修订105种，不收载6种。四部收载通则总计317个，其中制剂通则38个、检验方法240个、指导原则30个、标准物质和试液试药相关通则9个；药用辅料270种，其中新增137种、修订97种，不收载2种。

《中国药典》（2015年版）的特点主要体现在以下四个方面。

一是收载品种比2010年版增加1000多个，覆盖了基本药物目录和医疗保险目录的大部分品种，更加适应临床用药需要；而且质量有了全面提升，标准中安全性和有效性的控制项目增加，检测技术手段进一步加强并更加多样化。

二是既扩大了现代先进分析技术的应用，提高了检测方法的专属性、灵敏度和准确性，同时又保留了一些简便易行、经济实用的常规检测方法。

三是既努力向国际先进标准看齐，又充分考虑我国制药水平的实际，突出中药特色。

四是充分体现、完善标准体系建设，加强质量全程管理的理念。新版药典中制定和修订的指导原则和通用技术要求涵盖了药品的研发源头、生产过程、检测终端等各个环节以及原料、辅料、药品包装材料、标准物质等多个领域，形成了比较完善的标准体系。

第三节　常用的国外药典

虽然外国的药品质量标准在我国没有法律效力，但在开展药品的国际贸易，促进药品生产和质量管理的国际交流，学习和借鉴世界先进的药品质量分析技术等方面，具有重要的参考价值。因此，有必要对其有所了解。

目前已有几十个国家制定了国家药典，另外还有一些区域性药典，如《欧洲药典》、《亚洲药典》以及世界卫生组织编订的《国际药典》等。其中最具影响力的有《美国药典》、《英国药典》、《日本药局方》和《欧洲药典》。

一、《美国药典》

《美国药典》（The United States Pharmacopoeia，缩写为USP），最新版本是第39版，缩写为USP（39），与美国国家处方集（National Formulation，NF）第34版合并出版[USP(39)-NF(34)]，主要由凡例（General Notices）、正文（Monographs）、附录（Appendices General Chapter，Reagents，Tables）和索引（Index）组成。对于在美国制造和销售的药物和相关产品而言，USP-NF是唯一由美国食品药品管理局（FDA）强制执行的法定标准。此外，对于制药和质量控制所必需的规范，例如测试、程序和合格标准，USP-NF还可以作为明确的操作指导。

二、《英国药典》

《英国药典》（British Pharmacopoeia，缩写为 BP），最新版本为《英国药典》（2016 年版），由六卷组成，包括《欧洲药典》8.0～8.5 的所有内容、新增 37 个英国药典专论、修正专论 142 个。《英国药典》不仅为读者提供了药用和成药配方标准，而且也向读者展示了许多明确分类并可参照的欧洲药典专著。

三、《日本药局方》

日本药典的名称为《日本药局方》，英文缩写为 JP，最新版本为《日本药局方 16 改正版》，它由一部和二部组成，共一册，一部收载凡例、制剂总则、一般试验方法、医药品各论（主要为化学药品、抗生素、放射性药品及制剂），二部收载通则、生药总则、制剂总则、一般试验方法、医药品各论（主要为生药、生物制品、调剂用附加剂）等。《日本药局方》的索引有药物的日文名索引、英文名索引和拉丁名索引三种，其中拉丁名索引用于生药品种。

四、《欧洲药典》

《欧洲药典》（European Pharmacopoeia，缩写为 Ph. Eur）是欧洲药品质量控制标准，由欧洲药典委员会编制，2007 年 7 月出版的《欧洲药典》第 6 版分为两部，此外，欧洲药典委员会还根据例会决议进行非累积性增补，一年 3 次。《欧洲药典》的基本组成有凡例、通用分析方法、常用含量测定方法、正文等。欧盟成员国和欧盟内部法定《欧洲药典》第 5 版的失效期是 2007 年 12 月 31 日。

技能训练　《中国药典》的查阅

根据《中国药典》（2015 年版）完成下列查阅项目。

序号	查阅项目	药典(第几部,哪部分)	页码	查阅结果
1	氢化可的松的鉴别			
2	乳糖的性状			
3	稀硫酸的配制方法			
4	肝素的生物检定法			
5	硫酸盐的检查			
6	pH 测定方法			
7	甲硝唑片的含量测定			
8	重量差异检查法			

【知识巩固】

一、单选题

1.《中国药典》（2015 年版）共有部数为（　　）。

A. 一部　　　　　　B. 两部　　　　　　C. 三部　　　　　　D. 四部

2. 以下试药不必按药典通则规定配制的是（　　）。

A. 试液　　　　　　B. 蒸馏水　　　　　　C. 缓冲液　　　　　　D. 指示剂

3. 原料药含量百分数如未规定上限，系指不超过（　　）。

A. 100.1%   B. 101.0%   C. 100.0%   D. 110.0%

4. 药物含量按干燥品计算，是指（   ）。

A. 含量按无水物和含结晶水的分子量折算

B. 干燥样品后，进行定量分析

C. 按含水物分析，然后从干燥失重项的结果扣除

D. 分别测定含水物和无水物的含量，然后计算出药物含量

5. 查找某标准溶液的配制与标定方法，应在《中国药典》哪部分中查找？（   ）

A. 通则   B. 凡例   C. 目录   D. 正文

6.《中国药典》凡例中的主要内容是（   ）。

A. 述及药典所用的名词、术语及使用的有关规定

B. 药典中所用标准溶液的配制及标定

C. 药典中使用的常用方法及方法验证

D. 药典中使用的指示剂的配制

7. 药品的鉴别是指证明（   ）。

A. 未知药物的真伪   B. 已知药物的真伪   C. 药物的纯度   D. 药物的稳定性

8.《美国药典》的缩写为（   ）。

A. USA   B. BP   C. USP   D. JP

二、多选题

1.《中国药典》现行版本内容包括（   ）。

A. 凡例   B. 正文   C. 通则   D. 索引

2. 我国现行药品质量标准包括（   ）。

A.《中华人民共和国药典》

B. 国务院药品监督管理部门颁布的药品标准

C. 临床研究用药品质量标准

D. 暂行或试行药品标准

3. 被《中国药典》收载的药品必须是（   ）。

A. 价格合理   B. 疗效确切   C. 生产稳定   D. 有合理的质量标准

4. 评价一个药物的质量的主要方面有（   ）。

A. 鉴别   B. 含量测定   C. 外观   D. 检查

5.《中国药典》现行版中药品的名称包括（   ）。

A. 拉丁名   B. 汉语拼音名   C. 英文名   D. 中文名

6. 药品质量标准的特性是（   ）。

A. 法律约束力   B. 技术性文件   C. 时效性   D. 强制性

三、简答题

1. 试述现行《中国药典》的中英文全称、简称和英文缩写符号、版次。

2. 什么叫标准品？什么叫对照品？

3. 凡例中对取用量"约"若干和"精密称定"是如何规定的？

4. 0.1mol/L 氢氧化钠溶液与氢氧化钠（0.1mol/L）有何区别？

第三章
药品的性状检验

知识目标
◆ 了解各物理常数的概念及其在药品质量检验中的应用。
◆ 理解相对密度、折射率、比旋度、吸收系数的测定原理。
◆ 掌握熔点、相对密度、折射率、比旋度、吸收系数的测定方法和注意事项。

能力目标
◆ 能够熟练应用现行版《中国药典》指导物理常数的检验。
◆ 能够正确测定熔点、相对密度、折射率、比旋度、吸收系数等物理常数，并对结果做出合理的判断。

素质目标
◆ 培养学生团队合作能力。
◆ 培养学生发现问题、解决问题的能力。
◆ 培养学生动手能力和实验室安全意识。

药品的性状反映了药品的性质和特点，是药品质量的重要指标之一，对于鉴别供试品的真伪也有重要作用。在进行药品分析时，性状检验是首项工作。性状包括药品的外观，例如聚集状态、色泽、臭、味、溶解度、稳定性以及相应的各项物理常数，如熔点、相对密度、折射率、比旋度、吸收系数、黏度、酸值、皂化值、羟值、碘值等。性状可因生产条件的不同而出现差异，只要这些差异没有超出质量标准的规定是可以允许的。若药品的色、臭、溶解度及理化常数与药品质量标准中性状项下的描述不相符合时，则可判断该药品性状不符合规定，不必再进行鉴别、杂质检查和含量测定等项检验。本章重点讨论几项性状中物理常数的测定，其他的测定方法可参阅药典通则。

第一节　熔点测定

一、原理

熔点系指固体将其物态由固态转变（熔化）为液态的温度。

熔点是固体药物的物理常数，其大小与固体药物分子间的相互作用和晶型结构有关。故测定熔点可以反映药物的分子间结构和作用，有助于判断药物与已知药物是否具有相同结构，即明确药物的真伪。其次，如果药物混有大量杂质，造成分子间作用结构和力量的改变，反映在熔点上，就是熔点发生改变，一般熔点都会下降，熔程加长，所以，测定熔点也有助于检查药物的纯度。

二、测定方法

依照待测物质的性质不同，测定法分为下列三种。各品种项下未注明时，均系指第一法。

（一）第一法：测定易粉碎的固体药品

1. 传温液加热法

取供试品适量，研成细粉，除另有规定外，应按照各药品项下干燥失重的条件进行干燥。若该药品为不检查干燥失重、熔点范围低限在135℃以上、受热不分解的供试品，可采用105℃干燥；熔点在135℃以下或受热分解的供试品，可在五氧化二磷干燥器中干燥过夜或用其他适宜的干燥方法干燥，如恒温减压干燥。

毛细管法是最常用的熔点测定方法，装置如图3-1所示，操作步骤如下。

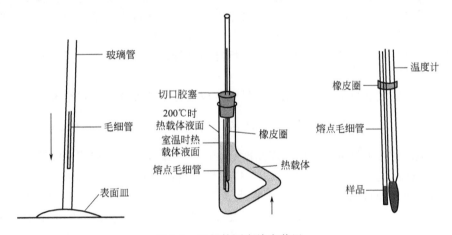

图 3-1　毛细管测定熔点装置

（1）分取供试品适量，置熔点测定用毛细管中，轻击管壁或借助长短适宜的洁净玻璃管，垂直放在表面皿或其他适宜的硬质物体上，将毛细管自上口放入使自由落下，反复数次，使粉末紧密集结在毛细管的熔封端。装入供试品的高度为3mm。

（2）另将温度计（分浸型，具有0.5℃刻度，经熔点测定用对照品校正）放入盛装传温液（熔点在80℃以下者，用水；熔点在80℃以上者，用硅油或液状石蜡）的容器中，使温度计汞球部的底端与容器的底部距离2.5cm以上（用内加热的容器，温度计汞球与加热器上表面距离2.5cm以上）；加入传温液以使传温液受热后的液面适在温度计的分浸线处。

（3）将传温液加热，使温度上升至较规定的熔点低限约低10℃时，将装有供试品的毛细管浸入传温液，贴附在温度计上（可用橡皮圈或毛细管夹固定），位置须使毛细管的内容物部分适在温度计汞球中部；继续加热，调节升温速率为每分钟上升1.0～1.5℃，加热时须不断搅拌使传温液温度保持均匀，记录供试品在初熔至全熔时的温度，重复测定3次，取其平均值，即得。

"初熔"系指供试品在毛细管内开始局部液化出现明显液滴时的温度;"全熔"系指供试品全部液化时的温度。

测定熔融同时分解的供试品时,方法如上述;但调节升温速率使每分钟上升 2.5～3.0℃;供试品开始局部液化时(或开始产生气泡时)的温度作为初熔温度;供试品固相消失全部液化时的温度作为全熔温度。遇有固相消失不明显时,应以供试品分解物开始膨胀上升时的温度作为全熔温度。某些药品无法分辨其初熔、全熔时,可以其发生突变时的温度作为熔点。

2. 电热块空气加热法

系采用自动熔点仪的熔点测定法。自动熔点仪有两种测光方式:一种是透射光方式;另一种是反射光方式。某些仪器兼具两种测光方式。大部分自动熔点仪可置多根毛细管同时测定。

分取经干燥处理(同"传温液加热法")的供试品适量,置熔点测定用毛细管(同"传温液加热法")中;将自动熔点仪加热块加热至较规定的熔点低限约低 10℃时,将装有供试品的毛细管插入加热块中,继续加热,调节升温速率为每分钟上升 1.0～1.5℃,重复测定 3次,取其平均值,即得。

测定熔融同时分解的供试品时,方法如上述,但调节升温速率使每分钟上升 2.5～3.0℃。

遇有色粉末、熔融同时分解、固相消失不明显且生成分解物导致体积膨胀或含结晶水(或结晶溶剂)的供试品时,可适当调整仪器参数,提高判断熔点变化的准确性。当透射和反射测光方式受干扰明显时,可允许目视观察熔点变化;通过摄像系统记录熔化过程并进行追溯评估,必要时,测定结果的准确性需经传温液加热法验证。

自动熔点仪的温度示值要定期采用熔点标准品进行校正。必要时,供试品测定应随行采用标准品校正。

若对电热块空气加热法测定结果持有异议,应以传温液加热法测定结果为准。

(二) 第二法:测定不易粉碎的固体药品(如脂肪、脂肪酸、石蜡、羊毛脂等)

取供试品,注意用尽可能低的温度熔融后,吸入两端开口的毛细管(同第一法,但管端不熔封)中,使高达约 10mm。在 10℃ 或 10℃ 以下的冷处静置 24h,或置冰上放冷不少于2h,凝固后用橡皮圈将毛细管紧缚在温度计(同第一法)上,使毛细管的内容物部分适在温度计汞球中部。照第一法将毛细管连同温度计浸入传温液中,供试品的上端应适在传温液液面下约 10mm 处;小心加热,使温度上升至较规定的熔点低限尚低 5℃时,调节升温速率使每分钟上升不超过 0.5℃,至供试品在毛细管中开始上升时,检读温度计上显示的温度,即得。

(三) 第三法:测定凡士林或其他类似物质

取供试品适量,缓缓搅拌并加热至温度达 90～92℃时,放入一平底耐热容器中,使供试品厚度达到 12mm±1mm,放冷至较规定的熔点上限高 8～10℃;取刻度为 0.2℃、水银球长 18～28mm、直径 5～6mm 的温度计(其上部预先套上软木塞,在塞子边缘开一小槽),使冷至 5℃后,擦干并小心地将温度计汞球部垂直插入上述熔融的供试品中,直至碰到容器的底部(浸没 12mm),随即取出,直立悬置,等到黏附在温度计汞球部的供试品表面浑浊,将温度计浸入 16℃ 以下的水中 5min,取出,再将温度计插入一外径约 25mm、长 150mm 的试管中,塞紧,使温度计悬于其中,并使温度计汞球部的底端距试管底部约为 15mm;将试管浸入约 16℃ 的水浴中,调节试管的高度使温度计上分浸线同水面相平;加热使水浴温度以每分钟 2℃ 的速率升至 38℃,再以每分钟 1℃ 的速率升温至供试品的第一滴脱离温度计为止；检读温度计上显示的温度，即可作为供试品的近似熔点。再取供试品，照前法反复测定数次；如前后 3 次测得的熔点相差不超过 1℃，可取 3 次的平均值作为供试品的熔点；如 3 次测得的熔点相差超过 1℃时，可再测定 2 次，并取 5 次的平均值作为供试品的熔点。

三、注意事项

1. 测定用毛细管

测定用毛细管简称为毛细管，由中性硬质玻璃管制成，长 9cm 以上，内径 0.9～1.1cm，壁厚 0.10～0.15mm，一端熔封；当所用温度计浸入传温液在 6cm 以上时，管长应适当增加，使露出液面 3cm 以上。由于毛细管内装入供试品量对熔点测定结果有影响，内径大了，全熔温度会偏高 0.2～0.4℃，故毛细管的内径必须按规定选用。

2. 温度计

供测定传温液温度的温度计和测定供试品熔点用的温度计都必须经过标准品校正，最好绘制校正曲线，否则测定结果不准确。《中国药典》（2015 年版）规定用分浸型具有 0.5℃ 刻度的温度计，校正时温度计浸入传温液的深度应与测定供试品时浸入传温液的深度一致。

温度计的校正常用多种化学纯品的熔点作为标准。纯化学品的熔点恒定，熔距极短。常用校正温度计的标准品见表 3-1。测得各熔点 3 次，3 次结果之间不得超过 0.5℃，取其平均值，将其熔点温度为横坐标，温度校正数值为纵坐标，可绘制得到温度计校正曲线，以后该温度计的校正值即由此曲线查得。亦可用已知熔点的标准品与供试品同时测定，以校正温度计的误差。同一支温度计出现无规律的增或减时不能使用。150℃ 以下的温度计校正值不超过 0.5℃，150℃ 以上的温度计校正值不能超过 1℃，标准温度计每年至少校正一次。

表 3-1　熔点法校正温度计的标准品

标准品名称	熔点/℃	标准品名称	熔点/℃
偶氮苯	68	苯甲酰氨基苯	163
二苯基乙二酮	95	沙洛酚	190
乙酰苯胺	115	双氰胺	210
非那西丁	135	糖精	228

3. 传温液

应用不同传温液测定某些药物的熔点时，所得的结果不一致。因此选择传温液必须按规定使用，也可选用确知对测定结果无影响的适宜的传温液。供试品熔点在 80℃ 以下者，传温液用水；供试品熔点在 80℃ 以上者，传温液用硅油或液状石蜡。

4. 供试品的使用

供试品必须研细并经干燥，才能使测定结果准确。除另有规定外，应参照各该药品项下干燥失重的温度干燥。

供试品装入熔点测定管时应尽量装紧，可用一长短适宜的洁净长玻璃管，垂直放在玻璃板或适宜的硬质物体上，将毛细管自上口放入，使自由落下，反复数次，使粉末紧密集结管底为止。若供试品为在空气中易被氧化的药品如维生素 D_2、维生素 D_3 等，在研磨与测定中易氧化变质，应按规定"迅速压碎粉末后，置熔点管中，减压熔封，依法测定"。

5. 加热要求

升温速率对熔点测定结果有明显影响，所以应严格控制升温速率。一般的供试品在加热到比规定的熔点尚低约 10℃ 时，升温速率以每分钟上升 15℃ 为宜；熔融分解的供试品，升温速率尽可能保持每分钟上升 3℃。仪器应有调压器，要反复调节好升温速率（宜用秒表计时），再开始测定供试品。

6. 熔点判断

测定熔点至少应测定 3 次，求其平均值。

供试品在熔点测定毛细管内受热出现膨胀发松，物面不平的现象俗称"发毛"；向中心聚集紧缩的现象俗称"收缩"；变软而形成软质柱的现象俗称"软化"，形成软质柱状物的同时，管壁上有时出现细微液点，及软质柱尚无液化现象俗称"出汗"。以上变化过程，均不作初熔判断。在以上几个过程后而形成的"软质柱状物"，尚无液点出现，也不能作初熔判断。供试品"发毛""收缩"及"软化"阶段过长，说明供试品质量较差。

熔融同时分解点的判断：熔融同时分解的药物，必须严格按《中国药典》（2015 年版）规定的温度放入并升温，供试品开始局部液化或开始产生气泡时的温度作为初熔温度；供试品固相全部液化时，有时固相消失不明显，应以供试品分解物开始膨胀上升时的温度作为全熔温度。由于各物质熔融分解时的情况不一致，某些药品无法分辨初熔、全熔时，可记录其发生突变时的温度，该温度和初熔、全熔温度一样，均应在各药品项下规定的范围以内。

7. 读数要求

测定时读取温度计（0.5～1.0℃分度）读数宜估计到 0.1℃。记录时有的采取 0.1℃ 及 0.2℃ 以下舍去，或 3 进 2 舍的办法，0.3～0.7℃ 写成 0.5℃，0.8℃ 及 0.9℃ 进为 1.0℃，亦可采用四舍五入。

四、应用

熔点测定法主要用于许多固体药物的鉴别和纯度判断。药物的熔点也收载在《中国药典》的性状项中。用测定的结果与《中国药典》（2015 年版）中药物的熔点比较是否一致，以判断是否符合规定。如《中国药典》（2015 年版）中芬布芬要求熔点为 185～188℃，盐酸二甲双胍要求熔点为 220～225℃。

技能训练　贝诺酯熔点的测定

【背景资料】

贝诺酯，化学名称为 4-乙酰氨基苯基乙酰水杨酸酯，分子式为 $C_{17}H_{15}NO_5$，分子量为 313.31，结构式为：

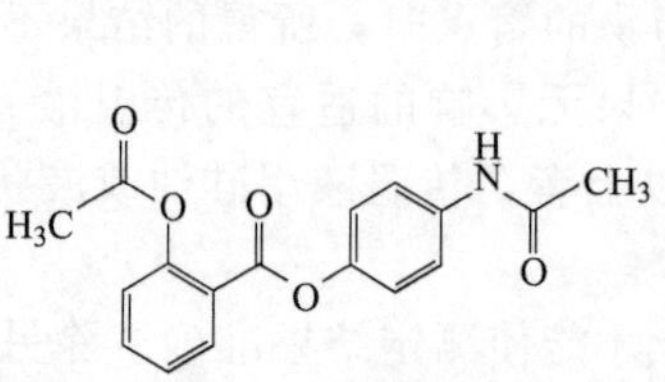

本品为白色结晶或结晶性粉末，无臭。贝诺酯为对乙酰氨基酚与乙酰水杨酸的酯化产物，是一种新型抗炎、解热、镇痛药，主要用于类风湿关节炎、急慢性风湿性关节炎、风湿痛、感冒发烧、头痛、神经痛及术后疼痛等。

【质量要求】

《中国药典》（2015 年版）规定贝诺酯的熔点为 177～181℃。

【实验准备】

1. 仪器

b 形管、酒精灯、温度计、铁架台、毛细管、表面皿、玻璃管、熔点仪、载玻片（或熔点管）等。

2. 药品

浓硫酸、贝诺酯样品（已干燥）。

【实施过程】

（一）方法一：毛细管法测定贝诺酯的熔点

1. 导热液的选用

导热液通常用液状石蜡、甘油和浓硫酸等，选择的原则是根据样品熔点的高低来进行选择。如样品熔点在140℃以下时，最好选用液状石蜡或甘油；样品熔点在140℃以上时，可选用浓硫酸，但浓硫酸具有很强的腐蚀性，若操作不当，溅出时易伤人，因此使用时要特别小心。如样品熔点超过了250℃，浓硫酸会冒黑烟，可在浓硫酸中加入硫酸钾。

2. 样品的填装

取干燥的少量样品（约0.1g）于干净的表面皿上，用玻璃棒研细后集成一堆，将毛细管的开口端插入样品堆中，使少量样品挤入管内，然后把装有样品的毛细管开口一端向上，垂直放入一根（长约40cm）直立于表面皿上的玻璃管内，让其自由地落下。如此操作重复几次，直至样品的高度达2~3mm为止。注意研磨和装填样品要迅速，以防止样品吸潮。装入的样品要结实，受热时才均匀，如果药品间有空隙，不易传热，会影响测定的结果。最后擦去熔点管外的样品粉末，以免污染导热液。

3. 装置的安装

测定熔点最常用的仪器称为提勒管（见图3-2），由于外形像小写的"b"，因此又称b形管。将其固定在铁架台上，管口配上缺口的单孔软木塞，插入温度计，使温度计的水银球位于提勒管两个支管的中间，导热液不能装得太满，以超过提勒管上支管为宜。将毛细管中下部用导热液湿润后，将其紧附在温度计旁，样品部分应靠在温度计水银球的中部，并用橡皮圈将毛细管紧固在温度计上。加热时，火焰须与熔点测定管的倾斜部分的下缘接触。这种装置测定熔点的优点是管内液体因温度差而发生对流作用，省去了人工搅拌的麻烦。

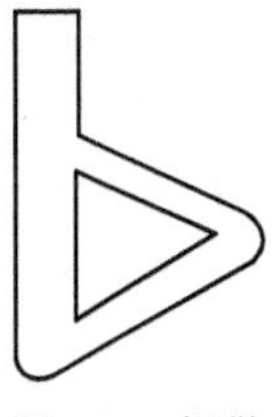

4. 熔点的测定

熔点测定的关键操作之一就是控制加热速度，使热能够透过毛细管，样品受热熔化，使样品熔化的温度与温度计所示的温度能保持一致。

图 3-2 提勒管（b形管）

（1）粗测熔点 在快速加热下，认真观察毛细管中样品状态的变化，当样品开始熔化或出现样品塌落时，记下温度计的读数，此温度即为该样品的大致熔点。

（2）精测熔点 待热浴的温度下降约30℃时，换一根样品管，慢慢地加热。开始时加热速度可以稍快一些，但每分钟上升速度不要超过5℃；当温度计指数离粗测熔点相差5℃时，应减缓加热速度，以每分钟上升1~2℃为宜。方法是在加热过程中，将热源移去，观察温度是否上升，如停止加热后温度亦停止上升，说明加热速度是比较合适的。当温度接近熔点时，加热速度要更慢，以每分钟上升0.2~0.3℃为宜，此时应特别注意温度的上升和毛细管中样品的变化情况。当毛细管中样品开始塌落和有湿润现象、出现小液滴时，标明样品已开始熔化，此时即为"初熔"，记下这时的温度；继续微热至全部样品变成透明澄清液体时即为"全熔"，再记下这时的温度。"初熔"与"全熔"时温度之差值即为贝诺酯的熔程。

（二）方法二：显微熔点测定法测定贝诺酯的熔点

此法的优点是样品消耗量少，可测定毫克至微克级的微量和半微量的样品。显微镜下能精确观察化合物受热的变化过程（水合物的脱水、结晶溶剂的放出及多晶型物质的晶型转化、升华、分解）。在干净干燥的载玻片上放微量贝诺酯样品并盖上一片盖玻片，放在加热台上。调节反光镜、物镜和目镜，使显微镜焦点对准样品，开启加热器，先快速后慢速加热，温度快升至熔点时，控制温度计上升的速度为每分钟 1～2℃。当显微镜视野中晶体的棱角和棱边变圆时即为初熔，记录此时的温度；当所有的晶体消失时的温度即为全熔，记录此时的温度。

【结果记录】

贝诺酯熔点测定结果记录

样品名称			批号	
规格			有效期	
包装			生产单位或产地	
检验依据			检验日期	
检验项目	实验方法	标准要求	检验结果/结论	检验人
熔点测定				
实验过程记录				

【熔点测定】

采用方法：_____　　　　仪器型号：_____
传温液名称：_____　　　升温速度：_____

测定次数	始熔/℃	全熔/℃	熔程/℃
第一次			
第二次			
第三次			
平均值			

结论:本品按_____标准检验,结果_____

【注意事项】

(1) 每次测定熔点时都必须用新的毛细管另装样品。

(2) 样品粉碎要细，填装要实，否则产生空隙，不易传热，造成熔程变大。

(3) 样品不干燥或含有杂质，会使熔点偏低，熔程变大。

(4) 样品量太少不便观察，而且熔点偏低；太多会造成熔程变大，熔点偏高。

(5) 升温速度应慢，让热传导有充分的时间。升温速度过快，熔点偏高。

(6) 熔点管壁太厚，热传导时间长，会产生熔点偏高。

第二节　相对密度的测定

一、原理

相对密度是指在一定的温度、压力条件下，某一物质的密度与水的密度之比。常用符号

D 表示，是无量纲物理量。除另外规定外，温度为 20℃。纯物质的相对密度在特定的条件下为不变的常数。如物质的纯度不够，则其相对密度的测定值会随着纯度的变化而改变。因此，测定药品的相对密度，可用以检查药品的纯杂程度。相对密度测定均是指液体药品的相对密度。

二、测定方法

根据使用仪器不同，测定相对密度的方法可分为比重瓶法、韦氏比重秤法和比重计法。《中国药典》（2015 年版）通则中收载的方法是比重瓶法、韦氏比重秤法。

（一）方法一：比重瓶法

比重瓶法适宜用于测定非挥发性液体的密度，对于挥发性较大的液体测定误差较大。该法的测定原理是：在 20℃时，分别测定充满同一比重瓶的水及样品的质量，即可计算出样品的相对密度。即：

$$D = \frac{m_样}{m_水}$$

式中　$m_样$——20℃时充满比重瓶的样品的质量，g；

$m_水$——20℃时充满比重瓶的水的质量，g。

1. 仪器装置

我国国标规定使用的比重瓶如图 3-3 所示，由瓶体（15～25mL）、侧管、温度计（分度值为 0.2℃）、侧孔、罩等部件构成。常用的普通比重瓶如图 3-3(b) 所示，由瓶体及塞子构成。

2. 测定方法

（1）取洁净、干燥并精密称定重量的比重瓶 ［图 3-3(a)］，装满供试品（温度应低于 20℃或各药品项下规定的温度）后，装上温度计（瓶中应无气泡），置 20℃（或各药品项下规定的温度）水浴中放置若干分钟（10～20min），使内容物的温度达到 20℃（或各药品项下规定的温度），用滤纸除去溢出侧管的液体，立即盖上罩。然后

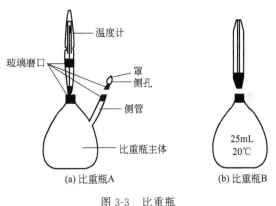

图 3-3　比重瓶

将比重瓶自水浴中取出，再用滤纸将比重瓶的外面擦净，精密称定，减去比重瓶的重量，求得供试品的重量后，将供试品倾去，洗净比重瓶，装满新沸过的冷水，再照上法测得同一温度时水的重量，即得相对密度。

（2）取洁净、干燥并精密称定重量的比重瓶 ［图 3-3(b)］，装满供试品（温度应低于 20℃，或各药品项下规定的温度）后插入中心有毛细孔的瓶塞，用滤纸将从塞孔溢出的液体擦干，置 20℃（或各药品项下规定的温度）恒温水浴中，放置若干分钟（10～20min），随着供试液温度的上升，过多的液体将不断从塞孔溢出，随时用滤纸将瓶塞顶端擦干，待液体不再由塞孔溢出，迅即将比重瓶自水浴中取出，照上述（1）法，自"再用滤纸将比重瓶的外面擦净"起，依法测定，即得。

本法优点是测得的相对密度准确，而且供试品用量少。

（二）方法二：韦氏比重秤法

韦氏比重秤法主要用于挥发性液体密度的测定。其测定原理为：一定体积的物体（如比重秤的玻璃锤），在各种液体中所受的浮力与该液体的相对密度成正比。当供试品量足够供测定用时，可选用此法，其测定结果准确可靠，而且操作简便迅速，在秤上可直接读得相对密度读数。

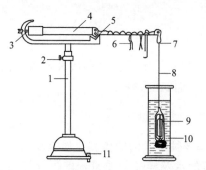

图 3-4　韦氏比重秤

1—支架；2—调节器；3—指针；4—横梁；
5—刀口；6—游码；7—小钩；8—细白金丝；
9—玻璃锤；10—玻璃圆筒；11—调节螺丝

1. 仪器装置

韦氏比重秤是由支柱、横梁、玻璃锤、游码和玻璃圆筒五部分构成（图 3-4）。

（1）支柱　起固定横梁的作用。支柱包括支架、调节器和指针等。

（2）横梁　横梁包括指针、秤臂（横梁）、平衡螺旋、刀门、挂钩处和秤钩等。指针在横梁的最左端，当比重秤平衡时，可与固定支架左上方的另一指针对准。横梁的右半臂为挂钩处，挂钩处分为等距离的 10 等份，为 10 格，1～9 格处刻有 1～9 的字样。在第 10 格处有一秤钩，可以挂上玻璃锤及砝码。

（3）玻璃锤　韦氏比重秤的主要部分为玻璃锤（有的锤内附有 $10～25℃$ 的小温度计，可以观察测定时的温度），玻璃锤具有一定的体积，当沉入水中时，恰好能排开 5g 的水（一定温度时）。

（4）游码　游码有 4 种（5g、500mg、50mg、5mg），每种 2 个。各游码在横梁右端挂钩时，分别表示相对密度 1、0.1、0.01、0.001。如果安放在横梁第 6 格位置上，则分别表示相对密度 0.6、0.06、0.006、0.0006。每种砝码代表的相对密度数值见表 3-2。

（5）玻璃圆筒　玻璃圆筒用于盛放水或供试品。若供试品较多时可用 50mL 比色管代替。

表 3-2　韦氏比重秤砝码代表的相对密度数值

游码所在位置	游码所表示的相对密度数值			
	5g	500mg	50mg	5mg
第 10 格	1	0.1	0.01	0.001
第 9 格	0.9	0.09	0.009	0.0009
第 8 格	0.8	0.08	0.008	0.0008
第 7 格	0.7	0.07	0.007	0.0007
第 6 格	0.6	0.06	0.006	0.0006
第 5 格	0.5	0.05	0.005	0.0005
第 4 格	0.4	0.04	0.004	0.0004
第 3 格	0.3	0.03	0.003	0.0003
第 2 格	0.2	0.02	0.002	0.0002
第 1 格	0.1	0.01	0.001	0.0001

2. 测定方法

取 20℃ 时相对密度为 1 的韦氏比重秤，用新沸过的冷水将所附玻璃圆筒装至八分满，置 20℃（或各药品项下规定的温度）水浴中，搅动玻璃圆筒内的水，调节温度至 20℃（或各药品项下规定的温度），将悬于秤端的玻璃锤浸入圆筒内的水中，秤臂右端悬挂游码于 1.0000 处，调节秤臂左端平衡用的螺旋使平衡，然后将玻璃圆筒内的水倾去，拭干，装入供试液至相同的高度，并用同法调节温度后，再把拭干的玻璃锤浸入圆筒内的供试液中，调节秤臂上游码的数量与位置使平衡，读取数值，即得供试品的相对密度。

若该比重秤系在 4℃ 时相对密度为 1，则用水校正时，游码应悬挂于 0.9982 处，并应将在 20℃ 测得的供试品相对密度除以 0.9982。

三、注意事项

（1）用带温度计的精密密度瓶调温时，不需加罩，直接浸泡在水浴锅中 10～20min 可达 20℃；若环境温度明显低于 20℃，可将水浴温度调至稍高于 20℃（22℃），待样品液放置到瓶内、外温度一致后，可降到 20℃；若环境温度明显高于 20℃，可稍降低水浴温度（如 18℃），放置密度瓶样品液后，使温度达到 20℃。

（2）当环境温度高于 20℃ 时，瓶内温度升到 20℃ 后，应迅速盖上罩，并尽快称量。否则，样品可随环境温度的升高而升高，导致液体继续溢出。此外，环境温度高于 20℃ 时，环境中的水蒸气易在温度相对低的称量瓶外壁凝结，使称量不准，这也要求快速称量。

（3）当环境温度明显低于 20℃ 时，将带毛细管的普通密度瓶拿出水浴后，可能因液体冷缩而使毛细管有空气段，其重量可忽略不计。

（4）安放韦氏比重秤时，应在温度适当的室内，避免受热、冷气流及震动的影响，并将其牢固地安装在水泥平台上，其周围不得有强烈磁流及腐蚀气体等。

（5）韦氏比重秤使用前，可用内附的等重游码（大游码）校正零点，即将等重游码悬挂在秤端小钩处，调节调整螺丝，使指针与支架左上方另一指针对准，再以一定温度的水调整平衡，这样可以判断比重秤是否良好。玻璃锤应全部浸入液体内。

（6）供试品如为油类，测定后应尽量倾出油滴，用乙醚或石油醚冲洗数次，待油类完全洗去，再用醇、水冲洗，最后用水冲洗干净，方能测定水的重量。洗瓶时不要忘记洗涤瓶塞。

四、应用

相对密度测定法主要用于某些液体药物的鉴别和纯度判断。药物的相对密度收载在《中国药典》的性状项中。用测定的结果与《中国药典》（2015 年版）中药物相对密度比较是否一致，以判断是否符合规定。如《中国药典》（2015 年版）中二甲硅油要求相对密度为 0.970～0.980；乙醇要求相对密度不大于 0.8129，即相当于含 C_2H_5OH 不少于 95.0％（mL/mL）。

技能训练　甘油相对密度的测定

【背景资料】

甘油，化学名称为 1,2,3-丙三醇，分子式为 $C_3H_8O_3$，分子量为 92.09，结构式为：

本品为无色、澄清的黏稠液体；有引湿性，水溶液（1→10）显中性反应，与水或乙醇能任意混溶，在丙酮中微溶，在三氯甲烷或乙醚中均不溶。可用作溶剂、润滑剂、药剂和甜味剂。

【质量要求】

《中国药典》（2015 年版）规定甘油在 25℃ 时相对密度不小于 1.2569。

【实验准备】

1. 仪器

电子天平、比重瓶、恒温水浴锅、电吹风等。

2. 药品

甘油、新煮沸并冷却的蒸馏水（无 CO_2）。

【实施过程】

比重瓶（密度瓶）的规格为 5mL、10mL、25mL、50mL，或附温度计。本实验用的是带温度计的 25mL 精密比重瓶。

1. 清洗比重瓶

用洗涤液、自来水、蒸馏水将比重瓶彻底洗干净，再用乙醇洗涤，并用吹风机把瓶内外吹干。

2. 比重瓶重量的测定

安装好比重瓶塞和瓶罩，精密称量空瓶重，得比重瓶重量为 m_1。

3. 供试品重量的测定

取甘油沿瓶口内壁注入上述已称定重量的比重瓶，装满供试品（温度应低于 25℃）后，插入带温度计瓶塞（加塞后瓶内不得有气泡存在），用滤纸将塞孔溢出的液体擦干，置于 25℃ 水浴中，随着供试品液的温度上升，过多的液体将不断从塞孔溢出，随时用滤纸擦干。待瓶内水温达到 25℃±0.2℃ 时并稳定 10～20min，直至液体不再由塞孔溢出，将比重瓶从水浴中取出，再用滤纸擦干瓶外壁的液体，立即盖上所附瓶罩，揩干瓶外部，精密称定，得供试品与比重瓶重量为 m_2，则样品重量为 m_2-m_1。

4. 水重量的测定

将比重瓶中供试品倾去，洗净，以新沸并冷却至约 25℃ 的蒸馏水代替供试品同法操作，精密称定，得水与比重瓶重量为 m_3，则水重量为 m_3-m_1。

5. 结束工作

实验完毕，洗净比重瓶，晾干放好。

【结果记录】

甘油相对密度测定结果记录

样品名称			批号		
规格			有效期		
包装			生产单位或产地		
检验依据			检验日期		
检验项目	实验方法	标准要求	检验结果/结论		检验人
相对密度					
实验过程记录					

【相对密度】

采用方法：_____   测定温度：_____

次数	m_1/g	m_2/g	m_3/g	D
1				
2				

相对密度平均值＝_____

计算公式：

$$D = \frac{供试品重量}{水重量} = \frac{m_2 - m_1}{m_3 - m_1}$$

式中，D 为供试品的比重；m_1 为比重瓶的重量，g；m_2 为比重瓶与供试品重量，g；m_3 为比重瓶与水的重量，g。

结论：本品按_____标准检验，结果_____

【注意事项】

（1）供试品及水装瓶时，应小心沿壁倒入比重瓶内，避免产生气泡，如有气泡，应稍放置待气泡消失后再调温称重。供试品如为糖浆剂、甘油等黏稠液体，装瓶时更应缓慢沿壁倒入，因黏稠度大产生的气泡很难逸去会影响测定结果。

（2）比重瓶必须洁净干燥（使用前依次用重铬酸钾洗液、自来水、纯化水洗净，必要时可再用少量乙醇、乙醚干燥），操作顺序为先称量空瓶重，再装供试品称重，最后装水称重。

（3）测定腐蚀性供试品时，为避免腐蚀天平盘，可在称量时将一表面皿放在天平盘上，再放比重瓶称量。

（4）采用新煮沸数分钟并冷却的水，其目的是除去水中少量的空气。

第三节　折射率的测定

利用测定物质的折射率进行鉴别和含量测定的分析方法，叫折射法。折射率是物质的物理常数之一，常用于某些药物、药物合成原料、中间体或试剂的鉴别及纯度检查，也可用于某些药物的含量测定。《中国药典》（2015 年版）中挥发油、油脂和有机溶剂药物的性状项下列有折射率[1]一项。折射率测定法具有操作简便、快速、消耗供试品少等优点。

一、原理

1. 测定原理

光在同一介质中是直线传播的。但光线从一种透明介质进入到另一种透明介质（非垂直进入）时，由于在两种不同介质中的传播速度不同，使光线在两种介质的平滑界面上发生折射，产生折射现象，见图 3-5（a）。如果温度一定，对固定的两种介质而言，光的入射角（i）和折射角（r）的正弦之比为一常数，并且等于光在两种介质（Ⅰ 和 Ⅱ）中传播速度之比，与这两种介质的折射率 n_1 和 n_2 成反比。

即
$$\frac{\sin i}{\sin \gamma} = \frac{v_1}{v_2} = \frac{n_2}{n_1}$$

当介质 Ⅰ 是真空时，规定 $n_1 = 1$，此时的 n_2 称为绝对折射率，一般记载的某物质的折射率，其第一介质均对真空。而在实际应用中，总是以空气作为入射介质，空气的绝对折射率为 1.00029，因此某物质对空气的相对折射率为：

$$n_2 = \frac{\sin i}{\sin \gamma} \times 1.00029$$

《中国药典》（2015 年版）规定，折射率测定的波长为黄色的钠光 D 线（589.3nm）光源；测定供试品相对于空气的折射率；除另有规定外，供试品温度为 20℃，用 n_D^{20} 表示，这也是国家标准所规定的标准测定条件。国家标准规定折射率的测定用阿贝折射仪，该法适用于浅色、透明、折射率范围在 1.3000～1.7000 的液体有机物折射率的测定。

---

[1]　全国科学技术名词审定委员会公布的规范用词为折射率，2015 年版《中国药典》使用的是折光率，本书统一使用折射率。

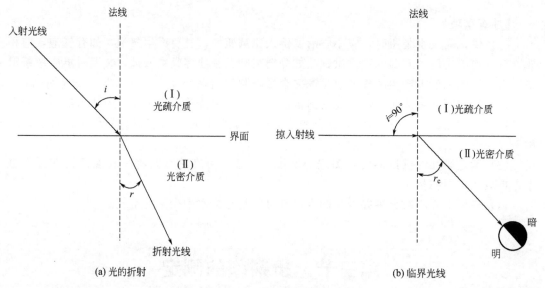

图 3-5　光的折射和临界光线

2. 影响折射率测定的因素

（1）物质的性质　物质折射率的大小是由物质的性质决定的。

（2）物质的浓度　在通常情况下，溶液浓度越大，其折射率也越大。在一定的浓度范围内，药物溶液的浓度和折射率呈线性关系，所以在测定折射率时，常要求在一定浓度的溶液中进行。

（3）温度　温度对介质折射率的影响，主要是由于温度变化伴随着密度的变化。通常情况下，温度升高，折射率降低。

折射率测定需要在恒温下进行。但在实际工作中为了方便，一般采用同温度水的折射率来校正。在测定温度接近 20℃ 时，还可以用公式校正，即水溶液温度每增加（或减少）1℃，折射率降低（升高）0.0001；而油溶液的折射率温度校正值为 0.00038。不同温度下折射率的换算公式为：

$$n_D^T = n_D^t + 0.0001 \times (t - T) \quad （水溶液）$$
$$n_D^T = n_D^t + 0.00038 \times (t - T) \quad （油溶液）$$

由上述公式可以得到近似计算值，当测定温度与规定温度相差不大时，计算结果较为准确；当测定温度与规定温度相差较大时，计算结果误差较大。

（4）波长　光在物质中的传播速度与光的频率有关，通常情况下，波长越短，折射率越大；反之，波长越长，折射率越小。波长对折射率的影响较大，所以在表示折射率时，要注明测定波长，通常在折射率 n 的右下角标出所用波长。

（5）压力　一般情况下，压力增加，物质的密度增加，故物质的折射率随压力升高而增加。但这种影响对气体物质影响较大，对液体物质和固体物质的影响较小，因此，通常测定液体和固体药物的折射率时，可以不考虑压力的影响。

二、测定方法

当光从折射率为 n_1 的被测物质进入折射率为 n_2 的棱镜时，设入射角为 i，折射角为 γ，$\dfrac{\sin i}{\sin \gamma} = \dfrac{n_2}{n_1}$，在阿贝折射仪中，控制入射角为 $i = 90°$，代入上式可得 $\dfrac{1}{\sin \gamma} = \dfrac{n_2}{n_1}$，即 $n_1 =$

$n_2 \sin\gamma$。因为棱镜的折射率 n_2 为已知值，则通过测量折射角 γ 即可求出被测物质的折射率。

1. 仪器结构

图 3-6 为 2WA-J 型阿贝折射仪，是实验室常用的测定物质折射率的仪器。由底座、目镜、进光棱镜座、折射棱镜座、棱镜锁紧手轮、遮光板、色散调节手轮、聚光镜、温度计座、温度计、恒温器接头、反射镜、折射率刻度调节手轮、校正螺丝等部件组成。进光棱镜座和折射棱镜座由转轴连接，进光棱镜座能打开和关闭，当两棱镜座密合并用手轮锁紧时，其间保持一均匀的间隙，被测液体应充满此间隙；调节目镜可使视野中图像清晰；调节聚光镜可改变视野中明亮程度；恒温器接头可外接恒温水。

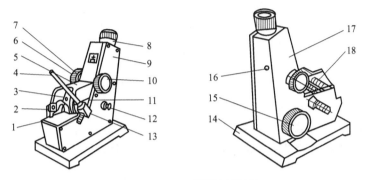

图 3-6　2WA-J 型阿贝折射仪

1—反射镜；2—转轴折射棱镜；3—遮光板；4—温度计；5—进光棱镜座；6—色散调节手轮；

7—色散值刻度圈；8—目镜；9—盖板；10—棱镜锁紧手轮；11—折射棱镜座；12—聚光镜；

13—温度计座；14—底座；15—折射率刻度调节手轮；16—校正螺丝；17—壳体；18—恒温器接头

2. 测定方法

（1）准备工作　控制恒温槽温度在 (20.0 ± 0.1)℃，将折射仪恒温器接头与恒温槽连接，通入 (20.0 ± 0.1)℃恒温水，装上温度计。松开棱镜锁紧手轮，打开上面棱镜（即进光棱镜），滴入 1 滴无水乙醇于下面棱镜（折射棱镜）镜面上，合上棱镜。清洗后打开，用丝巾或擦镜纸轻轻擦干镜面，并用电吹风吹干。

（2）仪器的校正　打开遮光板，滴 2 滴左右二级水（或用标准玻璃块校正）于下棱镜镜面上，合上进光棱镜。转动折射率刻度调节手轮，观察视野中有彩虹出现。调节色散调节手轮，使彩虹消失，视野中出现明暗分界线。此时再调节折射率刻度调节手轮，使内标刻度标尺读数为二级水的折射率 $n = 1.3330$。观察视野中的明暗分界线，如果明暗分界线正好与"×"字的交叉点对齐，则仪器已校正好。否则，用特制的小罗批旋动校正螺丝（图 3-6 部件 16），使视野中的明暗分界线正好与"×"字的交叉点对齐即可。如图 3-7 上面所示。

（3）测定　重新打开上棱镜，按同法清洗镜面，擦干后用滴管向下棱镜面滴加试样液 2 滴，立即闭合上棱镜并扣紧，应使样品均匀、无气泡且充满视野。待温度计读数恢复到 (20.0 ± 0.1)℃时，调节目镜可使视野中图像清晰，再转动折射率刻度调节手轮，使观察视野中有彩虹出现。再调节聚光镜使视野最亮。调节色散调节手轮，使色散消失，视野中出现明暗分界线。调节折射率刻度调节手轮，使明暗分界线正好与"×"字的交叉点对齐，正确读数并记录（图 3-7 读数为 1.5008），估读至小数点后第四位。

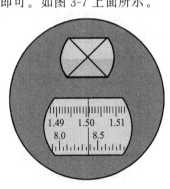

图 3-7　折射仪的读数位置

（4）结束工作　使用结束后，用擦镜纸轻轻擦去试样液，再用无水乙醇清洗棱镜两次，晾干镜面。取出温度计，洗净擦干放好。拆去恒温槽，整理好所用仪器。

三、注意事项

（1）阿贝折射仪用白光为光源，是因阿贝折射仪结构中的补偿器能消除黄色以外的各种杂色光，因此所测得的数值，仍然相当于使用钠光 D 线时的折射率。

（2）测定用的折射仪须能读数至 0.0001，测量范围 1.3～1.7，若用阿贝折射仪或与其相当的仪器测定，应调节温度至 20℃±0.5℃（或各品种项下规定的温度），测量后再重复读数 3 次，3 次读数的平均值即为供试品的折射率。

（3）测定挥发性液体时，可关闭上下棱镜，将测定液从进样孔滴入，随时加随时读数。测定固体样品以及棱镜校正仪器时，不得关闭上下棱镜，只能将样品或标准品玻璃块放在测定棱镜上进行校正。

（4）大多数供试品的折射率受温度影响较大，一般是温度升高，折射率降低，但不同物质升高或降低的值也不同，因此测定时，要严格控制温度，并使温度恒定至少 0.5h。若测定折射率时的温度与规定温度不一致，所得结果应加以校正，对于油脂折射率的校正，一般每增减 1℃，折射率就减增 0.00038；而对于水溶液，每增减 1℃，折射率就减增 0.0001。

四、应用

1. 药物的鉴别及纯度检查

在一定条件下物质的折射率是常数，但当混有其他物质时，折射率会发生变化。故测定折射率可用以鉴别药物和检查药物的纯度。如在药物合成中，常用折射率作为原料药物或中间体的控制项目。一般采用通过在规定的实验条件下测定供试品的折射率，将实验结果与《中国药典》（2015 年版）收载的药物折射率进行比较是否一致，以判断是否符合规定。

2. 含量测定

用折射率法测定药物的含量，只适用于折射率随溶液浓度升高而增大，且接近线性关系的药物。

（1）折射率因素法　本法适用于药物溶液的浓度与其折射率有较好的线性关系者的含量测定。在测定某些液体药物或制剂的浓度时，可以分别测定同温度的水的折射率和溶液的折射率，按下述公式计算供试品的含量。

$$c = \frac{(n - n_0)}{F}$$

式中，c 为供试品的含量，g/100mL；n 为一定温度下（通常为 20℃）测得药物溶液的折射率；n_0 为同温度时溶剂的折射率；F 为折射率因素（即药物溶液浓度每增减 1% 时，溶液折射率的变化）。

不同的物质，有不同的折射率因素，每种药物的折射率因素可以通过实验求得。即精密称取一定量的标准纯品，配成准确浓度的溶液，测定此溶液及同温度纯溶剂的折射率，根据下式计算 F 值：

$$F = \frac{n - n_0}{c}$$

由于有的物质在不同的浓度时 F 值可能不同，为了使测得的 F 值可靠，通常都围绕供试品近似浓度，配成 5～6 份已知不同浓度的标准溶液，测定其折射率及同温度溶剂的折射率，分别计算每份的 F 值，取其平均值为结果。

（2）标准曲线法　本法是先测定一系列标准溶液的折射率，以测得的折射率为纵坐标，标准溶液的浓度为横坐标，绘制折射率-浓度（n-c）曲线，再在同样条件下测出供试品的折射率，从标准曲线上查得供试品的浓度。

技能训练　苯丙醇折射率的测定

【背景资料】

苯丙醇，又名1-苯基丙醇，分子式为$C_9H_{12}O$，分子量为136.19，结构式为：

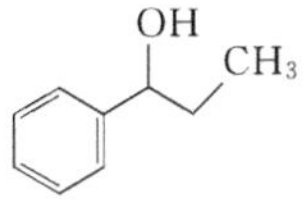

本品为无色或微黄色浊状液体；有芳香气，味甜、辛，在甲醇、乙醇或氯仿中极易溶解，在水中微溶。可作为胆囊用药。

【质量要求】

《中国药典》（2015年版）规定苯丙醇的折射率为1.517～1.522。

【实验准备】

1.仪器

超级恒温槽、阿贝折射仪、滴管、擦镜纸等。

2.药品

苯丙醇、丙酮、重蒸水等。

【实施过程】

本实验用2WA-J阿贝折射仪测定苯丙醇的折射率。

1.仪器的准备

开启超级恒温槽，调节水的温度到（20.0±0.1）℃，然后用乳胶管将阿贝折射仪的进出水口及超级恒温水浴锅连接，并装上温度计，通恒温水稳定20min。

2.仪器的校正

仪器恒温在（20.0±0.1)℃后，松开锁扭手轮，开启上棱镜，滴2～4滴丙酮于镜面上，合上棱镜。过1～2min后打开棱镜，用丝巾或擦镜纸轻轻擦洗镜面（注意：不要用滤纸擦）。用重蒸馏水依此方法清洗镜面2次。然后滴1～2滴重蒸馏水（二级水）于镜面上，关紧棱镜，调节聚光镜，使读数视野最亮。转动折射率刻度调节手轮，使视野中出现彩虹，转动消色调节器，消除彩虹。再调节折射率刻度调节手轮，使视野中读数标尺读数等于重蒸馏水的折射率（$n=1.3330$）。观察明暗交界线和"×"字的交叉点是否对齐。不对齐，可用一特制的小螺批旋动右面镜筒下方的校正螺丝，使明暗交界线和"×"字的交叉点正好对齐，校正完毕。

3.供试品的测定

打开棱镜，用供试品清洗镜面两次，擦干后用滴管向棱镜表面滴加2～3滴样品，待整个镜面润湿后，立即闭合棱镜并紧扣，待棱镜温度计读数恢复到（20.0±0.1）℃，调整聚光镜使视场最亮。轻轻转动折射率刻度调节手轮，在镜筒内找到明暗分界线。若看到彩色光带，则转动消色调节器，直至彩虹消失视野出现明暗分界线。再转动折射率刻度调节手轮，使分界线对准"×"交叉点。此处即为读数位置，正确读数并记录（读数准确至0.0001）。重复测量3次，取3次的平均值，即为供试品的折射率n_D^{20}。

4. 结束工作

实验完毕，关闭超级恒温槽，拆除恒温装置，将其整理好。用丙酮将镜面清洗干净，并用擦镜纸将镜面擦干。拆下温度计洗净、晾干放入纸套中，将仪器擦干净，放入箱中。

【结果记录】

苯丙醇折射率测定结果记录

样品名称			批号	
规格			有效期	
包装			生产单位或产地	
检验依据			检验日期	
检验项目	实验方法	标准要求	检验结果/结论	检验人
折射率				
实验过程记录				

【折射率】

室　　温:_____ 相对湿度:_____

仪器型号:_____ 测定温度:_____

测定次数	1	2	3
折射率			
平均值			

结论:本品按_____标准检验,结果_____

【注意事项】

（1）仪器必须置于有充足光线和干燥的房间，不可在有酸碱气或潮湿的实验室中使用，更不可将仪器放置于高温或水槽旁。

（2）折射仪棱镜必须注意保护，不能在镜面上造成刻痕，上下棱镜应保持洁净，应用脱脂棉蘸取丙酮或乙醚擦拭，用擦镜纸擦干。不得测定强酸性、强碱性或有腐蚀性的物质。

（3）蘸取供试品时，玻璃棒或滴管头不能触及棱镜，滴加的供试品量应适中，同时勿使气泡进入供试品中，以免影响折射率的测定。

（4）测定前，折射仪的读数应用校正用棱镜或水进行校正，水的折射率20℃时为1.3330；25℃时为1.3325；40℃时为1.3305。

第四节　比旋度的测定

许多有机药物结构中含有不对称手性碳原子，具有旋光现象。利用测定药物的旋光度进行药物鉴别、杂质检查和含量测定的分析方法称为旋光度测定法。旋光度测定法具有操作简便、快速等优点。

一、原理

1. 测定原理

自然光是一种电磁波，其光波在与光传播方向垂直的一切可能方向振动。但当它经过特制的尼克尔棱镜时，只有与棱镜主截面平行振动的一部分光线可以通过，这种向一个方向振动传播的光叫平面偏振光（简称偏振光）。

当偏振光经过具有旋光性的物质后，其偏振面就会被旋动一定的角度，此角度称为旋光度。旋光度有左右旋之分，左旋记为负（－），右旋记为正（＋）。

物质的旋光度并不是一个常数，它不仅与物质的结构有关，而且还与测定条件（光源、温度、溶剂、溶液浓度和厚度等）有关，实用性不强。但通过测定物质的旋光度，可计算出物质的比旋度。比旋度是物质特征常数之一，通过比旋度值可初步判断物质的结构、类别及计算物质的含量。

比旋度是指以钠光 D 线为光源，温度为 20℃，旋光管的长度为 1dm，溶液浓度为 1g/mL 时物质的旋光度，用符号 $[\alpha]_D^{20}$ 表示。其计算公式为：

$$[\alpha]_D^{20} = \frac{100 \times \alpha}{l \times c}$$

式中　　$[\alpha]_D^{20}$——比旋度，（°）；

α——实验测得的旋光度值，（°）；

c——供试品溶液的浓度，g/100mL；

l——测定管的长度，dm；

D——钠光谱的 D 线（589.3nm）。

2. 影响旋光度测定的因素

（1）药物的化学结构　药物的化学结构不同，旋光性也不同。有些物质结构中无手性碳原子，因此无旋光性。在相同的条件下，有的旋转的角度大，有的旋转的角度小；有的呈左旋，有的呈右旋。

（2）溶液的浓度　在通常情况下，溶液的浓度越大，其旋光度也越大。在一定的浓度范围内，药物溶液的浓度和旋光度呈线性关系，所以在测定比旋度时，常要求在一定浓度的溶液中进行。

（3）溶剂　溶剂对旋光度的影响比较复杂，随溶剂与药物不同而有所不同。有的溶剂对药物无影响，有的溶剂影响旋光的方向及旋光度的大小，所以在测定药物的旋光度和比旋度时，应注明溶剂的名称。

（4）光线通过液层的厚度　光线通过液层的厚度越厚，旋光度越大。

（5）光的波长　波长越短，旋光度越大。

（6）温度　比旋度与温度的关系比较复杂，一般情况下，温度的影响不是很大，对于大多数物质，在黄色钠光的情况下，温度每升高 1℃，比旋度约减少千分之一。

除另有规定外，《中国药典》（2015 年版）中本法采用钠光谱的 D 线（589.3nm）测定旋光度，测定管长度为 1dm（如使用其他管长，应进行换算），测定温度为 20℃，使用读数至 0.01°并经过检定的旋光计。旋光度的测定可采用自动旋光仪和目视旋光仪。

二、测定方法

1. 仪器结构

WXG-4 型旋光仪（如图 3-8 所示）主要部件为电源开关、目镜、刻度盘手轮、刻度盘、

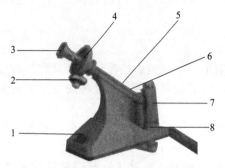

图 3-8　WXG-4 型旋光仪

1—电源开关；2—刻度盘手轮；3—目镜；
4—刻度盘；5—试管箱手柄；6—旋光
试管箱；7—光源；8—旋光试管

旋光试管箱、旋光试管和光源等。其光学系统为光源、透镜、起偏镜、石英片、光栅、旋光管、检偏镜、目镜。为便于观察，仪器的光学系统以倾斜 20°安装在基座上，光源采用 20W 的钠光灯。测定范围为 ±180°，游标最小读数值为 0.05°。

2. 测定原理

自然光进入起偏镜后就变成了偏振光，如果调节检偏镜的晶轴与起偏镜平行，则偏振光全部通过检偏镜，视野为最亮。如果在起偏镜和检偏镜之间放一具有旋光性的溶液，当偏振光经过该溶液时，偏振光的偏振面就会被旋转，则偏振光就不能全部通过检偏镜，视野变暗。再次调节检偏镜，使检偏镜的晶轴与被旋转的偏振光的偏振面平行，即使透射光强与入射光强相等，则视野中重新出现最亮，则检偏镜被旋转的角度就是旋光度。光学系统如图 3-9。

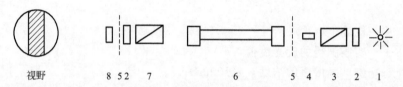

视野　　　　　　8 5 2　7　　　　　　6　　　　5 4　3　2　1

图 3-9　旋光仪光学系统

1—光源；2—透镜；3—起偏镜；4—石英片；5—光栅；6—旋光管；7—检偏镜；8—目镜

但在实际操作中，由于实验者对最亮的位置把握不准，很可能造成较大的测量误差。为解决这个问题，在起偏镜与旋光管之间的中部放置了一个狭长的石英片，其宽度约为观察视野直径的 1/3，且正好在起偏镜中间位置 [图 3-10(d)]。由于石英具有旋光性，则在视野中就会出现"三分视野"，如图 3-10 所示。

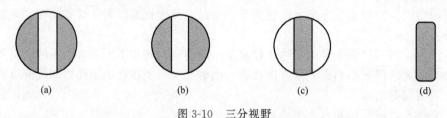

(a)　　　　　　　(b)　　　　　　　(c)　　　　　　　(d)

图 3-10　三分视野

当检偏镜的晶轴和起偏镜晶轴平行时，在视野中出现中间暗两边亮 [图 3-10(c)]；当检偏镜晶轴与经过石英片的偏振光的偏振面平行时，则视野中出现中间亮两边暗 [图 3-10(a)]。调节检偏镜晶轴与二者夹角（又称半暗角，约为 5°）平分线平行时，则三分视野消失，视野中明暗均匀 [图 3-10(b)]。以此为标准读数位置。此位置较易判断，读数准确。

3. 测定方法

(1) 将仪器接于 220V 交流电源。打开电源预热 5min，待钠光灯发热正常即可。

(2) 将旋光试管洗净，并用溶剂润洗三次，装满溶剂，平推圆形小玻璃盖片盖住旋光试管口，旋上螺帽（螺帽不宜旋得太紧，以不漏液为准），管中应无气泡。

(3) 用软布擦干旋光试管两边小玻璃片及外面液体，正确放入旋光仪中，调节检偏镜至出现三分视野。

（4）调节检偏镜在两种三分视野中间位置，使三分视野消失，视野中呈现明暗均匀（此位置与两种三分视野位置很近，位置较远的明暗均匀位置为假零点）。

（5）正确读取此时的旋光度，即为仪器零点，记为 α_0。

（6）将溶剂换成试样溶液按（2）～（5）步骤测定，调节视野中呈现明暗均匀，正确读数并记为 α。

（7）使用结束后，关上电源，将试样液倒在指定的地方，将旋光试管洗净、晾干、放好备下次使用。将仪器擦净放好。

（8）比旋度的计算公式如下：

$$[\alpha]_D^{20} = \frac{100 \times (\alpha - \alpha_0)}{l \times c}$$

式中　α——测得溶液的旋光度值，（°）；

　　　α_0——仪器的测定零点，（°）；

　　　c——供试品溶液的质量浓度，g/100mL；

　　　l——旋光管的长度，dm。

三、注意事项

（1）在测定旋光度时，应严格按照药典或文献记载的条件进行，方可获得准确的结果。配制溶液及测定时，均应调节温度为 20℃±0.5℃（或各品项下规定的温度）。

（2）每次测定前应以溶剂作空白校正，测定后，再校正 1 次，以确定零点有无变动；如第 2 次校正时发现零点有变动，则应重新测定旋光度。

（3）当已知供试品具有外消旋作用或旋光转化现象，则应相应地采取措施，对样品制备的时间以及将溶液装入旋光管的间隔测定时间进行规定。

（4）供试溶液应不显浑浊或含有混悬的小颗粒，如有上述现象，应预先滤过，并弃去初滤液。

（5）有些药物配好溶液后，要求放置一定时间再测定旋光度，说明时间对旋光度有较大影响，应严格按照规定时间测定；对于温度对旋光度影响不大的药物，也可在室温条件下测定旋光度。

四、应用

旋光度测定法主要用于药物鉴别，也用于药物的杂质检查和含量测定。

1. 药物的鉴别

在规定条件下药物的比旋度是一常数，因此，药物的比旋度是进行旋光性物质鉴别的依据。通常在规定条件下测定供试品的旋光度，再计算供试品的比旋度，用测定的结果与《中国药典》（2015 年版）中旋光性物质的比旋度比较是否一致，以判断是否符合规定。常见药物的比旋度见表 3-3。

表 3-3　《中国药典》（2015 年版）常见药物的比旋度

药物名称	比旋度	溶剂及溶液浓度
葡萄糖	+52.5°～+53.0°	10%水溶液,加氨试液 0.2mL/100mL
肾上腺素	−50.0°～−53.5°	20mg/mL 盐酸液(9→200)
醋酸可的松	+210°～+217°	10mg/mL 二氧六环溶液
雌二醇	+75°～+82°	10mg/mL 二氧六环溶液
硫酸庆大霉素	+107°～+121°	50mg/mL 水溶液
维生素 C	+20.5°～+21.5°	0.1g/mL 水溶液

2. 药物的杂质检查

某些药物本身无旋光性，而所含杂质具有旋光性，所以可通过控制供试液的旋光度大小来控制杂质的限量。

3. 药物的含量测定

具有旋光性的药物，在一定浓度范围内药物的浓度与旋光度成正比，因此可用旋光度测定法对具有旋光性的药物进行含量测定。《中国药典》（2015 年版）中主要对葡萄糖注射液和葡萄糖氯化钠注射液的含量测定采用旋光度测定法。

技能训练　盐酸土霉素比旋度的测定

【背景资料】

盐酸土霉素，又名为 6-甲基-4-(二甲氨基)-3,5,6,10,12,12α-六羟基-1,11-二氧代-1, 4,4α,5,5α,6,11,12α-八氢-2-并四苯甲酰胺盐酸盐，分子式为 $C_{22}H_{24}N_2O_9 \cdot HCl$，分子量为 496.90，结构式为：

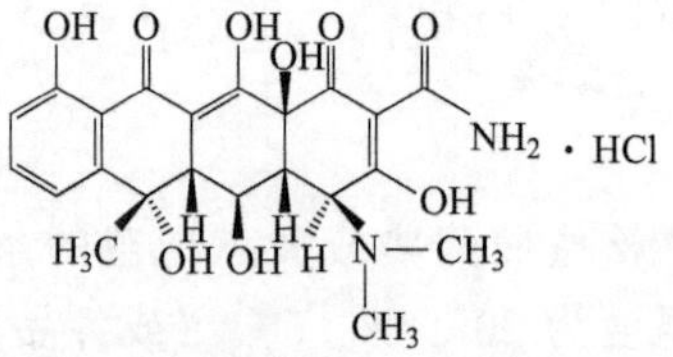

本品为黄色结晶性粉末；无臭，味微苦；为广谱抑菌剂，许多立克次体属、支原体属、衣原体属、螺旋体、阿米巴原虫和某些疟原虫也对本品敏感。

【质量要求】

《中国药典》（2015 年版）规定盐酸土霉素的比旋度为 −188°～−200°。

【实验准备】

1. 仪器与药品

（1）仪器　WXG-4 圆盘旋光仪、电子天平、量瓶、烧杯、胶头滴管、擦镜纸、恒温水浴箱等。

（2）药品　盐酸土霉素、蒸馏水、盐酸等。

2. 溶液配制

（1）盐酸溶液的配制　取 9mL 浓盐酸，加水溶解成 1000mL，即得。

（2）盐酸土霉素的配制　取盐酸土霉素约 1g，精密称定，置 100mL 量瓶中，用上述盐酸溶液稀释至刻度，摇匀。

【实施过程】

本实验用 WXG-4 圆盘旋光仪测定盐酸土霉素的比旋度。

1. 仪器使用前准备

接通总电源，打开旋光仪电源开关预热 5min，并检查天平及其他仪器、试剂是否齐全。

2. 旋光仪零点校正

取一支旋光试管，用自来水洗净后，再用蒸馏水润洗 3 次，然后在其中装满蒸馏水，平推上小玻璃盖片，旋紧螺帽（不能有气泡），并将旋光管外侧及两端擦干，放入旋光仪中。转动刻度盘手轮，使目镜中有三分视野出现，然后再调节三分视野消失（全暗），记录此时的刻度盘读数，作为蒸馏水的校正值（一般此值仅为 0°～1°，若数值太大，说明仪器需要校准，不宜使用），记为 α_0。

3. 供试品的测定

取旋光管，用少量所配供试液洗涤 2～3 次，然后在旋光管中装满此供试液，旋紧螺帽，不能使旋光管中有气泡，用吸水纸擦干旋光管外侧及两端溶液后放入旋光仪中，然后按第 2 步同样的方法测定并记录第一次读数，以后每隔 10min 记录一次，直至旋光度不再改变。每次测定的读数 α 需减去蒸馏水的校正值 α_0 才是供试液真正的旋光度。重复 3 次，取平均值作为供试液的测定结果。

4. 结束工作

实验结束后，关闭电源，将供试液倒在指定的地方，将旋光管洗净、晾干、放好备下次使用。将仪器擦净放好。

【结果记录】

盐酸土霉素比旋度测定结果记录

样品名称			批号	
规格			有效期	
包装			生产单位或产地	
检验依据			检验日期	
检验项目	实验方法	标准要求	检验结果/结论	检验人
比旋度				

实验过程记录

【比旋度】

室　　温：＿＿＿＿＿＿＿　　仪器型号：＿＿＿＿＿＿＿

旋光管长度：＿＿＿＿＿＿　　α_0：＿＿＿＿＿＿＿

样品质量：＿＿＿＿＿＿＿　　样品浓度：＿＿＿＿＿＿

测定次数	1	2	3
α			
α 平均值			
$[\alpha]_D^t$			

计算公式：

$$[\alpha]_D^{20} = \frac{100 \times (\alpha - \alpha_0)}{l \times c}$$

式中，α 为测得溶液的旋光度值，(°)；α_0 为仪器的测定零点，(°)；c 为供试品溶液的质量浓度，g/100mL；l 为旋光管的长度，dm。

结论：本品按＿＿＿＿＿＿＿＿＿＿＿＿标准检验,结果＿＿＿＿＿＿＿＿＿

【注意事项】

（1）供试的液体或固体物质的溶液应充分溶解，供试液应澄清。若不澄清，可先过滤。测定管盛过有机溶剂后，必须立即洗净，以免橡皮圈发黏。

（2）物质的比旋度与测定光源、测定波长、溶剂、浓度和温度等因索有关。因此，表示物质的比旋度时应注明测定条件。

（3）旋光管中的液体不能有气泡，否则应将气泡放出，液体应装满测定管；测定管两端螺帽既不能拧得太松，也不能拧得太紧。太松，液体易漏出；太紧，玻片产生应力使测定不准。

第五节　吸收系数的测定

物质对光的选择性吸收波长，及其在最大吸收波长处的吸收系数，是该物质的物理常数之一。

一、原理

吸收系数是吸光物质在单位浓度及单位厚度时的吸光度。在一定的条件下（单色波长、溶剂、温度等），吸收系数是物质的特性常数，可作为定性的依据。《中国药典》1977 年版（二部）开始在收载品种的性状项下增加吸收系数这一物理常数，所收载的吸收系数是比吸收系数或称百分吸收系数，用符号 $E_{1cm}^{1\%}$ 表示，即溶液浓度为 1%（g/mL）、光路长度为 1cm 的吸光度。将其列入性状项下的物理常数之中，不仅可用于考查该原料药的质量，也可作为制剂含量测定中选用 $E_{1cm}^{1\%}$ 值的依据。因此，凡制剂的含量测定采用以 $E_{1cm}^{1\%}$ 值计算的紫外-可见分光光度法，而其原料药的含量测定不用吸收系数方法的品种，均应在原料药的性状项下标明"吸收系数"，并应尽可能采用其制剂含量测定中的条件，使原料药的质量标准与其制剂相适应。测定方法中所用的溶剂，除应满足该物质光学特性的需要外，还要考虑"易得、价廉、低毒"的原则，避免使用甲醇等低沸点、易挥发的溶剂；对于极性化合物，水是最为廉价的溶剂，但因水影响到溶液 pH 值不恒定，进而影响了紫外吸收光谱特征时，可考虑改用 0.1mol/L 的盐酸或氢氧化钠溶液或缓冲溶液。如该制剂质量标准项下，有溶出度检查，同时溶出度测定也用紫外-可见分光光度法时，则测定吸收系数所用的溶剂最好与溶出度所用溶剂相同。

供试溶液的制备，要强调"定量稀释"，其浓度应使测得的吸光度介于 0.3～0.7 之间；操作中的特殊之处，应予注明。由于在通则"紫外-可见分光光度法"中已明确交代浓度（c）系按其干燥品（或无水物）的重量进行计算，因此在文字叙述中不再加"按干燥品计算"。限度的范围要考虑到测定误差，一般可采用三位有效数字。

二、测定方法

1. 仪器波长精度校正

选用适当型号的分光光度计，参照《中国药典》通则紫外-见分光光度法项下的仪器校正和检定方法进行全面校正。

2. 溶剂检查

测定供试品前，应先检查所用的溶剂，在测定供试品所用的波长附近是否符合要求，不得有干扰吸收峰。

3. 最大吸收波长的校对

以配制供试品溶液的同批溶剂为空白，在规定的吸收峰波长±（1～2)nm 处，测试 8 个点的吸光度，以核对供试品的吸收峰波长位置是否正确，并以吸光度最大的波长作为测定波长。

4. 吸收系数的测定

在最大吸收波长下，测定供试品溶液的吸光度，按照朗伯比尔定律计算出吸收系数。

$$A = E_{1cm}^{1\%} cL$$

$$E_{1cm}^{1\%} = \frac{A}{cL}$$

式中　A——吸光度；

$E_{1cm}^{1\%}$——吸光系数；

c——溶液浓度，%；

L——液层厚度，cm。

三、注意事项

吸收池应于临用前配对，要求两个配套的吸收池透光率之差小于 0.5%。供试品如系不稳定的品种，可用未经干燥的原供试品测定，然后再另取样测定干燥失重后扣除。样品溶液应先配成吸光度在 0.6~0.8 之间进行测定；然后用同批溶剂将溶液稀释一倍，再在 0.3~0.4 吸光度间测定。样品应同时配制两份，并注明测定时的温度。同一台仪器测定两份结果的相对偏差（RD）应不超过 1%。当用多台仪器测定时，应对各台仪器测得的平均值进行统计，其相对标准偏差（RSD）不得超过 1.5%。以平均值确定为该品种的吸收系数。

四、应用

吸收系数的测定方法应按药典委员会规定的方法进行。属中国创制的或国外药典未收载的药品，其吸收系数应用数台仪器测定，并统计处理其测定结果。例如，酞丁安为中国创制药品，草乌甲素为国外药典未收载药品。

技能训练　维生素D₂吸收系数的测定

【背景资料】

维生素 D_2，又名为 9,10-开环麦角甾-5,7,10（19），22-四烯-3β-醇，分子式为 $C_{28}H_{44}O$，分子量为 396.66，结构式为：

本品为无色针状结晶或白色结晶性粉末；无臭；遇光或空气均易变质。常用于维生素 D 缺乏症的预防与治疗。

【质量要求】

《中国药典》（2015 年版）规定维生素 D_2 的吸收系数（$E_{1cm}^{1\%}$）为 460~490。

【实验准备】

1. 仪器

紫外-可见分光光度计，石英比色皿，烧杯，量瓶等。

2. 药品

维生素 D_2 对照品，无水乙醇。

【实施过程】

1. 配制溶液

维生素D_2在无水乙醇中极易溶解，故选用无水乙醇为溶剂，溶解样品进行吸收系数的测定。取维生素D_2 0.1g，精密称定，置100mL量瓶中，加无水乙醇使溶解并稀释至刻度，定容，摇匀。精密量取1mL，置100mL量瓶中，加无水乙醇稀释至刻度，定容，摇匀，即得（每1mL中约含$10\mu g$的溶液）。

2. 确定最大吸收波长

照紫外-可见分光光度法，在波长265nm±2nm附近选择8个点测定吸光度，以吸光度最大的波长作为测定波长。

3. 测定吸收系数

在最大吸收波长下，测定维生素D_2溶液的吸光度。计算相应的吸收系数值。

【结果记录】

维生素D_2吸收系数测定结果记录

样品名称			批号	
规格			有效期	
包装			生产单位或产地	
检验依据			检验日期	
检验项目	实验方法	标准要求	检验结果/结论	检验人
吸收系数				
实验过程记录				

【吸收系数】

室　温：_____　　　　仪器型号：_____

比色皿规格：_____　　　　最大吸收波长：_____

比色皿配对：A_1=_____　　　　A_2=_____

波长/nm								
吸光度A								

测定次数	称样量/g	浓度/%	吸光度A	$E^{1\%}_{1cm}$
1				
2				

$E^{1\%}_{1cm}$平均值=——————

计算公式：

$$E^{1\%}_{1cm}=\frac{A}{cL}$$

式中，A为吸光度；$E^{1\%}_{1cm}$为吸光系数；c为溶液浓度，%；L为液层厚度，cm。

结论：本品按_____标准检验，结果_____

【注意事项】

（1）测吸光度使用比色皿时，手应拿比色皿的毛面。

（2）比色皿装入待测液后，应用擦镜纸擦干净。

（3）推拉比色皿拉杆时，一定要注意滑板是否在定位槽中。

【知识巩固】

一、单选题

1.相对密度测定法中的比重瓶法适合于测定（   ）。

A.挥发性强的液体药物的密度　　　　　　　B.固体药物的密度

C.不挥发或挥发性小的液体药物的密度　　　D.气体药物的密度

2.《中国药典》（2015 年版）规定液体药物的相对密度测定选择的参考物质是（   ）。

A.乙醇　　　　　　B.乙醚　　　　　　C.纯化水　　　　　　D.甲苯

3.测定某药物的比旋度，将药物配成 50.0mg/mL 的溶液，旋光管长为 2dm，测得旋光度为＋3.25°，则比旋度为（   ）。

A.＋6.50°　　　　B.＋32.5°　　　　C.＋65.0°　　　　D.＋18.5°

4.熔点测定有三种方法，主要因为（   ）。

A.供试品的量的多少不同

B.供试品的熔点不同

C.供试品的固体状态不同

D.供试品溶解度不同

5.可用于测定溶液含量的是（   ）。

A.旋光度　　　　　B.相对密度　　　　C.凝点　　　　　　D.黏度

6.物理常数不可用于（   ）。

A.鉴别真伪　　　　B.检查纯度　　　　C.测定含量　　　　D.鉴别官能团

7.水的折射率 20℃时为（   ）。

A.1.3330　　　　B.1.3325　　　　C.0.001　　　　D.1.3305

8.熔点是指一种物质照规定方法测定，在熔化时（   ）。

A.全熔时的温度　　　　　　　　　B.自初熔至全熔的一段温度

C.自初熔至全熔的中间温度　　　　D.初测物晶型转化时的温度

二、多选题

1.测定相对密度时，叙述正确的是（   ）。

A.除另有规定外，测定温度为 20℃

B.盛满供试液的比重瓶应在规定温度的水浴中放置 24h

C.比重瓶应完全装满液体，不得有空隙

D.韦氏比重秤的玻璃圆筒应盛满液体

2.影响熔点测定的因素有（   ）。

A.固体含水量　　　B.升温的速率　　　C.毛细管的硬度　　　D.温度计的位置

3.熔点判断的标准是（   ）。

A.融化同时变黑

B.出现发毛、软化现象

C.开始出现透明液滴，一直到完全成透明液体的一段温度

D.在毛细管壁上出现细微小液滴，而药物尚未熔化

4.比旋度是（   ）。

A.1g/mL 具有旋光性物质的溶液的旋光度

B.1g/100mL 具有旋光性物质的溶液的旋光度

C.可见光区的偏振光照射的旋光度

D.钠光灯 D 线的偏振光照射产生的旋光度

5.测定熔点一般所需仪器有（　　　）。

A.传温液　　　　　B.温度计　　　　　C.b形玻璃管　　　　D.毛细管

6.影响物质旋光度的因素（　　　）。

A.化合物的特性　　　　　　　B.测定波长

C.偏振光通过的供试液浓度　　D.供试液浓度

7.测定液体的折射率时，应（　　　）。

A.在规定温度下测定　　　　　B.在规定浓度下测定

C.在规定光线波长下测定　　　D.保护棱镜不受磨损

8.阿贝折射仪的组成为（　　　）。

A.折射棱镜　　　　B.色散棱镜　　　　C.观测镜筒　　　　D.刻度盘

三、简答题

1.何为物质的百分吸收系数？写出其正确的表示符号和计算公式。

2.试述本章中介绍的物理常数对药品质量控制的意义有何异同？

3.《中国药典》通则中的物理常数测定包括哪些内容？

4.《中国药典》通则中规定的折射仪的校正方法是什么？

第四章
药品的主成分鉴别

知识目标

◆ 了解药物鉴别的特点及常用方法。

◆ 理解光谱鉴别法的原理和方法。

◆ 理解色谱鉴别法的原理和方法。

能力目标

◆ 能够正确查阅和使用《中国药典》、其他国家标准及行业标准。

◆ 能够熟练应用药物鉴别的常用方法对药物进行鉴别。

◆ 能够对实验结果做出正确的判断和处理。

素质目标

◆ 培养学生动手能力和团队合作能力。

◆ 培养学生分析检验的意识和素养。

药物的鉴别试验是依据药物的组成、结构与性质，采用化学、物理化学或生物学方法来判断药物的真伪。它是药品质量检验中的重要环节，只有在药物真伪鉴别无误的情况下，进行药品的杂质检查、含量测定等分析才有意义。鉴别收载在药品质量标准的鉴别项下，对于原料药，还应结合性状项下的外观和物理常数进行确认。

药物的鉴别具有如下特点。

(1) 为已知物的确证试验，而不是鉴别未知物的组成和结构。鉴别药物时，供试品是已知物，依据现行药典、局（部）颁标准供试品品名鉴别项下规定的试验方法，逐项检验，并结合性状观测结果，对供试品的真伪做出判断。

(2) 鉴别试验是个别分析，而不是系统分析。鉴别一般采用灵敏度高、专属性强的方法进行，其试验项目比较少，一般在四五个项目以内，有的只做一两项试验就可以做出明确结论。

(3) 通常选用药物的化学鉴别反应、光谱特征、色谱行为、测定熔点、生物活性、旋光性、折射率或放射性等不同方法鉴别同一个供试品，综合分析实验结果，做出判断。

(4) 鉴别制剂时，要注意消除辅料的干扰。鉴别复方制剂中的不同成分时，要注意消除各成分间的干扰。

药物的鉴别方法要求专属性强，重现性好，灵敏度高，操作简便、快速等，常用的鉴别试验方法有化学法、光谱法、色谱法和生物学方法等，可根据药物具体特点加以选用。

第一节　化学鉴别法

化学鉴别法一般是特定官能团或特定结构化合物的特性反应，与其他鉴别方法结合使用，可使鉴别方法的专属性更加突出。该法专属性强、反应迅速、现象明显、实验成本低，是药物分析中最常用的鉴别方法。

一、显色反应鉴别法

鉴别试验中常用的显色反应类型如下。

（1）三氯化铁反应：多用于鉴别含有酚羟基或水解后产生酚羟基的药物。

（2）异羟肟酸铁反应：多用于鉴别含芳香酸及其酯类、酰胺类结构的药物。

（3）茚三酮呈色反应：多用于鉴别含脂肪氨基结构的药物。

（4）重氮化偶合反应：多用于鉴别芳伯氨基或能产生芳伯氨基结构的药物。

二、沉淀反应鉴别法

鉴别试验中常用的沉淀反应类型如下。

（1）与硫氢化铬铵（雷氏盐）的沉淀反应：多用于生物碱及其盐类药物和具有芳香环的有机碱及其盐类药物。

（2）与重金属离子的沉淀反应：在一定条件下，药物和重金属离子反应，生成不同沉淀。

（3）其他沉淀反应。

三、气体生成反应鉴别法

（1）产生氨气：多用于鉴别胺类药物、酰胺类药物及酰脲类药物，这些药物经强碱处理后，加热，发生氨气。

（2）产生硫化氢气体：利用其特殊的气味鉴别，多用于鉴别化学结构中含硫的药物，这类药物经强酸处理后，加热，发生硫化氢气体。

（3）另外，含碘有机药物，直火加热后，可产生紫色碘蒸气；含乙酸酯和乙酰胺类药物，经硫酸水解后，加乙醇可产生乙酸乙酯的香味。这类可生成气体，且较容易分辨的反应均可用于鉴别。

四、荧光反应鉴别法

可用荧光反应鉴别的药物如下。

（1）药物本身在可见光下发射荧光。如马来酸麦角新碱的水溶液显蓝色荧光；复合维生素 B 水溶液在透射光下有强烈的黄绿色荧光。

（2）药物溶液加硫酸呈酸性后，在可见光下发射荧光。如甲睾酮加硫酸-乙醇溶解，即显黄色并带有黄绿色荧光。

（3）药物和溴反应后，在可见光下发射荧光。

（4）药物和间苯二酚反应后，经加热可发射荧光。如糖精钠与间苯二酚反应，显绿色荧光。

第二节　光谱鉴别法

《中国药典》鉴别药物的光谱法主要是紫外-可见分光光度法和红外分光光度法。紫外-可见光区一般是指波长 $200\sim760nm$ 范围的电磁波，其中波长小于 $400nm$ 的是紫外区。红外光区一般是指波长为 $0.76\sim1000\mu m$ 的电磁波，其中波长 $2.5\sim25\mu m$（即波数为 $400\sim4000cm^{-1}$）为中红外区。

一、紫外光谱鉴别法

紫外光谱鉴别法是通过测定药物在紫外-可见光区的吸收光谱特征对药物进行鉴别的方法，其适用范围为含有共轭双键、生色团和助色团的药物。本法具有一定的专属性、应用范围广、使用频率高，由于紫外-可见分光光度计普及率高，操作简便，因而在药品质量检验工作中易于被操作者接受。

常用的紫外光谱鉴别法有：①测定最大吸收波长，或同时测定最小吸收波长；②规定一定浓度的供试液在特定吸收波长处的吸光度；③规定几个特定吸收波长及其吸光度比值（峰值-峰值比、峰值-谷值比、谷值-谷值比）；④规定几个特定吸收波长和其吸收系数；⑤经化学处理后，测定其反应产物的吸收光谱特征。

在建立鉴别方法时，应首先绘制药物的紫外吸收光谱，以确定最大吸收和最小吸收波长。另外，溶剂对紫外吸收光谱往往有显著影响，所以应考察溶剂对紫外吸收光谱的影响。根据药物的溶解性质及溶剂的影响，选择合适的溶剂溶解样品，常用的溶剂有水、乙醇（或甲醇）、盐酸溶液、氢氧化钠溶液等。

此外，紫外光谱法还可用于药物的结构推断，若在 $200\sim750nm$ 区域内无吸收峰，则可能是直链烷烃、环烷烃、饱和脂肪族化合物或仅含一个双键的烯烃；若在 $270\sim300nm$ 间有弱的吸收峰 $[\varepsilon=10\sim100L/(mol\cdot cm)]$，且随溶剂极性增大而发生蓝移，则说明分子内含有羰基。

二、红外光谱鉴别法

红外吸收光谱是物质分子的振动、转动能级跃迁产生的吸收光谱。有机药物在红外光区有特征吸收，当药物分子的组成、结构、官能团不同时，其红外光谱也不同。该法具有专属性强、准确度高的特点，在药物化学结构比较复杂、相互之间差异较小，用化学鉴别法或紫外-可见分光光度法都不足以区别时，采用红外光谱法时常可以有效解决。《中国药典》（2015 年版）在组分单一、结构明确的原料药鉴别中将红外光谱法作为首选，本法也特别适合于用其他方法不易区分的同类药物的鉴别。

用红外光谱法鉴别药物时，常用标准图谱对照法或对照品比较法。

（1）标准图谱对照法是将供试品的红外吸收光谱与相应的标准红外光谱直接对照，核对其峰位、峰形和相对强度是否一致，如不一致，应按该药品正文和光谱图中备注的方法进行预处理后，再进行绘制对照。

（2）对照品比较法是将供试品与相应的对照品在同样条件下绘制红外光吸收图谱，直接对比是否一致。

标准图谱对照法方法简便，但无法消除不同仪器和不同操作条件造成的差异；对照品比较法没有以上缺点，但不足之处是对照品不易得到，因此我国药典多采用标准图谱对照法。

用红外光谱鉴别药物时，也常将供试品的红外光谱和标准图谱或对照品图谱，按吸收峰的强度由强到弱的顺序，逐个记录第一强峰（A）、第二强峰（B）和第三峰（C）的波数，相互对比。这些强峰往往反映了药物分子的主要官能团或主要结构特征，对鉴别药物的真伪有重要作用。

用红外光谱法鉴别药物时，《中国药典》要求按指定条件绘制供试品的红外光吸收图谱，与《药品红外光谱集》中的相应标准图谱对照，如果峰位、峰形和相对强度都一致时，即为同一种药物。到目前为止，《中国药典》1995 年版、2000 年版、2005 年版、2010 年版和 2015 年版均配套出版了相应的《药品红外光谱集》，共 5 卷。其中《药品红外光谱集》（2000 年版）第二卷收载的 208 幅图谱全部由傅里叶红外光谱仪绘制，并规定用对照图谱对照时，同一化合物在《药品红外光谱集》不同卷上均有收载时，以后一卷的为准，前一卷的作参考。2005 年版出版第三卷，共收载药品红外光谱图 210 幅（其中 172 个为新增品种，38 个老品种重新绘制了图谱）；2010 年出版第四卷，共收载药品红外光谱图 124 幅；2015 年出版第五卷，共收载药品红外光谱图 133 幅。

技能训练　布洛芬鉴别实验

【背景资料】

布洛芬，化学名称为 α-甲基-4-(2-甲基丙基) 苯乙酸，分子式为 $C_{13}H_{18}O_2$，分子量为 206.28，结构式为：

布洛芬是世界卫生组织、美国 FDA 唯一共同推荐的儿童退烧药，是公认的儿童首选抗炎药。布洛芬具有抗炎、镇痛、解热作用，适用于治疗风湿性关节炎、类风湿关节炎、骨关节炎、强直性脊椎炎和神经炎等。

【质量要求】

《中国药典》（2015 年版）规定的布洛芬的鉴别项目及要求如下。

(1) 照紫外-可见分光光度法测定，在 265nm 与 273nm 的波长处有最大吸收，在 245nm 与 271nm 的波长处有最小吸收，在 259nm 的波长处有一肩峰。

(2) 本品的红外光吸收图谱应与对照的图谱（光谱集 943 图）一致。

【实验准备】

1. 仪器

紫外分光光度计、石英比色皿、量瓶、刻度吸管、烧杯、红外分光光度计、压片机、模具、玛瑙研钵等。

2. 药品

布洛芬、氢氧化钠、溴化钾（光谱纯）、乙醇。

【实施过程】

1. 紫外光谱鉴别法

(1) 供试液的制备　取布洛芬 0.245～0.254g 置 100mL 量瓶中，加 0.4% 氢氧化钠溶液使溶解并稀释至刻度，定容，摇匀。精密量取 5mL，置 50mL 量瓶中，加 0.4% 氢氧化钠溶液稀释至刻度，定容，摇匀，即得（每 1mL 中约含 0.25mg 的溶液）。

（2）测定光谱图　以 0.4% 氢氧化钠溶液为空白溶液，照紫外-可见分光光度法测定，在 220～320nm 范围内，每隔 5nm，记录吸光度，并绘制吸收曲线。

2.红外光谱鉴别法

取本品 1～1.5mg，加入干燥的溴化钾细粉 200～300mg，于玛瑙研钵中，研磨均匀，置于压片架中压片，取出制成供试片，测红外光谱图，与标准谱图（光谱集 943 图）对照。

【结果记录】

布洛芬鉴别结果记录

样品名称			批号	
规格			有效期	
包装			生产单位或产地	
检验依据			检验日期	
项目	实验方法	标准要求	检验结果/结论	检验人
鉴 别　紫外光谱法				
红外光谱法				
实验过程记录				

【紫外光谱法】
室温：_____　仪器型号：_____　比色皿规格：_____
比色皿配对：A_1＝_____；A_2＝_____

波长/nm																		
吸光度 A																		

绘制吸收曲线：
【红外光谱法】
附红外光谱图：

结论：本品按_____标准检验,结果_____

【注意事项】

（1）测吸光度使用比色皿时，手应拿比色皿的毛面。

（2）比色皿装入待测液后，应用擦镜纸擦干净。

（3）红外实验室的室温应控制在 15～30℃，相对湿度为 40%～60%，适当通风换气，以避免积聚过量的二氧化碳和有机溶剂蒸气。

（4）红外制得的晶片必须无裂痕，无局部发白现象，如同玻璃般完全透明，否则应重新制作。晶片局部发白，表示压制的晶片厚薄不匀；晶片模糊，表示晶体吸潮，水在光谱图 3450cm^{-1} 和 1640cm^{-1} 处出现吸收峰。

第三节　色谱鉴别法

色谱法是一种物理或物理化学分析方法。利用不同物质在不同色谱条件下，各自色谱行为（比移值或保留时间）的不同，并与对照品在相同条件下进行色谱分离，比较其色谱行为是否一致来鉴别药物的真伪。在色谱分析中，用保留值定性鉴别是最基本的定性方法，其依据是相同的物质在相同的色谱条件下，具有相同的色谱行为，应该有相同的保留值。

一、薄层色谱鉴别法

薄层色谱分离法是在纸色谱法的基础上发展起来的分离方法。与纸色谱相比，它具有速度快、分离清晰、灵敏度高以及采用各种方法显色等特点。

薄层色谱法是把固定相的支持剂均匀地涂在玻璃板上，把样品点在薄层板的一端，放在密闭的容器中，用适当的溶剂展开。借助薄层板的毛细作用，展开剂由下向上移动。由于固定相对不同物质的吸附能力不同，当展开剂流过时，不同物质在吸附剂与展开剂之间发生不断吸附、解吸、再吸附、再解吸等过程。易被吸附的物质移动得慢些，较难被吸附的物质移动得快些，经过一段时间的展开，不同物质彼此分开，最后形成相互分开的斑点。样品分情况也可以用比移 R_f 值来衡量。

在薄层色谱中，为了获得良好的分离，必须选择适当的吸附剂和展开剂。对展开剂的选择，仍以溶剂的极性为依据。一般来说，极性大的物质要选择极性大的展开剂，为了寻找适宜的展开剂，需要经过多次实验方能确定。吸附剂必须具有适当的吸附能力，且与溶剂、展开剂及欲分离的试样又不会发生任何化学反应。吸附剂都做成细粉状，一般以 150～250 目较为合适。其吸附能力的强弱，往往和所含的水分有关。含水较多的，吸附能力就大大减弱，因此需要把吸附剂在一定温度下烘干以除去水分，进行"活化"，在薄层色谱中应用最广泛的吸附剂是氧化铝和硅胶。

二、液相色谱鉴别法

液相色谱定性分析的任务是确定色谱图上每一个峰所代表的物质。在色谱条件一定时，任何一种物质都有确定的保留时间。因此，在相同色谱条件下，通过比较已知物和未知物的保留值或在固定相上的位置，即可确定未知物是何种物质。该法具有分析速度快、分离效能高、自动化等优点而被应用到药物的鉴别中。《中国药典》（2015 年版）中一般规定将供试品与对照品用规定溶剂配成一定浓度的溶液，在规定的高效液相色谱条件下进行试验，比较供试品主峰的保留时间与对照品主峰的保留时间的一致性作为鉴别依据。不必专门增加实验以提高鉴别专属性。

技能训练　罗红霉素片的鉴别实验

【背景资料】

罗红霉素片，主要成分为罗红霉素，分子式 $C_{41}H_{76}N_2O_{15}$，用于治疗由罗红霉素敏感病原体导致的感染。耳、鼻、喉感染：扁桃体炎、咽炎、鼻窦炎；呼吸道感染：急性支气管炎、肺炎；皮肤及软组织感染：脓疱病；泌尿生殖道感染：非淋球菌性尿道炎。

【质量要求】

《中国药典》（2015年版）规定的罗红霉素片的鉴别项目及要求如下。

（1）显色反应　与浓硫酸反应显深墨绿色。

（2）薄层色谱法　要求混合溶液所显主斑点应为单一斑点，供试品溶液所显主斑点的位置和颜色应与对照品溶液或混合溶液主斑点的位置和颜色相同。

【实验准备】

1.仪器与药品

（1）仪器　烘箱、薄层板、量瓶、试管、量筒、点样器、胶头滴管、烧杯、漏斗等。

（2）药品　罗红霉素对照品、无水乙醇、浓硫酸、磷钼酸、冰醋酸、甲苯、二氯甲烷、二乙胺。

2.溶液配制

（1）对照品溶液　取罗红霉素对照品约2.5g，加无水乙醇溶解定容至100mL量瓶中（其中每1mL中约含罗红霉素25mg）。

（2）显色剂　取磷钼酸2.5g，加冰醋酸50mL、硫酸2.5mL使溶解，摇匀。

【实施过程】

1.显色反应

取罗红霉素片的细粉约2.5g，加无水乙醇溶解定容至100mL量瓶中（其中每1mL中约含罗红霉素25mg）。滤过，取续滤液作为供试品溶液。

取供试品溶液1mL，加浓硫酸5滴，1min内观察溶液颜色变化。

2.薄层色谱鉴别

取供试品溶液和对照品溶液等量混合，作为混合溶液。用取样器分别吸取供试品溶液、对照品溶液和混合溶液各2μL，分别点于同一硅胶G薄层板上，以甲苯-二氯甲烷-二乙胺（50：40：7）为展开剂，展开，晾干，喷以显色剂，再置105℃加热数分钟。观察混合溶液的斑点，比较供试品溶液所显斑点与对照品溶液的位置和颜色。

【结果记录】

罗红霉素片的鉴别结果记录

样品名称			批号	
规格			有效期	
包装			生产单位或产地	
检验依据			检验日期	
项目	实验方法	标准要求	检验结果/结论	检验人
鉴别　呈色反应				
薄层色谱法				
实验过程记录				

【呈色反应】

实验现象：_____

【薄层色谱法】

室　温：_____　　湿度：_____

展开距离：_____　　R_f：_____

色谱示意图：

结论：本品按_____标准检验，结果_____

【知识巩固】

一、单选题

1.药物的鉴别试验的主要目的是（　　　）。

A.判断药物的优劣　　　　　　　B.判断药物的真伪

C.判断未知物的真伪　　　　　　D.判断药物的疗效

2.药物分析中最常用的鉴别方法是（　　　）。

A.化学鉴别法　　　　　　　　　B.紫外-可见分光光度法

C.高效液相色谱法　　　　　　　D.薄层色谱法

3.下列叙述与药物鉴别特点不符的是（　　　）。

A.为已知药物的确证试验

B.是个别分析而不是系统试验

C.是鉴定未知药物的组成和结构

D.制剂鉴别主要考虑附加成分和各有效成分之间的相互干扰

4.现欲查找试液的制备，应在《中国药典》哪个部分查找？（　　　）

A.通则　　　　　B.凡例　　　　　C.目录　　　　　D.正文

5.用紫外-可见分光光度法鉴别药物时，若两种药物在同一条件下测得的紫外吸收光谱完全一致，则（　　　）。

A.二者肯定是同一种药物

B.二者可能是同一种药物，还需进一步鉴别

C.二者肯定不是同一种药物

D.无法判断

二、多选题

1.下列说法正确的是（　　　）。

A.一般鉴别试验只能证实是某一种药物，而不能证实是哪一类药物

B.一般鉴别试验只能证实是某一类药物，而不能证实是哪一种药物

C.专属鉴别试验只能证实是某一类药物，而不能证实是哪一种药物

D.专属鉴别试验可以证实是某一种药物

2.常用的紫外光谱鉴别法有（　　　）。

A.测定最大吸收波长，或同时测定最小吸收波长

B.规定一定浓度的供试液在特定吸收波长处的吸光度

C.规定几个特定吸收波长及其吸光度比值

D.经化学处理后，测定其反应产物的吸收光谱特征

3.鉴别药物的化学反应包括（　　　）。

A.显色反应　　　　　　　　　　B.沉淀反应

C. 生成气体反应 　　　　　　　　D. 制备衍生物测定熔点反应

4. 药物鉴别方法包括（　　　）。

A. 化学鉴别法 　　　　　　　　B. 光谱鉴别法

C. 生物学鉴别法 　　　　　　　D. 色谱鉴别法

5. 红外光谱法（　　　）。

A. 主要用于组成单一、结构明确的原料药的鉴别

B. 特别适合于结构复杂、用其他化学方法不易鉴别的同类药物

C. 适用于多组分药物的鉴别

D. 适用于存在多晶现象而又无可重复转晶方法的药物

三、简答题

1. 药物鉴别试验常用的方法类型有哪些？

2. 什么叫鉴别反应的空白试验和对照试验？在药物鉴别试验中空白试验和对照试验的意义是什么？

第五章
药品的检查

知识目标
◆ 了解杂质检查的方法及限量计算。
◆ 理解一般杂质检查的原理及方法。
◆ 掌握微生物限度检查法和无菌检查法。

能力目标
◆ 能够根据杂质和方法的特点，正确选择杂质检查方法。
◆ 能够按照质量标准，正确开展杂质检查的分析工作。
◆ 能够正确进行微生物限度检查和无菌检查。

素质目标
◆ 培养学生严谨踏实的工作作风。
◆ 培养学生发现问题、解决问题的能力。

化学药品的检查包括杂质检查和微生物检查。其中杂质检查项目包括氯化物、硫酸盐、铁盐、砷盐、重金属、酸碱度、炽灼残渣、干燥失重、水分、溶液颜色、易炭化物、溶液澄清度等；微生物检查项目包括细菌内毒素检查、无菌检查、微生物限度检查、热原检查、降压物质检查等。各项目的检查方法在《中国药典》（2015 年版）第四部通则中有详细的规定，药品正文中各药品进行质量标准检验时可直接从中引用。本章内容主要讨论几种典型的杂质检查和微生物检查方法。

第一节　杂质检查

药物中的杂质是指药物中存在的无治疗作用或影响疗效，甚至对人体健康有害的物质。由于药物来源的多样性和复杂性，加上药物结构和性质的特点，在药品的生产和贮藏过程中，不可避免地会引入杂质。药物中的杂质是药物纯度的一个重要方面，所以药物的杂质检查又叫纯度检查。杂质检查是控制药物杂质，确保安全、有效用药，保证药品质量的重要措施。

目前常用的杂质检查方法有如下三种。

（1）对照法　系指取一定量待检杂质的对照液与一定量供试液，在相同条件下处理后，比较反应结果，从而判断供试品中所含杂质是否超过限量。使用本方法要注意供试液的处理和对照液的处理相互平行的原则。

应用此法可计算杂质的限量：

$$杂质限量 = \frac{杂质最大允许量}{供试品量} \times 100\%$$

因一定量的供试品（S）中所含杂质的量是通过一定量标准溶液进行比较，杂质最大允许量＝标准溶液体积（V）×标准溶液浓度（c），所以杂质限量（L）可表示为：

$$L = \frac{V \times c}{S} \times 100\%$$

（2）灵敏度法　系指在供试品溶液中加入试剂，在一定反应条件下，观察有无阳性反应出现，以不出现阳性反应为合格，即以检测条件下的灵敏度来控制杂质限量。本法的特点是不需要对照物质。

（3）比较法　系指取供试品一定量依法检查，测得待检杂质的吸光度或旋光度等与规定的限量比较，不得更大。本法的特点是不需要对照物质。

一般杂质是指广泛存在于自然界，在多种药物的生产和贮存过程中容易引入的杂质。《中国药典》（2015年版）对一般杂质的检查法多采用对照法，即在遵循平行操作的原则下，比较供试管与对照管的浊度、颜色等以判断供试品中杂质限量是否符合规定。若结果判定为不合格或在限度边缘，难以下结论时，应另取供试品和对照液复试两份。

一、氯化物检查法

氯化物广泛存在于自然界中，在药物生产过程中极易引入。少量氯化物对人体无害，不会影响药物稳定性，主要是作为反映生产过程是否正常和产品纯度的"信号"杂质加以规定的。

1. 原理

利用氯化物在硝酸酸性溶液中与硝酸银试液作用，生成的氯化银白色浑浊液，与一定量（限量）的标准氯化钠溶液在相同条件下生成的氯化银浑浊液比较，以判断供试品中的氯化物是否超过限量。

$$Ag^+ + Cl^- \longrightarrow AgCl\downarrow \quad （白色）$$

2. 方法

取规定量的供试品，加水使溶解成25mL（溶液如显碱性，可滴加硝酸使成中性），再加稀硝酸10mL，溶液如不澄清，应滤过，置50mL纳氏比色管中，加水使成约40mL，摇匀，即得供试品溶液。另取药品项下规定量的标准氯化钠溶液，置50mL纳氏比色管中，加稀硝酸10mL，加水使成40mL，摇匀，即得对照品溶液。于供试液与对照液中，分别加入硝酸银试液1.0mL，用水稀释使成50mL，摇匀，在暗处放置5min，同置黑色背景上，从比色管上方向下观察，比浊。

二、硫酸盐检查法

硫酸盐也是自然界存在较广的一类物质，在许多药物的生产过程中都可能引入。硫酸盐检查的意义与氯化物检查相同，起到信号杂质的作用。

1. 原理

硫酸盐在盐酸溶液中与氯化钡作用生成硫酸钡白色浑浊，与一定量的标准硫酸钾溶液在同一操作条件下生成的浑浊比较，以判断供试品中硫酸盐的量是否超过限量。

$$SO_4^{2-} + Ba^{2+} \longrightarrow BaSO_4 \downarrow \text{（白色）}$$

2. 方法

取规定量的供试品，加水使溶解成 40mL（溶液如显碱性，可滴盐酸使成中性），溶液如不澄清，应滤过，置 50mL 纳氏比色管中，加稀盐酸 2mL，摇匀，即得供试品溶液。另取药品项下规定量的标准硫酸钾溶液，按同样方法制成对照溶液，于供试液与对照液中，分别加入 25％氯化钡溶液 5mL，用水稀释至 50mL，摇匀，放置 10min，同置黑色背景上，从比色管上方向下观察，比浊。

三、铁盐检查法

药物中过量的 Fe^{3+} 是一种氧化剂，可氧化具有还原性的药物；Fe^{2+}、Fe^{3+} 还可催化某些氧化还原反应的发生，故应控制药物中的 Fe^{2+}、Fe^{3+}。《中国药典》（2015 年版）采用硫氰酸盐法检查。

1. 原理

铁盐在盐酸溶液中与硫氰酸盐生成红色可溶性的硫氰酸铁配位离子，与一定量标准铁溶液用同法处理后进行比色，以判断供试品中的铁盐是否超过限量。

$$Fe^{3+} + 6SCN^- \longrightarrow [Fe(SCN)_6]^{3-} \text{（红色）}$$

2. 方法

取规定量的供试品，加水使溶解成 25mL，移至 50mL 纳氏比色管中，加稀盐酸 4mL 与过硫酸铵 50mg，用水稀释使成 35mL 后，加 30％硫氰酸铵溶液 3mL，再加水适量稀释成 50mL，摇匀；如显色，立即与标准铁溶液一定量制成的对照溶液比较。

四、重金属检查法

重金属是指在规定实验条件下能与硫代乙酰胺或硫化钠作用显色的金属杂质。这些金属杂质包括银、铅、汞、铜、镉、锑、砷、锌与镍等离子，它们或危害人体用药安全或影响药物的稳定性，故应严格控制其在药物中的量。

1. 原理

重金属检查使用的显色剂主要有硫代乙酰胺和硫化钠试液。硫代乙酰胺在酸性（pH=3.5 醋酸盐缓冲液）条件下水解，产生硫化氢，与微量重金属离子（以 Pb^{2+} 为代表）生成黄色到棕黑色的硫化物混悬液。或在碱性条件下，硫化钠与微量重金属离子反应生成黄色至棕黑色的硫化物混悬液。与一定量的标准铅溶液在相同条件下反应生成的有色混悬液比色，不得更深。

$$CH_3CSNH_2 + H_2O \xrightarrow{pH=3.5} CH_3CONH_2 + H_2S$$

$$H_2S + Pb^{2+} \xrightarrow{pH=3.5} PbS \downarrow + 2H^+$$

2. 方法

由于药物性质、重金属的限量和存在状态等方面的不同，《中国药典》（2015 年版）将重金属检查分为三种方法。

（1）第一法（又称硫代乙酰胺法） 适用于溶于水、稀酸和乙醇的药品，供试品不经有机破坏，在酸性溶液中进行显色，检查重金属。

具体方法：取 25mL 纳氏比色管三支，甲管中加标准铅溶液一定量与醋酸盐缓冲液（pH＝3.5）2mL 后，加水或各品种项下规定的溶剂稀释成 25mL，乙管中加入按各品种项下规定的方法制成的供试品溶液 25mL，丙管中加入与乙管相同重量的供试品，加配制供试品溶液的溶剂适量使溶解，再加与甲管相同量的标准铅溶液与醋酸盐缓冲液（pH＝3.5）2mL 后，用溶剂稀释成 25mL；若供试品溶液带颜色，可在甲管中滴加少量的稀焦糖溶液或其他无干扰的有色溶液，使之与乙管、丙管一致；再在甲、乙、丙三管中分别加硫代乙酰胺试液各 2mL，摇匀，放置 2min，同置白纸上，自上向下透视，当丙管中显出的颜色不浅于甲管时，乙管中显示的颜色与甲管比较，不得更深。如丙管中显出的颜色浅于甲管，应取样按第二法重新检查。

如在甲管中滴加稀焦糖溶液或其他无干扰的有色溶液，仍不能使颜色一致时，应取样按第二法检查。供试品如含高铁盐影响重金属检查时，可在甲、乙、丙三管中分别加入相同量的维生素 C 0.5～1.0g，再照上述方法检查。

配制供试品溶液时，如使用的盐酸超过 1mL，氨试液超过 2mL，或加入其他试剂进行处理者，除另有规定外，甲管溶液应取同样同量的试剂置瓷皿中蒸干后，加醋酸盐缓冲液（pH＝3.5）2mL 与水 15mL，微热溶解后，移置纳氏比色管中，加标准铅溶液一定量，再用水或各品种项下规定的溶剂稀释成 25mL。

（2）第二法（又称炽灼法）　适用于难溶性或不溶于水、稀酸或乙醇的药品，或受某些因素（如自身有颜色的药品、药品中的重金属不呈游离状态或重金属离子与药品形成配位化合物等）干扰不适宜采用第一法检查的药品，供试品需经有机破坏，残渣经处理后在酸性溶液中进行显色，检查重金属。

具体方法：取规定量的供试品，加硝酸 0.5mL，蒸干，至氧化氮蒸气除尽后（或取供试品一定量，缓缓炽灼至完全炭化，放冷，加硫酸 0.5～1mL，使恰湿润，用低温加热至硫酸除尽后，加硝酸 0.5mL，蒸干，至氧化氮蒸气除尽后，放冷，在 500～600℃炽灼使完全灰化），放冷，加盐酸 2mL，置水浴上蒸干后加水 15mL，滴加氨试液至对酚酞指示液显微粉红色，再加醋酸盐缓冲液（pH＝3.5）2mL，微热溶解后，移置纳氏比色管中，加水稀释成 25mL 作为乙管；另取配制供试品溶液的试剂，置瓷皿中蒸干后，加醋酸盐缓冲液（pH＝3.5）2mL 与水 15mL，微热溶解后，移置纳氏比色管中，加标准铅溶液一定量，再用水稀释成 25mL，作为甲管；再在甲、乙两管中分别加硫代乙酰胺试液各 2mL，摇匀，放置 2min，同置白纸上，自上向下透视，乙管中显出的颜色与甲管比较，不得更深。

（3）第三法（又称硫化钠法）　用来检查能溶于碱而不溶于稀酸（或在稀酸中即生成沉淀）的药品中的重金属。

具体方法：取供试品适量，加氢氧化钠试液 5mL 与水 20mL 溶解后，置纳氏比色管中，加硫化钠试液 5 滴，摇匀，与一定量的标准铅溶液同样处理后的颜色比较，不得更深。

五、砷盐检查法

砷盐多从药物生产过程中过多使用的无机试剂及搪瓷反应器引入，对人体有剧毒。许多药品质量控制中都要求检查砷盐。《中国药典》（2015 年版）通则中砷检查法主要采用古蔡法和二乙基二硫代氨基甲酸银法。

（一）方法一：古蔡法

1. 原理

利用金属锌与酸作用产生新生态氢，与供试品中微量亚砷酸盐反应生成具有挥发性的砷化氢，根据砷化氢的量与溴化汞试纸产生黄色或棕色的砷斑，与同一条件下一定量标准砷溶液所产生的砷斑比较，以判断供试品中的砷盐是否超过限量。反应式如下：

$$As^{3+} + 3Zn + 3H^+ \longrightarrow 3Zn^{2+} + AsH_3 \uparrow$$

$$AsO_3^{3+} + 3Zn + 9H^+ \longrightarrow 3Zn^{2+} + 2H_2O + AsH_3 \uparrow$$

$$AsO_4^{3+} + 4Zn + 11H^+ \longrightarrow 4Zn^{2+} + 4H_2O + AsH_3 \uparrow$$

砷化氢与溴化汞试纸反应，生成砷斑的反应如下：

$$AsH_3 + 2HgBr_2 \longrightarrow 2HBr + AsH(HgBr)_2 \downarrow$$
$$（黄色）$$

$$AsH_3 + 3HgBr_2 \longrightarrow 3HBr + AsH(HgBr)_3 \downarrow$$
$$（棕色）$$

2. 方法

测试时，于导气管 C（图 5-1）中装入醋酸铅棉花 60mg（装管高度为 60~80mm），再于旋塞 D 的顶端平面上放一片溴化汞试纸（试纸大小以能覆盖孔径而不露出平面外为宜），盖上旋塞盖 E 并旋紧，即得。

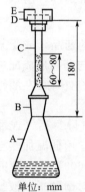

图 5-1 古蔡法检
砷装置图

A—砷化氢发生瓶；B—中空的标准磨口塞；C—导气管；D—具孔的有机玻璃旋塞；E—中央具有圆孔（孔径 6mm）的有机玻璃旋塞盖

标准砷斑的制备：精密量取标准砷溶液 2mL 置 A 瓶中，加盐酸 5mL 与水 21mL，再加碘化钾试液 5mL 与酸性氯化亚锡试液 5 滴，在室温放置 10min 后，加锌粒 2g，立即将照上法装妥的导气管 C 密塞于 A 瓶上，并将 A 瓶置 25~40℃水浴中，反应 45min，取出溴化汞试纸，即得。

若供试品需经有机破坏后再行检查，则应取标准砷溶液代替供试品，照该品种项下规定的方法同法处理后，依法制备标准砷斑。

检查方法：取按照各药品项下规定的方法制成的供试品溶液，置 A 瓶中，照标准砷斑的制备，自"再加碘化钾试液 5mL"起，依法操作。将生成的砷斑与标准砷斑比较，不得更深。

（二）方法二：二乙基二硫代氨基甲酸银法

1. 原理

利用金属锌与酸作用产生新生态氢，与供试品中微量亚砷酸盐反应生成具有挥发性的砷化氢，砷化氢还原二乙基二硫代氨基甲酸银，生成红色的胶态银，与同一条件下一定量标准砷溶液所产生的色度进行目视颜色深浅的比较或比较 510nm 波长处吸光度大小，以判断供试品中的砷盐是否超过限量。

2. 方法

测试时，于导气管 C（图 5-2）中装入醋酸铅棉花 60mg（装管高度约 80mm），并于 D 管中精密加入二乙基二硫代氨基甲酸银试液 5mL。

标准砷对照液的制备：精密量取标准砷溶液 2mL，置 A 瓶中，加盐酸 5mL 与水 21mL，再加碘化钾试液 5mL 与酸性氯化亚锡试液 5 滴，在室温放置 10min 后，加锌粒 2g，立即将导气管 C 与 A 瓶密塞，使生成的砷化氢气体导入 D 管中，并将 A 瓶置 25~40℃水浴中反应 45min，取出 D 管，添加三氯甲烷至刻度，混匀，即得。

若供试品需经有机破坏后再行检查，则应取标准砷溶液代替供试品，照各品种项下规定的方法同法处理后，依法制备标准砷对照液。

检查方法：取照各品种项下规定方法制成的供试品溶液，置 A 瓶中，照标准砷对照液的制备，自"再加碘化钾试液 5mL"起，依法操作。将所得溶液与标准砷对照液同置白色背景上，从 D 管上方向下观察、比较，所得溶液的颜色不得比标准砷对照液更深。必要时，可将所得溶液转移至 1cm 吸收池中，在 510nm 波长处以二乙基二硫代氨基甲酸银试液作空白，测定吸光度，与标准砷对照液按同法测得的吸光度比较。

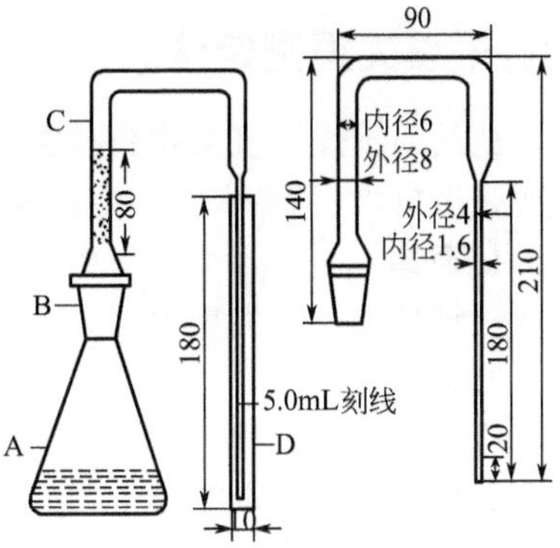

单位：mm

图 5-2　二乙基二硫代氨基甲酸银法装置图

A—100mL 标准磨口锥形瓶；B—中空的标准磨口塞，上连导气管 C（一端外径为 8mm，内径为 6mm；另一端长为 180mm，外径为 4mm，内径为 1.6mm，尖端内径为 1mm）；D—平底玻璃管（长为 180mm，内径为 10mm，于 5.0mL 处有一刻度）

六、水分测定法

药物中水分的存在，可使某些药物发生水解、霉变等，故应当控制某些药物的水分含量。《中国药典》（2015 年版）通则中收录的水分测定法有费休法、烘干法、减压干燥法和甲苯法，这里重点介绍费休法。

1. 原理

根据碘和二氧化硫在吡啶和甲醇溶液中能与水起定量氧化还原反应来测定水分。反应式如下：

$$I_2 + SO_2 + 3C_5H_5N + CH_3OH + H_2O \longrightarrow 2C_5H_5N \cdot HI + C_5H_5N \cdot HSO_4CH_3$$

其中，吡啶和甲醇可与碘、二氧化硫与水反应的产物 HI、SO_3 结合，促进反应正向进行。

2. 方法

《中国药典》（2015 年版）采用水分测定仪直接标定费休试液。取干燥的具塞玻瓶，精密称入重蒸馏水约 30mg，除另有规定外，加无水甲醇 2~5mL，用费休试液滴至溶液由浅黄色变为红棕色，或用永停滴定法指示终点；另作空白试验，按下式计算：

$$F = \frac{m}{A - B}$$

式中　F——每 1mL 费休试液相当于水的质量，mg/mL；

　　　m——称取重蒸馏水的质量，mg；

　　　A——滴定所消耗费休试液的容积，mL；

　　　B——空白所消耗费休试液的容积，mL。

供试品测定：精密称取供试品适量（消耗费休试液 1~5mL），除另有规定外，溶剂为无水甲醇，用水分测定仪直接测定，或将供试品置干燥的具塞玻瓶中，加溶剂 2~5mL，在不断振摇（或搅拌）下用费休试液滴定至溶液由浅黄色变为红棕色，或用永停滴定法指示终点；另作空白试验，按下式计算：

$$供试品中水分含量 = \frac{(A - B) \times F}{m} \times 100\%$$

式中　A——供试品所消耗费休试液的容积，mL；

　　　B——空白所消耗费休试液的容积，mL；

　　　F——每 1mL 费休试液相当于水的质量，mg/mL；

　　　m——供试品的质量，mg。

七、干燥失重测定法

药品的干燥失重系指药品在规定条件下干燥后所减少重量的百分率。减失的重量的物质主要是游离水、结晶水及其他挥发性物质,如乙醇等。

1. 原理

供试品的干燥失重由减失的重量除以取样量计算而得。

2. 方法

称取供试品,混合均匀(如为较大结晶,应先迅速捣碎使成 2mm 以下的小粒)。称取约 1g 或各品种项下所规定的重量,置于与供试品同样条件下干燥至恒重的扁形称量瓶中(供试品平铺厚度不可超过 5mm,如为疏松物质,厚度不可超过 10mm),精密称定。除另有规定外,在 105℃ 干燥至恒重。由减失的重量和取样量计算供试品的干燥失重。

八、炽灼残渣测定法

本法主要用于检查不含金属的有机药物中的无机金属杂质。

1. 原理

炽灼残渣系指药物(多为有机药物)经高温加热分解或挥发后遗留下的不挥发的无机物(多为金属的氧化物或其盐类),经加硫酸并炽灼(700~800℃)后所得的硫酸盐残渣。

2. 方法

取供试品 1.0~2.0g 或各品种项下规定的重量,置已炽灼至恒重的坩埚(如供试品分子结构中含有碱金属或氟元素,则应使用铂坩埚)中,精密称定,缓缓炽灼至完全炭化,放冷;除另有规定外,加硫酸 0.5~1mL 使湿润,低温加热至硫酸蒸气除尽后,在 700~800℃ 炽灼使完全灰化,移置干燥器内,放冷,精密称定后,再在 700~800℃ 炽灼至恒重,即得。

如需将残渣留做重金属检查,炽灼温度必须控制在 500~600℃。

九、溶液颜色检查法

药物溶液的颜色及其与规定颜色的差异在一定程度上反映药物的纯度。

1. 原理

本法系将药物溶液的颜色与规定的标准比色液比较,或在规定的波长处测定其吸光度,以检查其颜色。

《中国药典》规定用重铬酸钾液(每 1mL 含 0.800mg 的 $K_2Cr_2O_7$)为黄色原液,硫酸铜液(每 1mL 含 62.4mg 的 $CuSO_4 \cdot 5H_2O$)为蓝色原液,氯化钴液(每 1mL 含 59.9mg 的 $CoCl_2 \cdot 6H_2O$)为红色原液。分别取不同比例的以上三种比色液与水,配成深黄色、黄绿色、黄色、橙黄色、橙红色和棕红色六种色调的标准贮备液(表 5-1)。

表 5-1 各种色调标准贮备液的配制

色调	比色用氯化钴液/mL	比色用重铬酸钾液/mL	比色用硫酸铜液/mL	水/mL
深黄色	—	27	15	58
黄绿色	1.2	22.8	7.2	68.8
黄色	4.0	23.3	0	72.7
橙黄色	10.6	19.0	4.0	66.4
橙红色	12.0	20.0	0	68.0
棕红色	22.5	12.5	20.0	45.0

各种色调色号标准比色液的制备:按表 5-2 精密量取各色调标准贮备液与水,混合摇

匀，即得。

表 5-2　各种色调色号标准比色液配制

色号	0.5	1	2	3	4	5	6	7	8	9	10
贮备液/mL	0.25	0.5	1.0	1.5	2.0	2.5	3.0	4.5	6.0	7.5	10.0
加水量/mL	9.75	9.5	9.0	8.5	8.0	7.5	7.0	5.5	4.0	2.5	0

2. 方法

（1）第一法（目视比色法）　除另有规定外，取各品种项下规定量的供试品，加水溶解，置于 25mL 的纳氏比色管中，加水稀释至 10mL。另取规定色调色号的标准比色液 10mL，置于另一 25mL 的纳氏比色管中，两管同置白色背景上，自上向下透视，或同置白色背景前，平视观察。供试品管呈现的颜色与对照液管比较，不得更深。

如供试品管呈现的颜色与对照液管的颜色深浅非常接近或色调不尽一致，使目视观察无法辨别二者的深浅时，应改用第三法（色差计法）测定，并将其测定结果作为判定依据。

（2）第二法（分光光度法）　除另有规定外，取各品种项下规定量的供试品，加水 10mL 溶解，必要时滤过，滤液照紫外-可见分光光度法于规定波长处测定，吸光度不得超过规定值。

（3）第三法（色差计法）　本法是通过色差计直接测定溶液的透射三刺激值，对其进行定量表述和分析的方法。当目视比色法较难判定供试品与标准比色液之间的差异时，应考虑采用本法进行测定与判断。供试品与标准比色液之间的颜色差异，可以通过分别比较它们与水之间的色差值来得到，也可以通过直接比较它们的色差值来得到。

测定时，除另有规定外，用水对仪器进行校准，取按各品种项下规定的方法分别制备的供试品溶液和标准比色液，置仪器上进行测定，供试品溶液与水的色差值应不超过相应色调的标准比色液与水的色差值。

十、易炭化物检查法

易炭化物是指药物中夹杂的遇硫酸易炭化或易氧化而显色的有机杂质。此类杂质多数结构未知，用硫酸显色的方法可以简便地控制此类杂质的总量。检查时取内径一致的比色管两支：甲管中放入各品种项下规定的对照液 5mL；乙管中加 94.5%～95.5%（g/g）硫酸 5mL 后，分次缓缓加入规定量的供试品，振摇使溶解。除另有规定外，静置 15min，将两管同置白色背景前，平视观察，乙管中所显颜色不得较甲管更深。

供试品如为固体，应先研成细粉，如需加热才能溶解时，可取供试品与硫酸混合均匀，加热溶解后，放冷至室温，再移至比色管中。

对照液主要有三类：①用"溶液颜色检查"项下的标准比色液作为对照液；②用比色用氯化钴液、比色用重铬酸钾液和比色用硫酸铜液按规定方法配成的对照液；③一定浓度的高锰酸钾液。

技能训练　葡萄糖的杂质检查

【背景资料】

葡萄糖，又称为玉米葡糖、玉蜀黍糖，化学式为 $C_6H_{12}O_6$，是自然界分布最广且最为重要的一种单糖，它是一种多羟基醛。

葡萄糖是用淀粉以无机酸水解或在酶催化下经过水解得到稀葡萄糖液，再经脱色、浓缩结晶制得。

国内生产葡萄糖的方法有以下几种。

（1）酸水解法　以无机酸将淀粉水解为葡萄糖。

$$(C_6H_{10}O_5)_n + nH_2O \xrightarrow[\triangle]{HCl} nC_6H_{12}O_6$$

（2）双酶水解法　以生物酶为催化剂将淀粉水解为葡萄糖。

$$(C_6H_{10}O_5)_n + nH_2O \xrightarrow[\triangle]{生物酶} nC_6H_{12}O_6$$

（3）酸酶水解法　以盐酸为液化剂，糖化酶为催化剂，将淀粉水解为葡萄糖。

$$(C_6H_{10}O_5)_n + nH_2O \xrightarrow[\triangle]{HCl，糖化酶} nC_6H_{12}O_6$$

根据葡萄糖生产工艺特点，应进行氯化物、重金属、可溶性淀粉等杂质检查。

【质量要求】

《中国药典》（2015 年版）规定的葡萄糖主要检查项目及要求如下。

① 亚硫酸盐与可溶性淀粉：依法检查，应显黄色。

② 氯化物：依法检查，不得更浓（0.01%）。

③ 硫酸盐：依法检查，不得更浓（0.01%）。

④ 铁盐：依法检查，不得更深（0.001%）。

⑤ 重金属：依法检查，不得过百万分之五。

⑥ 干燥失重：在 105℃ 下干燥至恒重，减失重量为 7.5%～9.5%。

⑦ 炽灼残渣：不得过 0.1%。

【实验准备】

1. 仪器与药品

（1）仪器　量瓶、烧杯、纳氏比色管、量筒、滤纸、玻璃漏斗、分析天平、水浴锅、瓷坩埚、高温炉、电热干燥箱、扁式称量瓶、干燥器、电炉等。

（2）药品　碘化钾、盐酸、硝酸、氯化钠、硝酸银、硫酸钾、氯化钡、硫酸、硫酸铁铵、硫氰酸铵、过硫酸铵、硝酸铅、醋酸铵、氨水、甘油、氢氧化钠等。

2. 溶液配制

（1）碘试液　用碘滴定液（0.05mol/L），取碘 13.0g，加碘化钾 36g 与水 50mL 溶解后，加盐酸 3 滴与水适量使成 1000mL，摇匀，用垂熔玻璃滤器滤过。

（2）标准氯化钠溶液的制备　称取氯化钠 0.165g，置 1000mL 量瓶中，加水适量使溶解并稀释至刻度，摇匀，作为贮备液。临用前精密量取贮备液 10mL，置 100mL 量瓶中，加水稀释至刻度，摇匀，即得（1mL 溶液相当于含 10μg 的 Cl）。

（3）稀硝酸　取硝酸 105mL，加水稀释至 1000mL，即得。

（4）硝酸银试液　取硝酸银 17.5g，加水适量使溶解成 1000mL，摇匀。

（5）稀盐酸　取盐酸 234mL，加水稀释至 1000mL，即得。

（6）标准硫酸钾溶液的制备　称取硫酸钾 0.181g，置 1000mL 量瓶中，加水适量使溶解并稀释至刻度，摇匀，即得（每 1mL 溶液中相当于含 100μg 的 SO$_4$）。

（7）硫氰酸铵溶液　取硫氰酸铵 30g，加水适量使其溶解成 100mL，摇匀，即得。

（8）标准铁溶液的制备　称取硫酸铁铵 [FeNH$_4$(SO$_4$)$_2$·12H$_2$O] 0.863g，置 1000mL 量瓶中，加水溶解后，加硫酸 2.5mL，用水稀释至刻度，摇匀，作为贮备液。临用前，精密量取贮备液 10mL，置 100mL 量瓶中，加水稀释至刻度，摇匀，即得（1mL 相当于含 10µg 的 Fe）。

（9）混合液　由 1mol/L 氢氧化钠溶液 15mL、水 50mL、甘油 20mL 混合组成。

（10）硫代乙酰胺试液　称取硫代乙酰胺 4g，加水溶解，稀释至 100mL，置冰箱中保存，即得。临用前取混合液 5.0mL 加硫代乙酰胺溶液 1.0mL，置水浴加热 20s，冷却，立即使用。

（11）醋酸盐缓冲液（pH3.5）　取醋酸铵 25g，加水 25mL 溶解后，加 7mol/L 盐酸溶液 38mL，用 2mol/L 盐酸溶液或 5mol/L 氨溶液准确调节 pH 至 3.5，用水稀释至 100mL，即得。

（12）标准铅溶液的配制　称取硝酸铅 0.160g，置 1000mL 量瓶中，加硝酸 5mL 与水 50mL 溶解后，用水稀释至刻度，摇匀，即得。精密量取标准铅贮备液 10mL，置 100mL 量瓶中，加水稀释到刻度，即得（1mL 相当于含 10µg 的 Pb）。

【实施过程】

1. 亚硫酸盐与可溶性淀粉

取本品 1.0g，加水 10mL 溶解后，加碘试液 1 滴，观察溶液颜色的变化。

2. 氯化物检查

称取本品 0.595～0.605g，加水溶解使成 25mL，再加稀硝酸 10mL，置 50mL 纳氏比色管中，加水使成约 40mL，摇匀，即为供试品溶液。另取标准氯化钠溶液 6.0mL，置另一 50mL 纳氏比色管中，加稀硝酸 10mL，加水使成 40mL，摇匀，即为对照品溶液。于供试品溶液与对照品溶液中，分别加入硝酸银溶液 1.0mL，用水稀释成 50mL，摇匀，在暗处放置 5min，同置黑色背景上，从比色管上方向下观察、比较。

3. 硫酸盐

取本品 1.95～2.05g，加水溶解使成约 40mL，溶液如不澄清，应滤过，置 50mL 纳氏比色管中，加稀盐酸 2mL，摇匀，即为供试品溶液。另取标准硫酸钾溶液 2.0mL，置 50mL 纳氏比色管中，加水使成约 40mL，加稀盐酸 2mL，摇匀，即为对照品溶液。于供试品溶液与对照品溶液中，分别加入 25%氯化钡溶液 5mL，用水稀释至 50mL，充分摇匀，放置 10min，同置黑色背景上，从比色管上方向下观察、比较。

4. 铁盐

称取本品 1.95～2.05g，加水 20mL 溶解后，加硝酸 3 滴，缓缓煮沸 5min，放冷，转移至 50mL 比色管中，加水稀释至 45mL，即为供试品溶液。另取标准铁溶液 2.0mL，置另一 50mL 比色管中，加水 20mL 溶解后，加硝酸 3 滴，缓缓煮沸 5min，放冷，转移至 50mL 比色管中，加水稀释至 45mL，即为对照品溶液。于供试品溶液与对照品溶液中，加硫氰酸铵溶液 3.0mL，摇匀，置白色背景上，从比色管上方向下观察、比较。

5. 重金属

取 25mL 纳氏比色管 3 支，编号为甲、乙、丙。甲管中加标准铅溶液 2mL 与醋酸钠缓冲液（pH 3.5）2mL，加水稀释至 25mL。称取本品 3.95～4.05g，加水 23mL 溶解，置乙管中，再加醋酸盐缓冲液 2mL。称本品 3.95～4.05g，加水适量溶解，置丙管中，加标准铅溶液 2.0mL，加醋酸盐缓冲液 2mL，再加水稀释至 25mL。

再在甲、乙、丙管中分别加硫代乙酰胺试液各 2mL，摇匀，放置 2min。将甲、乙、丙管同置白纸上，打开比色管盖子，自上向下透视，先比较丙管与甲管，再比较乙管与甲管。

6. 干燥失重

称取本品 0.6～1.4g，平铺在干燥至恒重的扁式称量瓶中，精密称定其重量。将扁式称量瓶置电热干燥箱中，并将瓶盖打开，置称量瓶旁。调节干燥箱温度至 105℃，3h 后，停止加热。待温度降至 70～80℃ 时，取出扁式称量瓶并盖好盖子，待至室温后，拿出，精密称定其重量。继续在 105℃ 干燥 1h 后，重复操作，称定重量并记录，直至恒重。

7. 炽灼残渣

称取本品 0.6～1.4g，置已炽灼至恒重的坩埚中，精密称定其重量。将装有样品的坩埚斜置在电炉上缓缓炽灼，至供试品全部炭化成黑色，并不冒烟，放冷至室温。

滴加浓硫酸 0.5～1.0mL，使炭化物全部湿润，继续在电炉上加热至硫酸蒸气除尽后，白烟完全消失，将坩埚移至高温炉中，将盖子斜盖在坩埚上，经 700～800℃ 炽灼 60min。葡萄糖完全炭化后停止加热，待温度降至 300℃ 左右时，用坩埚钳将坩埚盖盖好，取出，放入有干燥剂的干燥器中，放冷至室温，精密称定其重量。继续炽灼至恒重。

【结果记录】

葡萄糖的检查结果记录

样品名称			批号	
规格			有效期	
包装			生产单位或产地	
检验依据			检验日期	
项目		实验方法	标准要求	检验结果/结论	检验人
检查	亚硫酸盐与可溶性淀粉				
	氯化物				
	硫酸盐				
	铁盐				
	重金属				
	干燥失重				
	炽灼残渣				

实验过程记录

项目	实验现象
【亚硫酸盐与可溶性淀粉】	
【氯化物】	
【硫酸盐】	
【铁盐】	
【重金属】	

【干燥失重】

仪器型号：_____　　干燥条件：_____

平行次数	称量瓶恒重 m_0/g	干燥前(供试品＋称量瓶)重 m_1/g	干燥后(供试品＋称量瓶)恒重 m_2/g
1			
2			

计算公式：

$$干燥失重 = \frac{m_1 - m_2}{m_1 - m_0} \times 100\%$$

【炽灼残渣】

仪器型号：_____　　　　炽灼温度：_____

平行次数	坩埚恒重 m_0/g	炽灼前(供试品＋坩埚)重 m_1/g	炽灼后(供试品＋坩埚)恒重 m_2/g
1			
2			

计算公式：

$$炽灼残渣 = \frac{m_1 - m_2}{m_1 - m_0} \times 100\%$$

结论：本品按_____标准检验,结果_____

【注意事项】

（1）应选用玻璃质量较好、无色、管的直径大小相等、管上的刻度高低一致的纳氏比色管进行实验，且纳氏比色管应配对使用，每对比色管不得有色差。

（2）标准品与样品必须同时进行实验，实验用具的选择、试剂的量取方法、操作顺序及反应时间等应尽可能一致。所用比色管刻度高低差异不应超过 2mm，观察时，两管受光照的程度应一致，比色时置白色背景上，比浊时置黑色背景上，从上向下垂直观察。使用过的比色管应及时清洗，不能用毛刷刷洗，可用重铬酸钾洗液浸泡后再用水清洗。

（3）供重金属检查用的试剂和器具均不得含铅。

（4）干燥失重测定，往往几个供试品同时进行，因此称量瓶应用适宜的方法编码标记，瓶与瓶盖的编码一致，称量瓶放入干燥箱的位置、取出冷却和称量的顺序，应先后一致。

第二节　生物检查法

一、微生物限度检查

微生物限度检查法系检查非规定灭菌制剂及其原料、辅料受微生物污染程度的方法。检查项目包括细菌数、霉菌数、酵母菌数及控制菌检查。

微生物限度检查应在环境洁净度 10000 级以下的局部洁净达 100 级的单向流空气区域内进行。检验全过程必须严格遵守无菌操作，防止再污染。单向流空气区域、工作台面及环境应定期按《医药工业洁净室（区）悬浮粒子、浮游菌和沉降菌的测试方法》的现行国家标准进行洁净度验证。

除另有规定外，本检查法中细菌培养温度为 30～35℃，霉菌、酵母菌培养温度为 25～28℃，控制菌培养温度为 35～37℃。

供试品应随机抽取。一般应随机抽取不少于检验用量（两个以上最小包装单位）的3倍量供试品。检验结果以1g、1mL、10g、10mL或10cm²为单位报告。

（一）培养基的种类及其制备

培养基制备的灭菌条件为121℃、20min，除另有规定外，培养基可以按照《中国药典》通则的处方制备，也可以使用按该处方生产的符合要求的脱水培养基，参照培养基的使用说明进行制备。配制后，应采用验证合格的灭菌程序灭菌。常用的培养基种类有：①营养琼脂培养基、营养肉汤培养基、硫乙醇酸盐流体培养基、改良马丁培养基及改良马丁琼脂培养基；②玫瑰红钠琼脂培养基；③酵母浸出粉胨葡萄糖琼脂培养基（YPD）；④胆盐乳糖培养基（BL）；⑤胆盐乳糖发酵培养基；⑥曙红亚甲蓝琼脂培养基（EMB）；⑦麦康凯琼脂培养基（MacC）；⑧4-甲基伞形酮葡糖苷酸培养基（MUG）；⑨三糖铁琼脂培养基（TSI）；⑩四硫磺酸钠亮绿培养基（TTB）；⑪沙门菌、志贺菌属琼脂培养基（SS）；⑫胆盐硫乳琼脂培养基（DHL）；⑬溴化十六烷基三甲铵琼脂培养基；⑭亚碲酸盐肉汤培养基；⑮卵黄氯化钠琼脂培养基；⑯甘露醇氯化钠琼脂培养基；⑰乳糖发酵培养基；⑱绿脓菌素测定用培养基（PDP琼脂培养基）；⑲疱肉培养基；⑳哥伦比亚琼脂培养基。

（二）供试品的检验量

除另有规定外，每批供试品检验量一般为10g或10mL。

（三）供试液的制备

按供试品的理化特性与生物学特性采取适宜的方法制备供试液。

如制备具抑菌活性的供试品，按以下方法（培养基稀释法）处理后，依法检查。

取规定量的供试液，至较大量的培养基中，减少单位体积内的供试品含量，不含抑菌作用。测定细菌、霉菌及酵母菌数时，取同稀释级的供试液2mL，每1mL供试液可等量分注多个平皿，倾注琼脂培养基，混匀、凝固、培养、计数。每1mL供试液所注的平皿中生长的菌落数总和即为1mL的菌落数，计算每1mL供试液的平均菌落数。按平皿计数规则报告菌落数；控制菌检查时，可加大增菌培养基的用量。

（四）检查方法

1. 细菌、霉菌与酵母菌计数

当建立药品的微生物限度检查法时，应进行细菌、霉菌及酵母菌计数方法的验证，以确认所采用的方法适合于该药品的细菌、霉菌及酵母菌数的测定。若药品的组分或原检条件发生改变而可能影响检验结果时，计数方法应重新验证。验证时，按供试液的制备和细菌、霉菌及酵母菌计数所规定的方法及下列要求进行。对各试验菌回收率应逐一进行验证。

（1）菌种　验证所用的菌株传代次数不得超过5代（从菌种保存中心获得的冷冻干燥菌种为0代），并采用适宜的菌种保藏技术，以保证试验菌株的生物学特性。

（2）菌液制备　接种大肠杆菌、金黄色葡萄球菌、枯草芽孢杆菌的新鲜培养物至营养肉汤培养基或营养琼脂培养基中，培养18～24h；接种白色念珠菌的新菌培养物至改良马丁培养基或改良马丁琼脂培养基中，培养24～48h。上述培养物用0.9%无菌氯化钠溶液制成每1mL含菌落数为50～100cfu的菌悬液。培养5～7天，加入3～5mL 0.9%无菌氯化钠溶液，将孢子洗脱，然后，吸出孢子悬液（用管口带有薄的无菌棉花或纱布，能过滤菌丝的无菌毛细吸管）至无菌试管内，用0.9%无菌氯化钠溶液制成1mL含孢子数50～100cfu的孢子悬液。

（3）验证方法　验证试验至少应进行 3 次独立的平行试验，并分别计算各试验菌每次试验的回收率。

① 试验组　平皿法计数时，取试验可能用的最低稀释级供试液 1mL 和 50～100cfu 试验菌，分别注入平皿中，立即倾注琼脂培养基，每株试验菌平行制备 2 个平皿，按平皿法测定其菌数。薄膜过滤法计数时，取规定量试验可能用的最低稀释级供试液，过滤，冲洗，在最后一次的冲洗液中加入 50～100cfu 试验菌，过滤，按薄膜过滤法测定其菌数。

② 菌液组　测定所加的试验菌落数。

③ 供试品对照组　取规定量供试液，按菌落计数方法测定供试品本底菌数。

④ 稀释剂对照组　若供试液制备需要分散、乳化、中和、离心或薄膜过滤等特殊处理时，应增加稀释剂对照组，以考察供试液制备过程中微生物受影响的程度。试验时，可用相应的稀释液替代供试品，加入试验菌，使最终菌浓度为每 1mL 含 50～100cfu 试验菌，按试验组的供试液制备方法和菌数计数方法测定其菌数。

（4）结果判断　在 3 次独立的平行试验中，稀释剂对照组的菌回收率（稀释剂对照组的平均菌落数占菌液组的平均菌落数的百分率）应均不低于 70%，若试验组的菌回收率（试验组的平均菌落数减去供试品对照组的平均菌落数的值占菌液组的平均菌落数的百分率）均不低于 70%，照该供试液制备方法和计数法测定供试品的细菌、霉菌及酵母菌数；若任一次试验中试验组的菌回收率低于 70%，应采用培养基稀释法、离心沉淀集菌法、薄膜过滤法、中和法等方法或联合使用这些方法消除供试品的抑菌活性，并重新进行方法验证。验证试验也可与供试品的细菌、霉菌及酵母菌计数同时进行。

（5）检查方法　计数方法包括平皿法和薄膜过滤法。检查时，按已验证的计数方法进行供试品的细菌、霉菌及酵母菌菌数的测定。

取按验证的方法制备的均匀供试液，用 pH 值为 7.0 的无菌氯化钠-蛋白胨缓冲液稀释成 $1:10$、$1:10^2$、$1:10^3$ 等稀释级的溶液。采用平皿法进行菌数测定时，应取适量的连续 2～3 个稀释级的供试液。取供试液 1mL，置于直径 90mm 的无菌平皿中，注入 15～20mL 温度不超过 45℃ 的溶化的营养琼脂培养基、玫瑰红钠琼脂培养基或酵母浸出粉胨葡萄糖琼脂培养基，混匀、凝固，倒置培养，每稀释级每种培养基至少制备 2 个平板。

① 阴性对照试验　取试验用的稀释液 1mL，置于无菌平皿中，注入培养基，凝固、倒置培养，每种计数用的培养基各 2 个平板，均不得有菌生长。

② 培养和计数　除另有规定外，细菌培养 48h，逐日点计菌落数，一般以 48h 的菌落数报告；霉菌、酵母菌培养 72h，逐日点计菌落数，一般以 72h 的菌落数报告，必要时，可适当延长培养时间至 5～7 天进行菌落计数报告。菌落蔓延生长成片的平板不宜计数。点计菌落数后，计算各稀释级供试液的平均菌落数，按菌数报告规则报告菌数，若同稀释级两个平板的菌数平均数不小于 15，则两个平板的菌落数不能相差 1 倍或以上。

一般营养琼脂培养基用于细菌计数；玫瑰红钠琼脂培养基用于霉菌及酵母菌计数；酵母浸出粉胨葡萄糖琼脂培养基用于酵母菌计数。在特殊情况下，若营养琼脂培养基上长有霉菌和酵母菌，玫瑰红钠琼脂培养基上长有细菌，则应分别点计霉菌和酵母菌、细菌菌落数。然后将营养琼脂培养基上的霉菌和酵母菌数或玫瑰红钠琼脂培养基上的细菌数，与玫瑰红钠琼脂培养基中的霉菌和酵母菌数或营养琼脂培养基中的细菌数进行比较，以菌落数高的培养基中的菌数为计数结果。

③ 菌数报告规则　宜选取细菌、酵母菌平均菌落数在 30～300 之间，霉菌平均菌落数在 30～100 之间的稀释级，作为菌数报告（取两位有效数字）的依据。当仅有 1 个稀释级的

菌落数符合上述规定时，以该级的平均菌落数乘以稀释倍数值报告菌数；当同时有2个稀释级的菌落数符合上述规定时，视两者比值（比值为高稀释级的菌落数乘以稀释倍数的值除以低稀释级的菌落数乘以稀释倍数的值）而定。若比值不大于2，以两稀释级的菌落数乘以稀释倍数的均值报告菌数；若比值大于2但不超过5时，以低稀释级的菌落数乘以稀释倍数的值报告菌数；当出现比值大于5，或高稀释级的菌落大于或等于低稀释级的菌落数等异常情况时，应查明原因再行检查，必要时，应进行方法的重新验证；当各稀释级的平均菌落数均小于30时，以最低稀释级的平均菌落数乘以稀释倍数值报告菌数，如各稀释级的平板均无菌落生长，或仅最低稀释级的平板有菌落生长，但平均菌落小于1时，以平均小于1的值乘以最低稀释倍数的值报告菌数。

2. 控制菌

当建立药品的微生物限度检查法时，应进行控制菌检查方法的验证，以确认所采用的方法适合该药品的控制菌检查。若药品的组分或原检验条件发生改变可能影响检验结果时，检查方法应重新验证。

验证时，依各品种项下微生物限度标准中规定，检查控制菌选择相应验证的菌株，验证大肠杆菌检查法时，应采用大肠埃希菌作为验证菌株。验证试验按照供试液的制备和控制菌检查法的规定及下列要求进行。

（1）菌种　对试验菌种的要求同细菌、霉菌及酵母菌计数方法的验证。

（2）菌液制备　接种大肠埃希菌、金黄色葡萄球菌、乙型副伤寒沙门菌、铜绿假单胞菌的新鲜培养物至营养肉汤培养基或营养琼脂培养中，生孢梭菌的新鲜培养物至硫乙醇酸盐流体培养基中，培养18～24h。用0.9%无菌氯化钠溶液制成每1mL含菌数为10～100cfu的菌悬液。

（3）验证方法

① 试验组　取规定量供试液及10～100cfu试验菌加入增菌培养基中，依相应控制菌检查法进行检查。当采用薄膜过滤法时，取规定量供试液，过滤、冲洗，试验菌应加在最后一次冲洗液中，过滤后，注入增菌培养基或取出滤膜接入增菌培养基中。

② 阴性菌对照组　设立阴性菌对照组是为了验证该控制菌检查方法的专属性。方法同试验组，验证大肠埃希菌、大肠菌群、沙门菌检查法时的阴性对照菌采用金黄色葡萄球菌；验证铜绿假单胞菌、金黄色葡萄球菌、梭菌检查法时的阴性对照采用大肠埃希菌。

（4）验证结果判断　阴性菌对照组不得检出阴性对照菌。若试验组检出试验菌，按此供试液制备法和控制菌检查法进行供试品的该控制菌检查；若试验组未检出试验菌，应采用培养基稀释法、离心沉淀集菌法、薄膜过滤法、中和法等方法或联合使用这些方法消除供试品的抑菌活性，并重新进行方法验证。验证试验也可与供试品的控制菌检查同时进行。

（5）检查方法　供试品的控制菌检查应按照已验证的方法进行，增菌培养基的实际用量同控制菌检查方法的验证。

① 阳性对照试验　进行供试品控制菌检查时，应做阳性对照试验，阳性对照试验应检出相应的控制菌。

② 阴性对照试验　取稀释液10mL照相应控制菌检查法检查，作为阴性对照。阴性对照无菌生长。

控制菌供试品的阳性对照液按照《中国药典》通则中的方法制备，需要验证的控制菌有大肠埃希菌、大肠菌群、沙门菌、铜绿假单胞菌、金黄色葡萄球菌与梭菌。

（6）检查结果判断　供试品检出控制菌或其他致病菌时，按一次检出结果为准，不再复试。

供试品的细菌数、霉菌和酵母菌数其中任何一项不符合该品种项下的规定，应从同一批样品中随机抽样，独立复试 2 次，以 3 次结果的平均值报告菌数。

眼用制剂检出霉菌和酵母菌数时，须以两次复试结果均不得长菌，方可判定供试品的霉菌和酵母菌数符合该品种项下的规定。

若供试品的细菌数、霉菌和酵母菌数及控制菌 3 项检验结果均符合该品种项下的规定，判定供试品符合规定；若其中任何一项不符合该品种项下的规定，判定供试品不符合规定。

二、无菌检查

无菌检查法系检查药典要求无菌的药品、医疗器具、原料、辅料及其他品种是否无菌的一种方法。

无菌检查在环境洁净度 10000 级下的局部洁净度 100 级单向流空气区域内或隔离系统中进行，其全过程应严格遵守无菌操作，防止微生物污染。单向流空气区、工作台面及环境，必须进行洁净度验证。

（一）培养基及其制备方法

培养基应适合需氧菌、厌氧菌或真菌的生长，可按《中国药典》通则的处方制备，亦可使用按该处方生产的符合规定的脱水培养基。配制后应采用验证合格的灭菌程序灭菌。制备好的培养基应保存在 2～25℃ 避光的环境。若保存于非密闭容器中，一般在 3 周内使用；若保存于密闭容器中，一般可在一年内使用。需要的培养基有：①硫乙醇酸盐流体培养基（用于培养好氧菌、厌氧菌）；②改良马丁培养基（用于培养真菌）；③选择性培养基；④营养肉汤培养基；⑤营养琼脂培养基；⑥0.5％葡萄糖肉汤培养基（用于硫酸链霉素等抗生素的无菌检查）；⑦改良马丁琼脂培养基。

上述培养基应符合培养基的无菌性检查及灵敏度检查的要求。本检查可在供试品的无菌检查前或与供试品的无菌检查同时进行。

（二）方法验证

验证时按照"供试品的无菌检查"规定及下列要求进行操作。对每一试验菌应逐一进行验证。

1. 薄膜过滤法

将规定量的供试品按薄膜过滤法过滤，冲洗，在最后一次的冲洗液中加入小于 100cfu 的试验菌，过滤。取出滤膜接种至硫乙醇酸盐流体培养基或改良马丁培养基中，或将培养基加至滤筒内。另取一装有同体积培养基的容器，加入等量的试验菌，作为对照。按规定温度培养 3～5 天，各试验菌同法操作。

2. 直接接种法

取符合直接接种法培养基用量要求的硫乙醇酸盐流体培养基 8 管，分别接入小于 100cfu 的金黄色葡萄球菌、铜绿假单胞菌、生孢梭菌、枯草芽孢杆菌各 2 管；取符合直接接种法培养基用量要求的改良马丁培养基 4 管，分别接入小于 100cfu 的白色念珠菌、黑曲霉各 2 管，其中 1 管接入规定量的供试品，另外 1 管作为对照，按照规定的温度培养 3～5 天。

3. 结果判断

与对照管比较，如含供试品各容器中的试验菌均生长良好，则供试品的该检验量在检验条件下无抑菌作用或其抑菌作用可以忽略不计，照此检查法和检验条件进行供试品的无菌检查。如含供试品的任一容器中微生物生长微弱、缓慢或不生长，则供试品的该检验量在该检验条件下有抑菌作用，可采用增加冲洗量，或增加培养基的用量，或使用中和剂，或更换滤膜品种等方法，消除供试品的抑菌作用，并重新进行方法验证。方法验证试验也可与供试品的无菌检查同时进行。

（三）供试品的无菌检查

1. 检验数量

检验数量是指一次试验所用的供试品最小包装容器的数量。一般情况下，供试品无菌检查若采用薄膜过滤法，应增加1/2的最小检验数量作阳性对照用；若采用直接接种法，应增加供试品1支（或瓶）作阳性对照用。

2. 检验量

是指一次试验所用的供试品总量（g或mL）。采用直接接种法时，若每支（瓶）供试品的装量按规定足够接种两份培养基，则应分别接种硫乙醇酸盐流体培养基和改良马丁培养基。采用薄膜过滤法时，检验量应不少于直接接种法的供试品接种量，只要供试品特性允许，应将所有容器内的全部内容物过滤。

3. 阳性对照

应根据供试品特性选择阳性对照菌；无抑菌作用及抗革兰阳性菌为主的供试品，以金黄色葡萄球菌为对照菌。抗厌氧菌的供试品，以生孢梭菌为对照菌。抗真菌的供试品，以白色念珠菌为对照菌。阳性对照试验的菌液制备同培养基灵敏度检查，加菌量小于100cfu，供试品用量同供试品无菌检查每份培养基接种的样品量。阳性对照管培养48～72h应生长良好。

4. 阴性对照

供试品无菌检查时，应取相应溶剂和稀释液同法操作，作为阴性对照，阴性对照不得有真菌生长。

无菌试验过程中，若需使用表面活性剂、灭活剂、中和剂等试剂，应证明其有效性，且对微生物生长及存活无影响。无菌检查法包括薄膜过滤法和直接接种法。只要供试品性状允许，应采用薄膜过滤法。进行供试品无菌检查时，所采用的检验方法和检验条件应与验证的方法相同。

操作时，用适宜的消毒液对供试品容器表面进行彻底消毒，如果容器内有一定的真空度，可用适宜的无菌器材（如带除菌过滤器的针头），向供试品容器内导入无菌空气，再按无菌操作启开容器，取出内容物。

（四）供试品处理及接种培养基

除另有规定外，按下列方法进行。

1. 薄膜过滤法

薄膜过滤法优先采用封闭式薄膜过滤器，也可使用一般薄膜过滤器。无菌检查用的滤膜孔径不大于 $0.45\mu m$，直径约为50mm。根据供试品及其溶剂的特性选择滤膜材质。滤器及滤膜使用前应采用适宜的方法灭菌。使用时，应保证滤膜在过滤前后的完整性。

水溶性供试液过滤前先将少量的冲洗液过滤以润湿滤膜。油类供试品，其滤膜和过滤器在使用前应充分干燥。为发挥滤膜的最大过滤效率，应注意保持供试品溶液及冲洗液覆盖整个滤膜表面。供试液经薄膜过滤后，若需要用冲洗液冲洗滤膜，每张滤膜每次冲洗量为100mL，且总冲洗量不宜过大，以避免滤膜上的微生物受损伤。

（1）水溶液供试品　取规定量，直接过滤，或混合至含适量稀释液的无菌容器内，混匀，过滤。如供试品具有抑菌作用或含防腐剂，须用适量的冲洗液冲洗滤膜，冲洗次数不得少于 3 次。冲洗后，如用封闭式薄膜过滤器，可分别将 100mL 硫乙醇酸盐流体培养基及改良马丁培养基加入相应的滤筒内。如采用一般薄膜过滤器，应取出滤膜，将其剪成 3 等份，分别置于含 50mL 硫乙醇酸盐流体培养基及改良马丁培养基的容器中，其中一份作阳性对照用。

（2）非水溶性制剂供试品　取规定量，直接过滤，或混合溶于含聚山梨酯 80 或其他适宜乳化剂的稀释液中，充分混合，立即过滤。用含 0.1％～1％聚山梨酯 80 的冲洗液冲洗滤膜至少 3 次。滤膜于含或不含聚山梨酯 80 培养基中培养。培养基接种照水溶液供试品项下的方法操作。

（3）无菌气（喷）雾剂供试品　取规定量，将各容器置冰室冷冻约 1h，无菌条件下，迅速在容器上端钻一小孔释放抛射剂，再无菌开启容器，然后按照水溶液或非水溶性制剂供试品项下的方法操作。

（4）装有药物的注射器供试品取规定量，装上无菌针头（非包装中所配带的），若需要可吸入稀释液或用标签所示的溶剂溶解，然后按照水溶液或非水溶性制剂供试品项下的方法操作。同时应采用直接接种法进行包装所配带的无菌针头的无菌检查。

其他性质的供试品参见《中国药典》（2015 年版）第四部中通则。

2. 直接接种法

即每支（或瓶）供试品按规定量分别接种至各含硫乙醇酸盐流体培养基和改良马丁培养基的容器中。除另有规定外，每个容器中培养基的用量应符合接种的供试品体积不得大于培养基体积的 10％，同时硫乙醇酸盐流体培养基每管装量不少于 15mL，改良马丁培养基每管装量不少于 10mL，培养基的用量和高度同方法验证时试验；每种培养基接种的管数同供试品的检验数量。

（1）混悬液等非澄清水溶液的供试品取规定量接种至各管培养基中。

（2）固体制剂供试品取规定量直接接种至各管培养基中，或可加入适宜的稀释液溶解，或按照标签说明复溶后，取规定量接种至各管培养基中。

（3）非水溶性制剂供试品取规定量，混合，加入适量的聚山梨酯 80 或其他适宜的乳化剂及稀释剂使其乳化，接种至各管培养基中；或直接接种至含聚山梨酯 80 或其他适宜乳化剂的各管培养基中。

其他性质的供试品参见《中国药典》（2015 年版）第四部中通则。

（五）培养及观察

上述含培养基的容器按规定的温度培养 14 天，培养期间应逐日观察并记录是否有菌生长。如在加入供试品后，或在培养过程中，培养基出现浑浊，培养 14 天后不能从外观上判断有无微生物生长，可取该培养液适量转种至同种新鲜培养基中或划线接种于斜面培养基上，细菌培养 2 天，真菌培养 3 天，观察接种的同种新鲜培养基是否再出现浑浊或斜面是否有菌生长，或取培养液涂片、染色、镜检，判断是否有菌。

（六）结果判断

若供试品管均澄清，或虽显浑浊但经确认无菌生长，判定供试品符合规定；若供试品管中任何一管显示浑浊并确证有菌生长，判定供试品不符合规定，除非能充分证明试验结果无效，即生长的微生物非供试品所含。当符合下列至少一个条件时，方可判试验结果无效：

① 无菌检查试验所用的设备及环境的微生物监控结果不符合无菌检查法的要求；

② 回顾无菌试验过程，发现有可能引起微生物污染的因素；

③ 阴性对照管有菌生长；

④ 供试品管中生长的微生物经鉴定后，确证是因无菌试验中所使用的物品和（或）无菌操作技术不当引起的。

试验若经确认无效，应重试。重试时，重新取同量供试品，依法重试，若无菌生长，判定供试品符合规定；若有菌生长，判定供试品不符合规定。

技能训练 麦芽糖的微生物限度检查

【背景资料】

麦芽糖是一种无色结晶，是碳水化合物的一种，由含淀粉酶的麦芽作用于淀粉而制得。味甜，甜度约为蔗糖的三分之一。溶于水，微溶于乙醇，几乎不溶于乙醚。能还原斐林溶液，能被许多酵母发酵。可以用作营养剂，也供配制培养基用。

【质量要求】

《中国药典》（2015 年版）规定的麦芽糖微生物限度检查规定：每 1g 供试品中需氧菌总数不得过 1000cfu，霉菌和酵母菌总数不得过 100cfu。

【实验准备】

1. 仪器与药品

（1）仪器 高温灭菌锅、吸管、平皿、恒温培养箱、研钵、锥形瓶、量筒、酒精灯、超净台、显微镜、牛皮纸、棉绳等。

（2）药品 营养琼脂、氯化钠、蛋白胨、葡萄糖、磷酸二氢钾、磷酸氢二钠、硫酸镁、玫瑰红钠、琼脂、牛肉浸出粉、乙醇等。

2. 标准溶液配制

（1）1.0mol/L NaOH 溶液 取氢氧化钠 40g，加蒸馏水 1000mL 溶解即得。

（2）1.0mol/L HCl 溶液 取浓盐酸 84mL，加蒸馏水至 1000mL，混匀即得。

（3）稀释液（pH7.0 氯化钠-蛋白胨缓冲液） 称取磷酸二氢钾 3.56g、磷酸氢二钠 7.23g、氯化钠 4.30g、蛋白胨 1.0g，加水 1000mL，使各成分混合，微温溶解，滤清，分装，包扎，灭菌。

（4）玫瑰红钠琼脂培养基 取蛋白胨 5.0g、磷酸二氢钾 1.0g、硫酸镁 0.5g、琼脂 14.0g、水 1000mL，混合，微温溶解，加入葡萄糖 10.0g、玫瑰红钠 0.0133g，摇匀，分装，灭菌。

（5）营养琼脂培养基 取蛋白胨 10.0g、氯化钠 5.0g、牛肉浸出粉 3.0g、琼脂 14.0g、水 1000mL，混合，加热熔化，调节 pH，使灭菌后为 7.2±0.2，分装，灭菌。

【实施过程】

1. 制备供试液

称取麦芽糖适量，置于无菌研钵中，以 0.9％无菌氯化钠溶液研磨成匀浆，然后移入锥形瓶内加稀释液共计 100mL，配制成 1∶10 供试液。然后按 10 倍递增稀释法再稀释成 1∶100、1∶1000 的稀释液。

2. 菌落计数

（1）吸样、注皿 取 1mL 灭菌吸管（每 1 个稀释级用 1 支）分别吸取不同稀释度的稀释液 1mL，置于每个无菌平皿中（每 1 个稀释级做 2 个平皿）。再于每个稀释级的平皿中分别倾注约 15mL 不超过 45℃的营养琼脂培养基和玫瑰红钠琼脂培养基，混合摇匀，凝固。

（2）做阴性对照检查　另取稀释剂各 1mL，分别置于 4 个无菌平皿中，注入营养琼脂和玫瑰红钠琼脂培养基各 2 份，混合，待凝固后培养做阴性对照检查。

（3）培养　将凝固后的营养琼脂培养基皿倒置于 30～35℃、玫瑰红钠琼脂培养基皿于 24～28℃恒温培养箱培养。

（4）结果报告　细菌培养 3 天，分别在 24h 及第 3 天点计菌落数，一般以 3 天的菌落数报告；霉菌、酵母菌培养 5 天，分别在第 3 天及第 5 天点计菌落数，一般以 5 天的菌落数报告。

【结果记录】

麦芽糖的微生物限度检查结果记录

样品名称			批号		
规格			有效期		
包装			生产单位或产地		
检验依据			检验日期		
项目	实验方法		标准要求	检验结果/结论	检验人
检查　微生物限度					

实验过程记录

名称		细菌总数 30～35℃ 3 天			霉菌（酵母菌）总数 24～28℃ 5 天		
培养基	稀释级	10^{-2}	10^{-3}	阴性对照	10^{-2}	10^{-3}	阴性对照
营养琼脂	1						
	2						
玫瑰红钠琼脂	1						
	2						
平均							
结果		cfu/g(mL)			cfu/g(mL)		

注:按照菌数报告规则,宜选取细菌、酵母菌平均菌落数小于 300cfu,霉菌平均菌落数小于 100cfu 的稀释级,作为菌数报告(取两位有效数字)的依据。以最高的平均菌落数乘以稀释倍数的值报告供试品中所含的菌数。

结论:本品按_____标准检验,结果_____

【注意事项】

（1）供试品溶液稀释及注入培养皿时应摇匀再取,从供试品接触稀释剂开始至注皿应在 1h 内完成,对多批样品应分段接种注皿。

（2）掌握好培养基的倒入温度,不宜太高或太低。

（3）平板要倒置培养,掌握培养温度与培养时间。

（4）计数菌落可用放大镜检查,以防漏数。若平板上有片状、花斑状菌落或蔓延生长成片,则该平板无效。

【知识巩固】

一、单选题

1.药物氯化物检查的意义是（　　　）。

A. 减小氯化物的毒性   B. 反映生产工艺是否正常

C. 氯化物可增加药物稳定性   D. 氯化物可防止药物氧化

2. 检查药物中的砷盐，为消除硫化氢气体的干扰，采用（   ）。

A. 醋酸铅棉花   B. 碘化钾、酸性氯化亚锡试液

C. 在酸性条件下   D. 改用二乙基二硫代氨基甲酸银法

3. 检查药物中硫酸盐，最适宜的比浊浓度范围是（   ）。

A. $1\sim5\text{mg/mL SO}_4^{2-}$ B. $10\sim50\text{mg/mL SO}_4^{2-}$

C. $0.1\sim0.5\text{mg/mL SO}_4^{2-}$ D. $10\sim50\mu\text{g/mL SO}_4^{2-}$

4. 若炽灼残渣要留做重金属检查，炽灼温度应控制在（   ）。

A. 500℃以下   B. 700℃以下   C. 500～600℃   D. 700～800℃

5. 药物中铁盐的检查，其目的是控制药物中的（   ）。

A. Fe^{2+} B. Fe^{3+} C. Fe^{2+}、Fe^{3+} D. 有机结合的 Fe

6. 干燥失重是检查药物的（   ）。

A. 不挥发物   B. 金属氧化物和硫酸盐

C. 水分   D. 水分及挥发性物质

7. 检查重金属时，为消除供试液颜色的干扰，可加入（   ）。

A. 维生素 C   B. 稀焦糖溶液   C. 碘化钾   D. 硫代硫酸钠

8. 下列各项中不属于一般性杂质的是（   ）。

A. 氯化物   B. 砷盐   C. 硫酸盐   D. 旋光活性物

二、多选题

1. 药物中杂质检查的目的是（   ）。

A. 控制药物的纯度

B. 判断药物真伪

C. 保证用药的安全、有效

D. 控制药物的稳定性

2. 对照法检查杂质，平行原则包括（   ）。

A. 同批、同瓶、同用量的试剂

B. 操作顺序、放置时间、反应温度尽可能相同

C. 多人同时操作

D. 实验用仪器、设备相同

3. 组成费休试液的试剂有（   ）。

A. 碘   B. 水   C. 二氧化硫   D. 吡啶和甲醇

4. 属于信号杂质的是（   ）。

A. 砷盐   B. 重金属杂质   C. 氯化物   D. 硫酸盐

5. 氯化物检查加硝酸的目的是（   ）。

A. 防止 AgCl 氧化   B. 消除 CO_3^{2-} C. 产生较好的乳浊   D. 避免形成 Ag_2O

三、简答题

1. 砷盐检查中加入醋酸铅棉花、酸性氯化亚锡和碘化钾的作用是什么？

2. 试述氯化物检查的基本原理和反应条件。

3. 在含药物稀释液的培养皿中加培养基时，培养基的温度为什么须控制在 45℃左右？

第六章

药品的含量测定

知识目标

◆理解重量分析法、滴定分析法的定量原理。

◆理解紫外-可见分光光度法、色谱法的定量方法。

◆掌握原料药和制剂含量测定结果的计算、表示方法。

能力目标

◆能够规范进行化学滴定操作，正确判断终点。

◆能够正确操作紫外-可见分光光度计、液相色谱仪等。

◆能够正确计算原料药和制剂的含量，并正确修约有效数字。

素质目标

◆培养学生动手能力和团队合作能力。

◆培养学生严谨踏实、实事求是的工作作风。

　　药品的含量测定是指准确测定药品有效成分或指标性成分的含量，它是评价药品质量、判断药品优劣和保证药品疗效的重要手段。含量测定需在鉴别无误和杂质检查符合规定的基础上进行。除个别品种不收载含量测定项外，原则上均按药品质量标准进行含量测定。

　　药品含量测定可选用化学分析法和仪器分析法。化学分析法包括重量分析法和滴定分析法。滴定分析法仪器设备简单、易于操作、成本低、速度较快，其准确度和精密度都较高。虽然其专属性不像仪器分析法那么高，但在中外药典中仍被广泛应用，特别是原料药的含量测定。仪器分析法主要包括分光光度法和色谱法，随着仪器和检测技术的快速发展，仪器分析法的准确度和精密度越来越高，专属性也较强，尤其是先分离后测定的色谱法对组分复杂、干扰成分较多、难以用滴定分析法测定含量的品种，更显优势。在《中国药典》（2015年版）中，现代分析技术进一步扩大应用，利用高效液相色谱、分光光度法进行含量测定的品种增加了数百种。

第一节 化学分析法

一、重量分析法

重量分析法是称取一定重量的供试品，采用某种方法或通过某种物理或化学变化使被测组分从样品中分离出来并转化为一定的称重形式，再根据供试品中被测定组分的重量，计算组分百分含量的定量方法。

由于供试品中被测组分的性质不同，采用的分析方法也不相同。根据分离方法的不同，重量分析法一般分为挥发法、萃取法和沉淀法等。

1. 挥发法

挥发法分为直接挥发法和间接挥发法。直接挥发法是利用加热等方法使供试品的挥发性组分逸出，用适宜的吸收剂使其全部被吸收，以称量吸收剂的增重来计算该组分含量的方法；间接挥发法是利用加热等方法使供试品中某种挥发性组分挥发以后，称量其残渣，由样品所减少的重量测定该挥发组分含量的方法。

2. 萃取法

萃取法是采用不相混溶的两种溶剂，将被测组分从一种溶剂萃取到另一种溶剂中来，然后将萃取液中溶剂蒸去，干燥至恒重，称量萃取出的干燥物的重量，根据萃取物的重量，计算被测组分的百分含量。

3. 沉淀法

沉淀法是利用沉淀反应，将被测组分转化为难溶物，以沉淀形式从溶液中分离出来并转化为称量形式，最后称定其重量进行测定的方法。

重量分析法对低含量组分的测定误差较大，一般适用于含量大于1％的组分测定。

二、滴定分析法

滴定分析法是将被测定试样转化成溶液后，用一种已知准确浓度的试剂溶液，用滴定管滴定到被测定溶液中，利用适当的化学反应，通过指示剂测出化学计量点时所消耗已知浓度的试剂溶液的体积，然后通过化学计量关系求得被测组分含量。

该法准确度高、无需特殊设备，适用于常量分析，较重量法简便、快速。其不足是灵敏度差、不适用于微量分析。药典中常用的滴定分析法有酸碱滴定法、氧化还原滴定法、沉淀滴定法、配位滴定法、非水溶液滴定法等。

1. 酸碱滴定法

酸碱滴定法是以酸、碱中和反应为基础的滴定分析法。一般以酸（碱）性滴定液滴定被测物质，以酸碱指示液或仪器指示终点，根据酸（碱）滴定液的浓度和消耗的体积，计算出被测物质的含量。

酸碱滴定法在药品含量测定中应用十分广泛。$cK_a \geqslant 10^{-8}$的弱酸都可用碱滴定液直接滴定，$cK_b \geqslant 10^{-8}$的弱碱都可用酸滴定液直接滴定；若药物难溶于水或其他原因不宜采用直接滴定法时，可采用剩余滴定法滴定。

2. 氧化还原滴定法

氧化还原滴定法是建立在氧化还原反应基础上的滴定分析法。根据所用的氧化剂或还原剂不同，氧化还原滴定法有碘量法、溴量法、铈量法和亚硝酸钠法等。

（1）碘量法　碘量法是以碘的氧化型或 I^- 的还原性进行的氧化还原滴定。碘量法的测定范围广泛，可测定强还原性物质和强氧化性物质，如维生素 C、安乃近等的含量测定。

（2）溴量法　溴量法是以溴的氧化作用和溴代作用为基础的滴定法。由于溴溶液易挥发，浓度不稳定，难于操作，因此常用溴酸钾和溴化钾的混合溶液代替溴溶液进行分析测定。溴量法主要用来测定能和 Br_2 发生溴代反应或能被溴氧化的药物的含量，如司可巴比妥钠、依他尼酸、盐酸去氧肾上腺素等的含量测定。

（3）铈量法　铈量法是应用硫酸铈作为滴定液的氧化还原滴定法。硫酸铈的氧化型比高锰酸钾弱，常用于硝苯地平、葡萄糖酸亚铁、硫酸亚铁片等的含量测定。

（4）亚硝酸钠法　亚硝酸钠法是利用亚硝酸钠在盐酸存在下可与具有芳香第一胺的化合物发生重氮化反应，定量生成重氮盐，根据滴定时消耗亚硝酸钠的量来计算含量的方法。亚硝酸钠法用于含有芳香第一胺或水解后能生成芳香第一胺的化合物的含量测定。

3. 沉淀滴定法

沉淀滴定法是以沉淀反应为基础的滴定分析法，应用较广的是银量法。沉淀滴定法主要用于无机卤化物以及能与 Ag^+ 或 SCN^- 形成沉淀的离子的测定，如氯化钾、氯化钠、碘酊中碘化钾的含量及巴比妥类药物等的含量测定。

4. 配位滴定法

配位滴定法是以配位反应为基础的滴定分析方法，应用最广泛的是以乙二胺四醋酸为配位剂，用金属指示剂指示终点。配位滴定法主要用于金属离子的测定，如钙盐、镁盐、锌盐、铁盐、铝盐及其制剂。

5. 非水溶液滴定法

非水溶液滴定法是以非水溶剂作为滴定介质进行滴定，不仅能增大有机化合物的溶解度，而且能改变物质的化学性质，使在水中不能进行完全的滴定反应能够顺利进行，从而扩大了滴定分析的应用范围。非水溶液滴定法主要用来测定有机碱及其氢卤酸盐、磷酸盐、硫酸盐或有机酸盐以及有机酸碱金属盐类药物的含量，也用于测定某些有机弱酸的含量。

三、含量计算公式

定量分析的结果是判断药品优劣的重要依据，计算方法因分析方法不同而异，原料药与制剂含量表示方法也不同，原料药的含量用百分含量表示，制剂的含量则用标示量的百分含量表示。

原料药的百分含量计算：

$$原料药含量（\%）=\frac{测得量（g）}{供试品重（g）}\times100\%$$

制剂标示量的百分含量计算：

$$制剂标示量（\%）=\frac{实测含量（g）}{标示量（g）}\times100\%=\frac{测得量\times平均装量（g）}{供试品重\times标示量（g）}\times100\%$$

在药品含量测定中，按照滴定分析方式的不同，可以分为直接滴定分析法和剩余滴定法。

1. 直接滴定法

直接滴定法是用滴定液直接进行滴定，根据终点时消耗滴定液的体积和浓度来计算被测药物含量的方法。

（1）原料药百分含量

$$原料药含量(\%) = \frac{(V - V_0) \times T \times F}{m_s} \times 100\%$$

式中 T——滴定度；

V——供试品消耗滴定液的体积；

V_0——空白实验消耗滴定液体积；

m_s——供试品的质量；

F——所用滴定液的浓度与药典规定不同时的浓度校正系数，$F = \dfrac{c\,实测浓度}{c\,规定浓度}$。

（2）制剂标示百分含量

① 片剂标示量百分含量

$$片剂标示量(\%) = \frac{测得量 \times 平均片重}{供试品重 \times 标示量} \times 100\% = \frac{(V - V_0) \times T \times F \times \overline{W}}{m_s \times S} \times 100\%$$

式中 $\overline{W}$——平均片重；

S——片剂的标示量；

其余符号意义同前。

② 注射剂标示量百分含量

$$注射剂标示量(\%) = \frac{测得量 \times 每支容量}{供试品重 \times 标示量} \times 100\% = \frac{(V - V_0) \times T \times F \times \overline{V}}{m_s \times S} \times 100\%$$

式中 $\overline{V}$——每支注射剂的容量；

S——每支注射剂的标示量；

其余符号意义同前。

2. 剩余滴定法

剩余滴定法是指先加入一定量过量的滴定液 A，使其与被测药物反应，待反应进行完全后，再用另一种滴定液 B 来回滴剩余的滴定液 A。根据消耗滴定液 B 的体积和浓度来计算剩余的滴定液 A 的量，再根据加入滴定液 A 的量和剩余滴定液 A 的量，计算出被测药物消耗滴定液 A 的量，再进一步计算被测药物的含量。

（1）原料药百分含量

$$原料药含量(\%) = \frac{(V_0 - V) \times T \times F}{m_s} \times 100\%$$

式中符号意义同前。

（2）制剂标示百分含量

① 片剂标示量百分含量

$$片剂标示量(\%) = \frac{(V_0 - V) \times T \times F \times \overline{W}}{m_s \times S} \times 100\%$$

式中符号意义同前。

② 注射剂标示量百分含量

$$注射剂标示量(\%) = \frac{(V_0 - V) \times T \times F \times \overline{V}}{m_s \times S} \times 100\%$$

式中符号意义同前。

技能训练　注射用盐酸普鲁卡因含量测定

【背景资料】

盐酸普鲁卡因化学名称为 4-氨基苯甲酸-2-(二乙氨基) 乙酯盐酸盐，主要用于浸润麻醉和传导麻醉。结构中含苯甲酸酯、芳伯氨基和叔胺，酯键易水解，芳伯氨基易氧化变色，也可发生重氮化-偶合反应。

主要制剂类型有盐酸普鲁卡因注射液和注射用盐酸普鲁卡因。其中注射用盐酸普鲁卡因为盐酸普鲁卡因的无菌粉末。

【质量要求】

《中国药典》（2015 年版）规定注射用盐酸普鲁卡因含量为：按平均装量计算，含盐酸普鲁卡因 ($C_{13}H_{20}N_2O_2 \cdot HCl$) 应为标示量的 95.0％～105.0％。

【实验准备】

1. 仪器与药品

（1）仪器　恒温干燥箱、电子天平、电磁搅拌器、电位滴定仪、称量瓶、托盘天平、称量纸、烧杯、胶头滴管、量筒、棕色玻璃瓶、洗瓶、铂电极等。

（2）药品　蒸馏水、盐酸、溴化钾、亚硝酸钠、无水碳酸钠、对氨基苯磺酸、浓氨水等。

2. 溶液配制

（1）0.1mol/L 亚硝酸钠溶液　可取 0.1mol/L 亚硝酸钠滴定液应用。

（2）0.1mol/L 亚硝酸钠滴定液　取亚硝酸钠 7.2g，加无水碳酸钠 0.10g，加水适量使溶解成 1000ml，摇匀。置具玻璃塞的棕色玻瓶中，密闭保存。

（3）浓氨试液　可取浓氨溶液应用。

【实施过程】

1. 亚硝酸钠滴定液（0.1mol/L）的标定

取在 120℃ 干燥至恒重的基准对氨基苯磺酸约 0.5g，精密称定，加水 30mL 与浓氨试液 3mL，溶解后，加盐酸（1→2）20mL，搅拌，在 30℃ 以下用本液迅速滴定，滴定时将滴定管尖端插入液面下约 2/3 处，随滴随搅拌；至近终点时，将滴定管尖端提出液面，用少量水洗涤尖端，洗液并入溶液中，继续缓缓滴定，用永停法指示终点。每 1mL 亚硝酸钠滴定液（0.1mol/L）相当于 17.32mg 的对氨基苯磺酸。

2. 注射用盐酸普鲁卡因含量测定

将供试品混合均匀，精密称取（约相当于盐酸普鲁卡因 0.6g），置于 100mL 烧杯中，加水 40mL 和盐酸（1→2）15mL，至电磁搅拌器上，搅拌溶解，加溴化钾 2g，溶解后插入铂-铂电极，将滴定管的尖端插入液面下 2/3 处，在 15～25℃ 下，用亚硝酸钠滴定液（0.1mol/L）迅速滴定，并随滴随搅拌，至近终点时，将滴定管的尖端提出液面，用水冲洗后继续缓缓滴定，至电流计指针突然偏转并不复位即为终点（如使用自动永停滴定仪当到达终点时仪器将自动切断滴定液）。读取消耗的亚硝酸钠滴定液（0.1mol/L）的体积数。每 1mL 亚硝酸钠滴定液（0.1mol/L）相当于 27.28mg 的 $C_{13}H_{20}N_2O_2 \cdot HCl$。

【结果记录】

注射用盐酸普鲁卡因含量测定结果记录

样品名称		批号	
规格		有效期	
包装		生产单位或产地	

检验依据			检验日期	
项目	实验方法	标准要求	检验结果/结论	检验人
含量测定				

实验过程记录

1. NaNO$_2$ 滴定液(0.1mol/L)的标定

项　目	1$^{\#}$	2$^{\#}$	3$^{\#}$
m(对氨基苯磺酸)/g			
标定用 V(NaNO$_2$)/mL			
空白用 V_0(NaNO$_2$)/mL			
c(NaNO$_2$)/(mol/L)			
$\bar{c}$(NaNO$_2$)/(mol/L)			
相对标准偏差/%			

计算公式:

$$c_{\text{NaNO}_2} = \frac{m \times c_{\text{NaNO}_2\text{规定}}}{T \times (V - V_0)}$$

式中,c_{NaNO_2} 为亚硝酸钠滴定液的浓度,mol/L;m 为基准对氨基苯磺酸的质量,g;$c_{\text{NaNO}_2\text{规定}}$ 为 0.1mol/L;T 为滴定度,g/mL;V 为消耗亚硝酸钠滴定液的体积,mL;V_0 为空白试验消耗亚硝酸钠滴定液的体积,mL。

2. 供试品含量测定

项　目	1$^{\#}$	2$^{\#}$	3$^{\#}$
供试品质量 m_s/g			
标定用 V(NaNO$_2$)/mL			
空白用 V_0(NaNO$_2$)/mL			
标示量/%			
平均标示量/%			
相对标准偏差/%			

计算公式:

$$标示量(\%) = \frac{(V - V_0) \times T \times F \times \bar{m}}{m_s \times S} \times 100\%$$

式中,T 为滴定度,g/mL;F 为 NaNO$_2$ 滴定液的校正因子;$\bar{m}$ 为平均装量,g;S 为标示量,g。

结论:本品按＿＿＿＿＿＿＿＿＿＿＿＿＿＿＿＿＿＿＿＿标准检验,结果＿＿＿＿＿＿＿＿＿＿＿＿＿

【注意事项】

(1) 标定中采用永停法指示终点,宜在 150～200mL 的烧杯中进行滴定,滴定前应在试样中加入溴化钾 2g,以促进重氮化反应的速度,所用铂-铂电极也应于事前活化。

(2) 含量测定时加 KBr 作为催化剂,重氮化反应在 HBr 液中反应速度最快,其次是 HCl 液和硫酸,因 HBr 价格高,HCl 便宜且具有一定的速度,故用 HCl 液调酸性,同时加 KBr 作催化剂。HCl 量应为理论量的 2.5～6 倍,可使重氮化反应速度加快,并防止生成偶氮氨基化合物且重氮盐在酸性溶液中稳定。

(3) 含量测定时室温控制在 10～30℃,温度太低,反应速度慢;温度太高,HNO$_2$ 会分解逸失,重氮盐分解破坏。

(4) 滴定管尖端应插入液面下 2/3 处,避免滴定过程中亚硝酸挥发和分解。滴定速度:先快后慢,滴定液一次大部分放下,近终点时方改为慢速。

第二节 仪器分析法

一、分光光度定量分析法

分光光度法是通过测定物质在特定波长处或一定范围内的吸光度或发光强度，对该物质进行定性和定量分析的方法。这里主要介绍在定量分析中应用广泛的紫外-可见分光光度法。

紫外-可见分光光度法根据测定波长的范围可分为可见分光光度定量分析法和紫外分光光度定量分析法。前者用于有色物质的测定，后者用于有紫外吸收的物质的测定，两者的测定原理和步骤相同，通过测定溶液对一定波长入射光的吸光度，依据朗伯-比尔定律，就可求出溶液中物质的浓度或含量。

1. 吸光系数法（绝对法）

在测定条件下，如果待测组分的吸光系数已知，可以通过测定溶液的吸光度，直接根据朗伯-比尔定律，求出组分的浓度或含量。

2. 标准对照法

预先配制浓度已知的标准溶液，要求其浓度 c_S 与待测试液浓度 c_X 接近。在相同条件下，平行测定样品溶液和标准溶液的吸光度 A_X 和 A_S，由 c_S 可计算试样溶液中被测物质的浓度 c_X。

$$A_S = kbc_S \qquad A_X = kbc_X$$

$$c_X = \frac{A_X}{A_S} c_S$$

标准对照法因只使用单个标准，引起误差的偶然因素较多，往往不很可靠。

3. 标准曲线法

这是实际分析工作中最常用的一种方法。配制一系列不同浓度的标准溶液，以不含被测组分的溶液为参比溶液，测定标准系列溶液的吸光度，以吸光度 A 为纵坐标，浓度 c 为横坐标，绘制吸光度-浓度曲线，称为标准曲线（也叫工作曲线或校正曲线）。在相同条件下测定样品溶液的吸光度，从校正曲线上找出与之对应的未知组分的浓度。如图 6-1 所示。

另外，还可以利用专门程序来进行线性回归处理，得到直线回归方程：

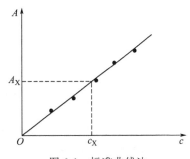

图 6-1 标准曲线法

$$A = a + bc$$

式中，a、b 为回归系数，其中 a 为直线的截距，b 为直线的斜率。标准曲线线性的好坏可用回归方程的线性相关系数来表示，r 接近于 1 说明线性好，一般要求 r 大于 0.999。

二、色谱定量分析法

色谱法是一种分离分析方法。它是利用各物质在两相中具有不同的分配系数，当两相做相对运动时，这些物质在两相中进行多次反复的分配来达到分离的目的。色谱分离分析技术具有选择性好、分离效能高、灵敏度高、分析速度快等优点。随着检测技术的不断发展，色谱法成为药物含量测定重要的方法之一。这里主要对高效液相色谱法（HPLC）和气相色谱法（GC）进行介绍。

1. 系统适用性实验

色谱系统的适用性实验通常包括理论板数、分离度、重复性和拖尾因子四个指标。按各品种项下要求对色谱系统进行适用性试验，即用规定的对照品对色谱系统进行试验，应符合要求。如达不到要求，可对色谱分离条件做适当的调整。

（1）色谱柱的理论板数（n）　在规定的色谱条件下，注入供试品溶液或各品种项下规定的内标物质溶液，记录色谱图，量出供试品主成分峰或内标物质峰的保留时间 t_R 和半高峰宽（$W_{1/2}$）。色谱柱的理论板数为：

$$n = 5.54 \times \left(\frac{t_R}{W_{1/2}}\right)^2$$

（2）分离度（R）　无论是定性鉴别还是定量分析，均要求待测峰与其他峰、内标峰或特定的杂质对照峰之间有较好的分离度。除另有规定外，定量分析时分离度应大于1.5。分离度计算公式为：

$$R = \frac{2 \times (t_{R2} - t_{R1})}{W_1 + W_2}$$

式中　t_{R2}——相邻两峰中后一峰的保留时间；

　　　t_{R1}——相邻两峰中前一峰的保留时间；

　　　W_1，W_2——分别为此相邻两峰的基底宽。

（3）重复性　取各品种项下的对照溶液，连续进样5次，除另有规定外，其峰面积测量值的相对标准偏差应不大于2.0%。也可按各品种校正因子测定项下，配制相当于80%、100%、120%的对照品溶液，加入规定量的内标溶液，配成3种不同浓度的溶液，分别至少进样2次，计算平均校正因子，其相对标准偏差应不大于2.0%。

（4）拖尾因子（T）　为保证分离效果和测量精度，应检查待测峰的拖尾因子是否符合各品种项下的规定。除另有规定外，峰高法定量时 T 应在0.95～1.05之间，峰面积法测定时，T 值偏离过大，也会影响小峰的检测和定量的准确度。

拖尾因子计算公式为：

$$T = \frac{W_{0.05h}}{2 \times d_1}$$

式中　$W_{0.05h}$——5%峰高处的峰宽；

　　　d_1——峰顶点至峰前沿之间的距离。

2. 定量方法

色谱法一般采用外标法、内标法和归一化法进行定量分析。

（1）外标法　外标法是所有定量分析中最通用的一种方法，也叫标准曲线法。

测定方法为：把待测组分的纯物质配成不同浓度的标准系列，在一定操作条件下分别向色谱柱中注入相同体积的标准样品，测得各峰的峰面积或峰高，绘制 A-c 或 h-c 的标准曲线。在完全相同的条件下注入相同体积的待测样品，根据所得的峰面积或峰高从曲线上查得含量。

在已知组分标准曲线呈线性的情况下，可不必绘制标准曲线，而用单点校正法测定。即配制一个与被测组分含量相近的标准物，在同一条件下先后对被测组分和标准物进行测定，被测组分的质量分数（w_X）为：

$$w_X = \frac{A_X}{A_S} w_S$$

式中　A_X，A_S——分别为被测组分和标准物的峰面积；

　　　　w_S——标准物的质量分数。

也可以用峰高代替峰面积进行计算。

外标法的优点是操作简便，不需要校正因子，但进样量要求十分准确，操作条件也需严格控制，适于日常控制分析和大量同类样品分析。其结果的准确度取决于进样量的重现性和操作条件的稳定性。

（2）内标法　当只需测定样品中某几个组分，或样品中所有组分不可能全部出峰时，可采用内标法。具体做法是：准确称取样品，加入一定量某种纯物质作为内标物，然后进行色谱分析，再由被测物和内标物在色谱图上相应的峰面积和相对校正因子，求出某组分的含量。根据内标法的校正原理，可写出下式：

$$\frac{A_X}{A_S} = \frac{f_S}{f_X} \cdot \frac{m_X}{m_S}$$

则：

$$m_X = \frac{A_X f_X}{A_S f_S} m_S$$

所以：

$$w_X(\%) = \frac{m_X}{m} \times 100\% = \frac{A_X f_X}{A_S f_S} \cdot \frac{m_S}{m} \times 100\%$$

式中　m_S，m——分别为内标物质量和样品质量（注意：m 不包括 m_S）；

　　A_X，A_S——分别为被测组分和内标物的峰面积；

　　f_X，f_S——分别为被测组分和内标物的相对质量校正因子。

在实际工作中，一般以内标物作为基准物质，即 $f_S = 1$，此时含量计算式可简化为：

$$w_X(\%) = \frac{A_X}{A_S} \cdot \frac{m_S}{m} \cdot f_X \times 100\%$$

内标法中内标物的选择至关重要，需要满足以下条件：第一，应是样品中不存在的稳定易得的纯物质；第二，内标峰应在各待测组分之间或与之相近；第三，能与样品互溶但无化学反应；第四，内标物浓度应恰当，其峰面积与待测组分相差不大。色谱法采用内标法定量时，因在样品中增加了一个内标物，常常给分离造成一定的困难。

（3）归一化法　归一化法也是色谱法中常用的定量方法。它是将样品中所有组分的含量之和按 100% 计算，以它们相应的色谱峰面积或峰高为定置参数，通过下列公式计算各组分的质量分数：

$$w_X(\%) = \frac{A_X f_X}{\sum\limits_{X=1}^{n} A_X f_X} \times 100\%$$

对于较狭窄的色谱峰或峰宽基本相同的色谱峰，可用峰高代替面积进行归一化定量。这种方法简便易行，但此时 f_X 应是峰高校正因子。例如：

$$f_X = \frac{h_S m_X}{h_X m_S}$$

必须先行测定。

当各组分的 f_X 相同时，上式可简化为：

$$w_X(\%) = \frac{A_X}{\sum\limits_{X=1}^{n} A_X} \times 100\%$$

从以上公式可见，只有当样品中所有组分经过色谱分离后均能产生可以测量的色谱峰时才能采用归一化法定量。归一化法简单准确，不必称量和准确进样，操作条件如进样量、载气流速等变化时对结果影响较小，该法不适于痕量分析。

三、含量计算公式

（一）紫外-可见分光光度定量分析法

1. 吸收系数法

（1）原料药百分含量

$$原料药含量(\%) = \frac{\dfrac{A}{E_{1cm}^{1\%} \times l} \times \dfrac{1}{100} \times V \times D}{m} \times 100\%$$

式中　A——测定的吸光度；

$E_{1cm}^{1\%}$——供试品的百分吸收系数；

l——液层厚度；

V——供试品初次配制的体积；

D——供试品的稀释倍数；

m——供试品的质量。

（2）制剂标示百分含量

① 片剂标示量百分含量

$$片剂标示量(\%) = \frac{\dfrac{A}{E_{1cm}^{1\%} \times l} \times \dfrac{1}{100} \times V \times D \times \overline{W}}{m \times S} \times 100\%$$

式中　$\overline{W}$——平均片重；

S——片剂的标示量；

其余符号意义同前。

② 注射剂标示量百分含量

$$注射剂标示量(\%) = \frac{\dfrac{A}{E_{1cm}^{1\%} \times l} \times \dfrac{1}{100} \times D \times \overline{V}}{m \times S} \times 100\%$$

式中　$\overline{V}$——每支注射剂的容量；

S——每支注射剂的标示量；

其余符号意义同前。

2. 标准对照法

（1）原料药百分含量

$$原料药含量(\%) = \frac{c_R \times \dfrac{A_X}{A_R} \times V \times D}{m} \times 100\%$$

式中　A_X——供试品溶液的吸光度；

A_R——对照品溶液的吸光度；

c_R——对照品溶液的浓度；

m——称取供试品的质量；

D——供试品稀释倍数；

V——供试品初次配制的体积。

（2）制剂标示百分含量

①片剂标示量百分含量

$$片剂标示量（\%）=\frac{c_R \times \dfrac{A_X}{A_R} \times V \times D \times \overline{W}}{m \times S} \times 100\%$$

式中符号意义同前。

②注射剂标示量百分含量

$$注射剂标示量（\%）=\frac{c_R \times \dfrac{A_X}{A_R} \times D \times \overline{V}}{m \times S} \times 100\%$$

式中符号意义同前。

（二）色谱定量分析法（包括 HPLC 法和 GC 法）

1. 系统适应性试验

理论板数：$n = 5.54 \times \left(\dfrac{t_R}{W_{1/2}}\right)^2$

分离度：$R = \dfrac{2 \times (t_{R2} - t_{R1})}{W_1 + W_2}$

校正因子：$f = \dfrac{\dfrac{A_S}{c_S}}{\dfrac{A_R}{c_R}}$

式中　t_{R2}——相邻两峰中后一峰的保留时间；

$\quad\;\; t_{R1}$——相邻两峰中前一峰的保留时间；

$\quad\;\; W_{1/2}$——半高峰宽；

$W_1，W_2$——相邻两峰各自的基底宽；

$\quad\;\; A_S$——内标物质的峰面积或峰高；

$\quad\;\; A_R$——对照品的峰面积或峰高；

$\quad\;\; c_S$——内标物质的浓度；

$\quad\;\; c_R$——对照品的浓度。

2. 外标法

（1）原料药百分含量

$$原料药含量（\%）=\frac{c_R \times \dfrac{A_X}{A_R} \times V \times D}{m} \times 100\%$$

式中　A_R——对照品的峰面积或峰高；

$\quad\;\; A_X$——供试品的峰面积或峰高；

$\quad\;\; c_R$——对照品的浓度；

$\quad\;\; D$——供试品稀释倍数；

$\quad\;\; V$——供试品初次配制的体积；

$\quad\;\; m$——称取供试品的质量。

（2）制剂标示百分含量

① 片剂标示量百分含量

$$片剂标示量(\%) = \frac{c_S \times \dfrac{A_X}{A_R} \times V \times D \times \overline{W}}{m \times S} \times 100\%$$

式中符号意义同前。

② 注射剂标示量百分含量

$$注射剂标示量(\%) = \frac{c_S \times \dfrac{A_X}{A_R} \times D \times \overline{V}}{m \times S} \times 100\%$$

式中符号意义同前。

3. 内标法

（1）原料药百分含量

$$原料药含量(\%) = \frac{f \times c_S \times \dfrac{A_X}{A_S} \times V \times D}{m} \times 100\%$$

式中 A_X——供试品（或其杂质）的峰面积或峰高；

A_S——内标物质的峰面积或峰高；

c_S——内标物质的浓度；

f——校正因子；

D——供试品稀释倍数；

V——供试品初次配制的体积；

m——称取供试品的质量。

（2）制剂标示百分含量

① 片剂标示量百分含量

$$片剂标示量(\%) = \frac{f \times c_S \times \dfrac{A_X}{A_S} \times V \times D \times \overline{W}}{m \times S} \times 100\%$$

式中符号意义同前。

② 注射剂标示量百分含量

$$注射剂标示量(\%) = \frac{f \times c_S \times \dfrac{A_X}{A_S} \times D \times \overline{V}}{m \times S} \times 100\%$$

式中符号意义同前。

技能训练　醋酸可的松含量测定

【背景资料】

醋酸可的松，又名考的松、皮质素、可的松醋酸酯等，分子式为 $C_{23}H_{30}O_6$，为白色或几乎白色的结晶性粉末，无臭，初无味，随后有持久的苦味。在氯仿中易溶，在丙酮或二氧六环中略溶，在乙醇或乙醚中微溶，在水中不溶。

主要制剂类型为醋酸可的松片、醋酸可的松注射液、醋酸可的松滴眼液、醋酸可的松眼膏等。

【质量要求】

《中国药典》（2015 年版）规定醋酸可的松的含量为：按干燥品计算，含 $C_{23}H_{30}O_6$ 应为 97.0%～103.0%。

【实验准备】

1. 仪器与药品

（1）仪器　高效液相色谱仪、微量注射器（$20\mu L$）、滤膜（$0.45\mu m$）、量瓶、烧杯等。

（2）药品　乙腈（色谱纯）、超纯水、醋酸氢化可的松、醋酸可的松对照品等。

2. 溶液配制

（1）流动相溶液　按照乙腈∶水＝36∶64 的比例混合均匀，制备好的流动相应通过 $0.45\mu m$ 滤膜滤过，用前脱气。

（2）对照品溶液

① 取醋酸可的松和醋酸氢化可的松标准品各 0.1g，精密称定，置 100mL 量瓶中，加乙腈溶解稀释至刻度线，摇匀。再从中取 1.0mL 置 100mL 量瓶中，用乙腈稀释至刻度线，摇匀即得（每 1mL 溶液中相当于含 $10\mu g$ 醋酸可的松和醋酸氢化可的松）。

② 取醋酸可的松标准品 1.0g，精密称定，置 100mL 量瓶中，加乙腈溶解稀释至刻度线，摇匀。从中取 1.0mL 置 100mL 量瓶中，用乙腈稀释至刻度线，摇匀即得（每 1mL 溶液中相当于含 0.1mg 醋酸可的松）。

使用前应通过 $0.45\mu m$ 滤膜滤过。

（3）供试品溶液　取供试品 1.0g，精密称定，置 100mL 量瓶中，加乙腈溶解稀释至刻度线，摇匀。从中取 1.0mL 置 100mL 量瓶中，用乙腈稀释至刻度线，摇匀即得。使用前应通过 $0.45\mu m$ 滤膜滤过。

【实施过程】

1. 设定色谱条件

十八烷基硅烷键合硅胶为填充剂，以乙腈-水（36∶64）为流动相，检测波长为 254nm。等待系统平衡。

2. 系统适用性试验

取醋酸可的松和醋酸氢化可的松标准混合溶液（对照品溶液①）$20\mu L$ 注入液相色谱仪，记录色谱图，计算理论板数和分离度。

3. 含量测定

精密量取供试品溶液和醋酸可的松对照品溶液（对照品溶液②）各 $20\mu L$ 注入液相色谱仪，记录色谱图。供试品溶液和对照品溶液每份至少注样 2 次。按外标法以峰面积计算，即得。

【结果记录】

醋酸可的松的含量测定结果记录

样品名称			批号	
规格			有效期	
包装			生产单位或产地	
检验依据			检验日期	
项目	实验方法	标准要求	检验结果/结论	检验人
含量测定				

实验过程记录

【系统性实验】

仪器型号：_____

理论板数计算结果为：_____

计算公式：$n = 5.54 \times \left(\dfrac{t_R}{W_{1/2}}\right)^2$

分离度计算结果为：_____（应大于1.5）

计算公式：$R = \dfrac{2 \times (t_{R2} - t_{R1})}{W_1 + W_2}$

注：理论板数按醋酸可的松峰计算不低于3500，醋酸可的松峰与醋酸氢化可的松峰的分离度应大于4.0。

【含量测定】

序号	对照品质量 m_R/g	对照品溶液的主峰面积 A_R	供试品质量 m_S/g	供试品溶液的峰面积 A_X	含量 /%
1					
2					

主成分含量：$W(\%) = \dfrac{m_R \times \dfrac{A_X}{A_R}}{m_S} \times 100\%$

结论：本品按_____标准检验，结果_____

【注意事项】

（1）高效液相色谱法中，供试品溶液、对照品溶液在注入色谱柱前应先用 $0.45\mu m$ 滤膜滤过。

（2）色谱柱与进样器及其出口端与检测器之间应无死体积，以免试样扩散影响分离。

（3）新柱或被污染柱用适当溶剂油冲洗时，应将其出口端与检测器断开，避免污染。

（4）色谱流路系统，从泵、进样器、色谱柱到检测器、流通池，在分析完毕后，均应充分冲洗。如发现泵漏液等较严重情况，应请专业维修人员进行检查、维修。

第三节　定量方法的评价

一、准确度

准确度系指用该方法测定的结果与真实值或参考值接近的程度，一般用回收率（％）表示。准确度应在规定范围内测试。

1. 含量测定方法

（1）原料药的含量测定　可用已知纯度的对照品或供试品进行测定，并按下式计算回收率，或用本法所得的结果与已知准确度的另一方法测定的结果进行比较。

$$回收率（\%）= \frac{测得量}{加入量} \times 100\%$$

如该分析方法已经测试并求得精密度、线性和专属性，在准确度无法直接测试（采用对照品对照法计算含量的方法，如高效液相色谱法）或可推算出的情况下，该项目可不再进行验证。

（2）制剂的含量测定　主要测试制剂中其他组分及辅料对含量测定方法的影响。可用含已知量被测物的制剂各组分混合物（包括制剂辅料）进行测定，回收率的计算同原料药的含量测定。如不能获得制剂的全部组分，则可向制剂中加入已知量的被测物进行测定，回收率则应按下式计算；或用本法所得的结果与已知准确度的另一方法测定的结果进行比较。

$$回收率（\%）=\frac{测得量-本底量}{加入量}\times100\%$$

2. 杂质定量方法

杂质定量测定方法多采用色谱法，其准确度可通过向原料药或制剂中加入已知量杂质进行测试。如不能获得杂质或降解产物，可用本法测定结果与另一成熟的方法进行比较，如药典标准方法或经过验证的方法。在不能测得杂质或降解产物的响应因子或不能测得其对原料药的相对响应因子的情况下，可用原料药的响应因子。同时，应明确表示单个杂质和杂质总量相当于主成分的重量比（\%）或面积比（\%）。

3. 数据要求

在规定范围内，至少用9个测定结果进行评价。例如，设计3个不同浓度，每个浓度各制备3份供试品溶液，进行测定。比如一般要求分别配制浓度为80\%、100\%和120\%的供试品溶液各3份分别测定其含量，将实测值与理论值比较，计算回收率。应报告已知加入量的回收率（\%），或测定结果的平均值与真实值之差及其相对标准偏差或可信限。

二、精密度

精密度系指在规定测试条件下，同一均匀样品经多次取样测定所得结果之间的接近程度。精密度一般用标准偏差（SD）或相对标准偏差（RSD）表示，其计算公式如下：

$$SD=\sqrt{\frac{\sum(x_i-x)^2}{n-1}}$$

$$相对标准偏差（RSD）=\frac{标准偏差（SD）}{计算结果的计算平均值（\overline{X}）}\times100\%$$

精密度用同一样品的高、中、低三种浓度溶液各三份的测定结果来评价。《中国药典》规定测定重复性、中间精密度和重现性。

（1）重复性　在相同条件下，由一个分析人员测定所得结果的精密度。在规定范围内，至少用9次测定结果进行评价。设计3个不同浓度，每个浓度各分别制备3份供试品溶液进行测定，或将相当于100\%水平的供试品溶液，用至少6次测定的结果进行评价。

（2）中间精密度　在同一实验室，由于实验室内部条件的改变，如不同时间由不同分析人员用不同设备测定所得结果的精密度，称为中间精密度。为考察随机变动因素对精密度的影响，应设计方案进行中间精密度试验。变动因素为不同日期、不同分析人员、不同设备。

（3）重现性　在不同实验室由不同分析人员测定结果的精密度。当分析方法将被法定标准采用时，应进行重现性试验，通过协同检验得出结果。化学分析法测定原料药时，采用精制品平行试验5个样本，RSD应小于0.2\%，紫外-可见分光光度法RSD应小于1\%，色谱法RSD应小于2\%。

三、专属性

专属性系指在其他成分（如杂质、降解产物、辅料等）可能存在下，采用的方法能正确测定出被测物的特性。鉴别反应、杂质检查和含量测定方法均应考察其专属性。

在含量测定和杂质测定时，采用色谱法和其他分离方法，应附代表性图谱，以说明方法的专属性，并应标明各成分在图中的位置，色谱法中的分离度应符合要求。在杂质可获得的情况下，对于含量测定，试样中可加入杂质或辅料，考察测定结果是否受干扰，并可与未加杂质或辅料的试样比较测定结果。对于杂质测定，也可向试样中加入一定量的杂质，考察杂质之间能否得到分离。

在杂质或降解产物不能获得的情况下，可将含有杂质或降解产物的试样进行测定，与另一个验证了的方法或药典方法比较结果。用强光照射、高温、酸（碱）水解或氧化的方法进行加速破坏，以研究可能的降解产物和降解途径。含量测定方法应比对两法的结果，杂质检查应比对检出的杂质个数。必要时可采用光二极管阵列检测和质谱检测，进行峰纯度检查。

四、检测限

检测限系指试样中被测物能被检测出的最低浓度或量（LOD）。它是一种限度检验效能指标，反映方法与仪器的灵敏度和噪声的大小，也表明样品处理后的本底值的高低，无需定量测定。采用的方法有如下两种。

（1）目视法 用已知浓度的被测物进行试验，目视确定能被可靠地检测出的被测物的最低浓度或量。

（2）信噪比法 可用已知的低浓度样品测出的信号与空白样品测出的信号进行比较，计算出能被可靠地检测出的最低浓度或量。光谱分析时，可通过多次空白值的测定，以三倍空白值标准差（S）作为 LOD 的估计值。色谱分析时，一般以信噪比 $S/N=2\sim3$ 时的相应浓度或注入仪器的量确定检测限。

无论用何种方法，均应使用一定数量（如 $5\sim6$ 份）的试样进行分析，其浓度为近于或等于检测限定量值，以可靠地测定检测限。报告应附测试图谱，并说明测试过程和检测限结果。

五、定量限

定量限（LOQ）系指试样中被测物质能被定量测定的最低量，其测定结果应具有一定准确度和精确度。LOQ 体现分析方法是否具备灵敏的定量检测能力。杂质和降解产物用定量测定方法研究时，应确定方法的 LOQ。

LOQ 的测定方法与 LOD 测定方法相同，只是相应的系数（倍数）不同。因为有关物质定量测定通常选用 HPLC 法，所以 LOQ 的确定常用信噪比法。可通过不同浓度（在低浓度区）的试样测定响应信号后，计算信噪比法 $S/N=10$ 时的相应浓度或注入仪器的量确定定量限。

六、线性

线性系指在设计的"范围"内，测试结果（响应值）与试样中被测物浓度直接呈正比关系的程度。线性是定量测定的基础，设计定量测定的项目，如含量测定和杂质定量检查均需验证线性。

应在规定的"范围"内测定线性关系。可用一贮备液经精密稀释，或分别精密称样，制备一系列（至少 5 份）供试样品的方法进行测定。以测得的响应信号作为被测物浓度的函数作图，观察是否呈线性，再用最小二乘法进行线性回归。必要时，相应信号可经数学转换，再用线性回归计算。

七、范围

范围指达到一定精密度、准确度和线性时测试方法使用的高低限浓度或量的区间。原料药与制剂的线性范围应为测试浓度的 $80\%\sim120\%$；制剂的含量均匀度应为测试浓度的 $70\%\sim$

130%；溶出度或释放度测定应为限度的±20%，若规定限度范围，则应为下限的−20%至上限的+20%；杂质检查时，根据初步实测，拟定出规定限度的±20%；若杂质检查与含量测定同时进行，用百分归一法，则线性范围应为杂质规定限度的−20%至含量限度的+20%。

八、耐用性

耐用性系指测定条件有小的变化时，测定结果不受影响的承受程度。耐用性表明测定结果的偏差在可接受范围内，测定条件的最大允许变动范围。典型的变动因素有：样品溶液的稳定性；样品提取次数、时间；液相色谱中，流动相的组成和pH值、不同厂牌或不同批号的同类型色谱柱、柱温、流速；气相色谱中，进样口和检测室温度等。若条件苛刻，应作说明，为常规检验提供依据。

【知识巩固】

一、单选题

1. 分析方法验证中，用回收率表示（　　　）。
A. 准确度　　　　B. 精密度　　　　C. 中间精密度　　　　D. 定量限

2. 在同一个实验室，由于实验室内部条件的改变，如不同时间不同分析人员用不同设备测定所得结果之间的精密度为（　　　）。
A. 重复性　　　　B. 中间精密度　　　　C. 重现性　　　　D. 线性

3. 原料药和制剂含量测定范围应为测试浓度的（　　　）。
A. 90%～110%　　B. 70%～130%　　C. 80%～120%　　D. 不得超过 101.0%

二、计算题

1. 取司可巴比妥钠胶囊（标示量为 0.1g）20 粒，除去胶囊后测得内容物总重为 3.0780g，称取 0.1536g，按药典规定用溴量法测定。加入溴液（0.1mol/L）25mL，剩余的溴液用硫代硫酸钠液（0.1025mol/L）滴定到终点时，用去 17.94mL。空白试验用去硫代硫酸钠液 25.00mL。按每 1mL 溴液（0.1mol/L）相当于 13.01mg 的司可巴比妥钠，计算该胶囊中按标示量表示的百分含量。

2. 卡比马唑的含量测定，精密称取本品 0.05012g，置 500mL 量瓶中，加水使溶解并稀释至刻度，摇匀，精密量取 10.0mL，置 100mL 量瓶中，加盐酸溶液（9→100）10mL，用水稀释至刻度，摇匀，照紫外-可见分光光度法，在 292nm 波长处测得吸光度为 0.555，按 $C_7H_{10}N_2O_2S$ 的吸收系数（$E_{1cm}^{1\%}$）为 557，计算卡比马唑的含量。

3. 硫酸阿托品注射液的含量测定，精密称取硫酸阿托品对照品 24.98mg，置 250mL 量瓶中，加水稀释至刻度，摇匀；精密量取 5.0mL，置 100mL 量瓶中，加水稀释至刻度，摇匀。精密量取本品（规格 1mL：0.5mg）5.0mL，置 50mL 量瓶中，加水稀释至刻度，摇匀。精密量取对照品溶液与供试品溶液各 2.0mL，分别置预先精密加入三氯甲烷 10mL 的分液漏斗中，各加溴甲酚绿溶液 2.0mL，振摇提取 2min 后，静置使分层，分取澄清的三氯甲烷液，照紫外-可见分光光度法，在 420nm 波长处分别测得吸光度 $A_{对}=0.521$ 和 $A_{供}=0.498$。计算本品中（$C_{17}H_{23}NO_3$）$_2$·H_2SO_4·H_2O（分子量为 694.8）的含量。

4. 取标示量 0.375g（阿莫西林 0.25g，克拉维酸钾 0.125g）的阿莫西林克拉维酸钾片 10 片，按药典规定先配成 1000mL，稀释 5 倍后，用 HPLC 法测定含量。阿莫西林峰面积为 7.85×10^6，克拉维酸钾峰面积为 5.16×10^6。另用对照品配成对照品溶液，阿莫西林浓度为 0.50mg/mL，克拉维酸钾浓度为 0.25mg/mL。同法测定，阿莫西林峰面积为 7.62×10^6，克拉维酸钾峰面积为 5.26×10^6。按外标法计算供试品标示百分含量。

第七章
原料药的检验

知识目标
◆理解各类典型药物的结构特点、性质与分析方法之间的关系。
◆掌握原料药的质量检验方法与注意事项。
◆掌握原料药的含量计算方法。

能力目标
◆能够正确查阅和使用《中国药典》、其他国家标准及行业标准。
◆能够熟练按照法定的方法进行原料药的质量检验。
◆能够对实验结果做出正确的判断和处理。

素质目标
◆培养学生动手能力和团队合作能力。
◆培养学生严谨的科学态度以及工作责任心。
◆培养学生实验室安全意识。

原料药是指用于生产各类药品的原料药物，是药品中的有效成分，在疾病的诊断、治疗、症状缓解、处理或疾病的预防中有药理活性或其他直接作用，或者能影响机体的功能或结构。原料药的主要特点是不能直接用于临床使用，它是原材料，只有通过加工之后才能成为药物制剂，然后根据实验才能成为可供临床应用的医药。

原料药的质量检验是在确证化学结构或组分的基础上进行。原料药的检验包括性状、鉴别、检查和含量测定等几个方面。本章主要详细介绍几类典型的原料药的质量检验。

第一节　芳香酸及其酯类药物的检验

羧基直接与芳香环相连的化合物称为芳香酸。芳香酸及其酯类药物的结构中具有羧基、酯键和苯环，有些药物还有酚羟基、芳伯氨基等官能团。这些官能团是药物理化性质和相应的质量方法的基础。

根据芳香酸类药物结构特征，分为苯甲酸类药物和水杨酸类药物。

一、苯甲酸类药物的检验

1. 结构特征

典型的药物有苯甲酸、羟苯乙酯、布美他尼、丙磺舒等，结构式如下：

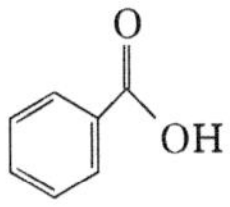

苯甲酸 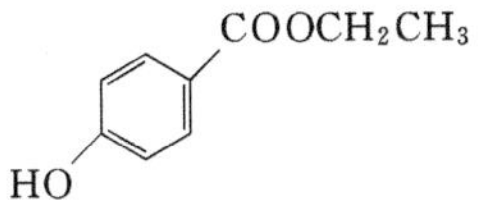　　　　　　羟苯乙酯 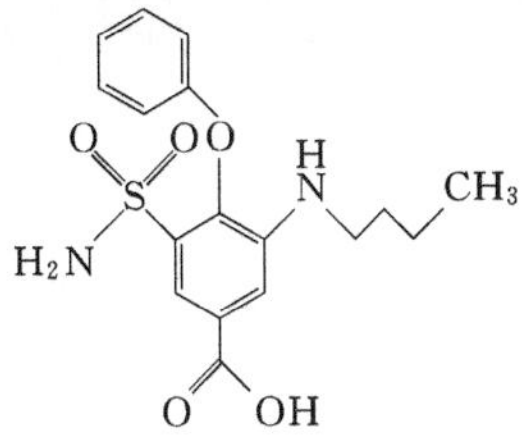　　　　　　　布美他尼 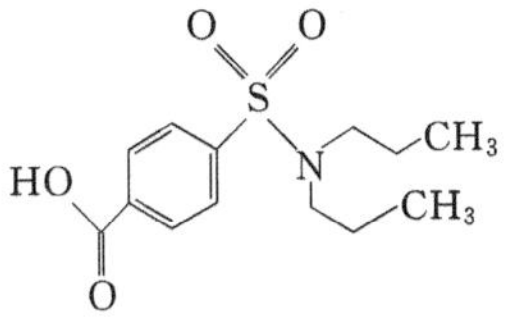　　　　　　　　丙磺舒

2. 化学特性

（1）酸性　苯甲酸、布美他尼、丙磺舒等分子结构中有游离的羧基，显酸性，可与碱发生中和反应。芳香酸的 pK_a 一般在 3~6 之间，属于中等强度的酸或弱酸。芳香酸类药物的酸性强度与分子中芳香环以及芳香环上取代基有关。芳香酸分子中苯环上如具有卤素、硝基、羟基、羧基等电负性大的取代基，由于吸电子效应能降低苯环电子云密度，进而引起羧基中羟基氧原子上的电子云密度降低和增加 O—H 键极性，使质子较易解离，故酸性增强。反之，分子中如具有甲基、氨基等斥电子基团，则能增加苯环的电子云密度，从而降低 O—H 键极性，酸性减弱。邻位取代的芳香酸类由于立体效应的影响，可破坏羧基与苯环的共平面性，阻止苯环上电子云向羧基的转移，使其酸性较对位或间位取代者强，尤其是邻位有羟基取代的芳香酸，羟基中的氢与羧基中的羰基氧形成分子内氢键，更增强了羧基中 O—H 键的极性，使其酸性大为增强。

（2）水解反应　芳香酸酯易水解，通常情况下其水解速度较慢，在有酸或碱存在和加热条件下，可加速水解反应进行。在酸性介质中，水解和酯化反应可达到平衡，因此，不可能全部水解。在碱性介质中，由于碱能中和反应中生成的酸，使平衡破坏，因此在过量碱存在的条件下，水解可以进行完全。

3. 检验方法

（1）显色反应　苯甲酸的碱性水溶液或苯甲酸钠的中性溶液，与三氯化铁试液生成碱式甲酸铁盐的褐色沉淀，再加稀盐酸，变为白色沉淀；丙磺舒加少量氢氧化钠试液生成钠盐后，在 pH 为 5.0~6.0 的水溶液中与三氯化铁试液反应，即生成米黄色沉淀，反应式如下：

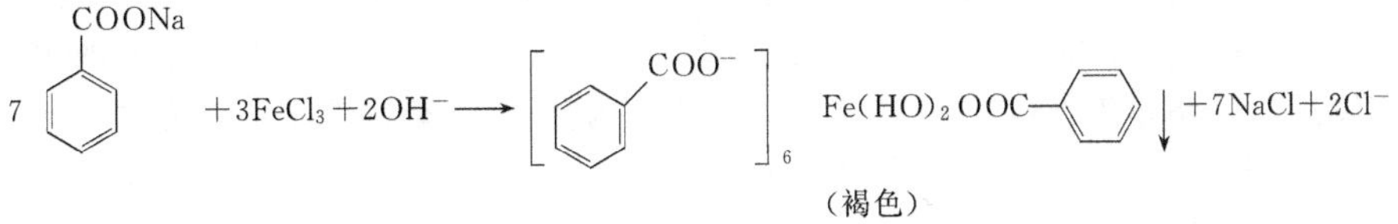

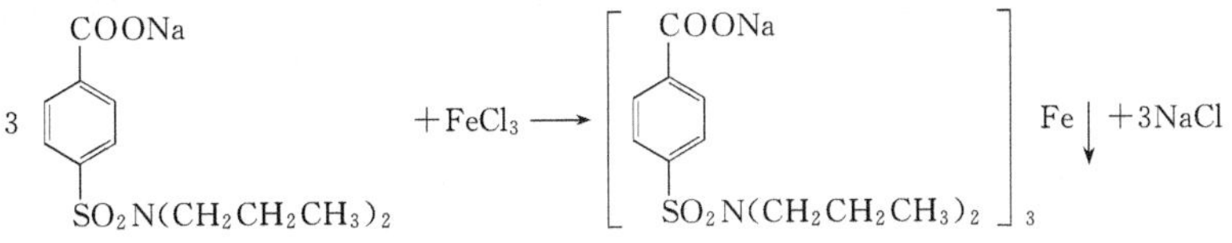

（2）分解反应

① 苯甲酸钠升华试验：苯甲酸钠固体，加硫酸，加热，生成的苯甲酸可升华，可见白色物凝结在试管内壁。这是苯甲酸及其钠盐的通用反应。

② 丙磺舒含有硫元素，与氢氧化钠熔融，分解生成亚硫酸钠，经硝酸氧化成硫酸盐，显硫酸盐的鉴别反应。

（3）红外光谱定性　可采用红外光谱法鉴别苯甲酸、丙磺舒等（图7-1）。

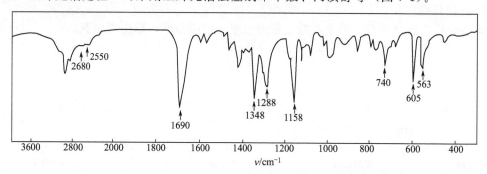

图 7-1　丙磺舒的红外吸收光谱

4. 含量测定

（1）酸碱滴定法　具备羧基结构的本类药物，呈酸性，可采用酸碱中和的方法，用碱滴定液中和，从而计算出含量。

以苯甲酸含量测定为例。苯甲酸分子结构中有羧基，酸性较强，可用氢氧化钠滴定液直接滴定，但因其在水中溶解度小，而形成的钠盐在水中溶解度大，故以中性稀乙醇为溶剂。滴定终点产物为苯甲酸钠，偏碱性，以酚酞为指示剂。

《中国药典》（2015 年版）中采用酸碱滴定法测定苯甲酸的含量，具体方法为：取苯甲酸约 0.25g，精密称定，加中性稀乙醇（对酚酞指示液显中性）25mL 溶解后，加酚酞指示液 3 滴，用氢氧化钠滴定液（0.1mol/L）滴定。每 1mL 氢氧化钠滴定液（0.1mol/L）相当于 12.21mg 的 $C_7H_6O_2$。

（2）双相滴定法　以苯甲酸钠含量测定为例。苯甲酸钠易溶于水，水溶液呈弱碱性，可用盐酸直接滴定。但生成的苯甲酸在水中溶解度小，易析出白色沉淀，干扰终点观察；此外，苯甲酸的酸性较强，使滴定突越变小，不利于终点的观察判断。因此，应用乙醚和水组成双相体系，在滴定过程中，水相里形成的苯甲酸可被立即提取到乙醚相，不会在水层形成持久沉淀，并且随着苯甲酸在水相的减少，降低了水相的酸性，增大滴定突越，有利于滴定完全和终点的判定。

具体方法为：取苯甲酸钠约 1.5g，精密称定，置分液漏斗中，加水 25mL，振摇使溶解。加乙醚 50mL，甲基橙指示剂 2 滴，用盐酸滴定液（0.5mol/L）滴定，随滴随振摇，至水层显橙红色；分取水层，置具塞锥形瓶中，乙醚层用水 5mL 洗涤，洗液并入锥形瓶中，加乙醚 20mL，继续用盐酸滴定液（0.5mol/L）滴定，随滴随振摇，至水层显持续的橙红色，记录盐酸滴定液消耗体积。每 1mL 盐酸滴定液（0.5mol/L）相当于 72.06mg 的 $C_7H_5NaO_2$。

（3）高效液相色谱法　高效液相色谱法分离效能高，可有效分离药物中的降解产物和附加剂，避免干扰，提高含量测定准确度。《中国药典》（2015 年版）中采用高效液相色谱法测定丙磺舒原料药的含量。具体方法如下。

色谱条件与系统适用性试验：用十八烷基硅烷键合硅胶为填充剂；以 0.05mol/L 磷酸二氢钠（加 1‰ 冰醋酸，用磷酸调节 pH 值至 3.0）-乙腈（50∶50）为流动相；检测波长为 245nm。理论板数按丙磺舒峰计算不低于 3000。

取本品适量，精密称定，加流动相溶解并定量稀释制成每 1mL 中含 60μg 的溶液，精密量取 20μL，注入液相色谱仪，记录色谱图；另取丙磺舒对照品，同法测定。按外标法以峰面积计算，即得。

二、水杨酸类药物的检验

1. 结构特征

典型的本类药物有水杨酸、阿司匹林、对氨基水杨酸钠、贝诺酯等，结构式如下：

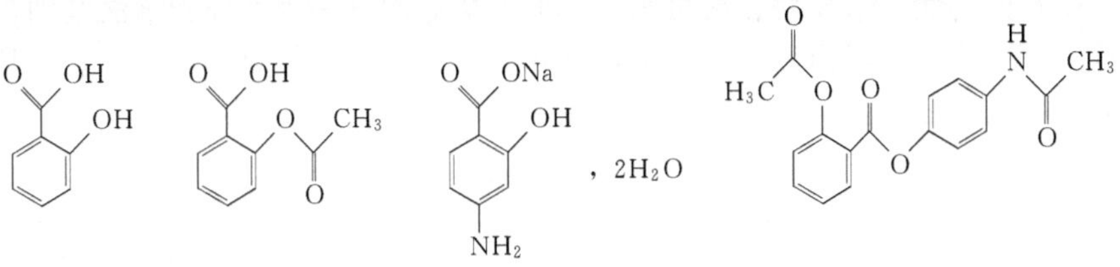

水杨酸　　　阿司匹林　　　对氨基水杨酸钠　　　　　　贝诺酯

2. 化学特性

（1）酸性　水杨酸（$pK_a = 2.95$）和阿司匹林（$pK_a = 3.49$）的结构中具有游离的羧基，呈酸性，可与碱发生中和反应。

（2）水解反应　分子中具有酯基结构的，在碱性条件下易水解产生酚羟基和羧酸，如阿司匹林在碳酸钠碱性条件下加热，可水解成水杨酸钠和醋酸钠，水杨酸钠与游离水杨酸在水中溶解度明显不同，故可利用溶解度差异观察溶解与沉淀的现象；因醋酸有挥发性，故酸化反应时，可闻到醋酸臭味。

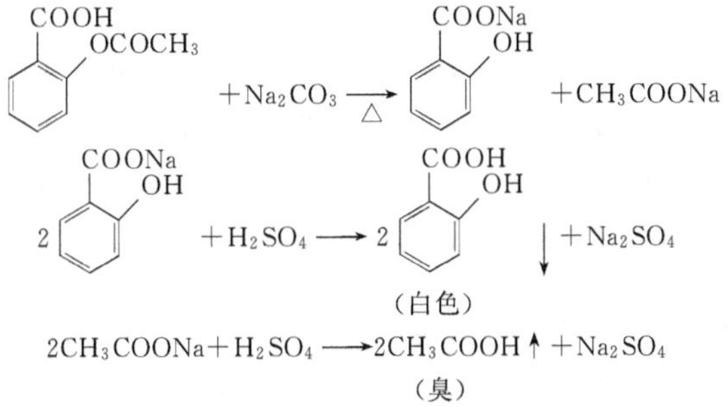

$$2CH_3COONa + H_2SO_4 \longrightarrow 2CH_3COOH \uparrow + Na_2SO_4$$
（臭）

3. 检查方法

（1）显色反应　本类药物中含有酚羟基或水解后生成酚羟基的，与三氯化铁反应显色。如水杨酸及其盐在中性或弱酸性条件下，与三氯化铁试液反应生成紫堇色络合物。反应极为灵敏，只需取稀溶液进行试验，反应适宜的 pH 为 4～6；阿司匹林需加热水解后与三氯化铁试液反应，呈紫堇色；贝诺酯加氢氧化钠试液煮沸水解，过滤，滤液加盐酸至微酸性，再加三氯化铁试液，呈紫堇色。

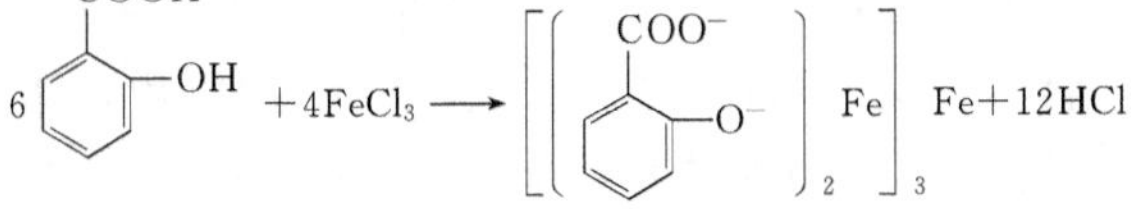

（2）重氮化-偶合反应　对氨基水杨酸钠具有芳伯氨基结构，在酸性溶液中，与亚硝酸钠试液进行重氮化反应，生成的重氮盐与碱性 β-萘酚偶合产生橙红色沉淀。贝诺酯具有潜在的芳伯氨基，加酸水解后产生芳伯氨基结构，在酸性溶液中，也会发生同上反应。反应式如下：

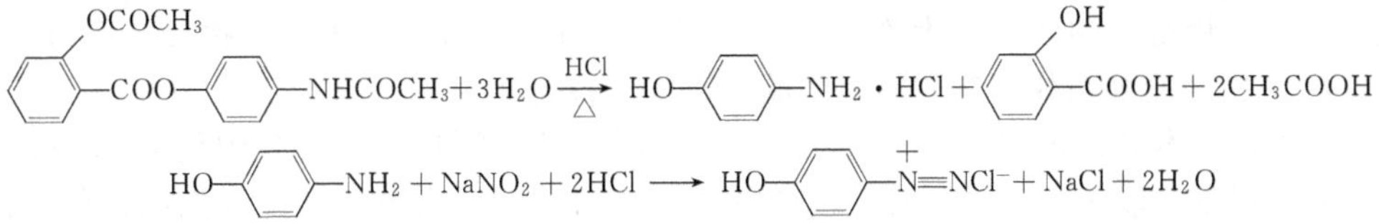

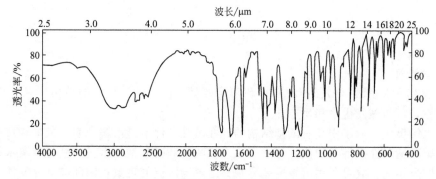

（3）红外光谱定性　水杨酸、阿司匹林、贝诺酯等均可采用红外光谱法鉴别，与标准图谱进行对照，应一致。如阿司匹林分子中含有羧基、酯基和邻位取代苯环，它们都可在红外光谱中产生特征吸收峰（图7-2）。

图 7-2　阿司匹林的红外吸收光谱

4. 含量测定

（1）酸碱滴定法　水杨酸及阿司匹林结构中具有羧基，可与氢氧化钠直接中和。

考虑到阿司匹林的酯结构在碱性溶液中加热易于水解的性质，也可采用剩余滴定法进行测定，先加入定量过量的碱，加热使酯水解，剩余的碱用酸滴定液回滴。根据加入碱的量，计算消耗碱的量，再根据消耗碱的量计算阿司匹林的含量。

$$2NaOH + H_2SO_4 \longrightarrow Na_2SO_4 + 2H_2O$$

具体方法：取阿司匹林 1.5g，加氢氧化钠滴定液（0.5mol/L）50.0mL，混匀，缓缓煮沸 10min，放冷，加酚酞指示剂，用硫酸滴定液（0.25mol/L）滴定剩余的氢氧化钠，并将实验结果用空白实验校正。每 1mL 氢氧化钠滴定液（0.5mol/L）或 1mL 硫酸滴定液（0.25mol/L）相当于 45.04mg 的 $C_9H_8O_4$。

（2）亚硝酸钠法　具有芳伯氨基的本类药物，能在盐酸存在下与亚硝酸钠定量地发生重氮化反应，生成重氮盐。《中国药典》（2015 年版）中采用亚硝酸钠法测定对氨基水杨酸钠的含量，具体方法为：取本品约 0.15g，精密称定，加水 20mL 溶解后，加 50% 溴化钠溶液 10mL与冰醋酸 25mL，照电位滴定法，快速加入亚硝酸钠滴定液（0.1mol/L）5mL 后，继续用该滴定液滴定至终点。每 1mL 亚硝酸钠滴定液（0.1mol/L）相当于 17.52mg 的 $C_7H_6NNaO_3$。

（3）高效液相色谱法　《中国药典》（2015 年版）中采用高效液相色谱法测定贝诺酯的含量。具体方法如下。

色谱条件与系统适用性试验：用十八烷基硅烷键合硅胶为填充剂；以水（用磷酸调节pH 值至 3.5）-甲醇（44∶56）为流动相；检测波长为 240nm。理论板数按贝诺酯峰计算不低于 3000，贝诺酯峰与相邻杂质峰之间的分离度应符合要求。

测定法：取本品，精密称定，加甲醇溶解并定量稀释制成每 1mL 中约含 0.4mg 的溶液，摇匀，精密量取 10mL 注入液相色谱仪，记录色谱图；另取贝诺酯对照品，同法测定。

按外标法以峰面积计算，即得。

技能训练　阿司匹林原料药的质量检验

【背景资料】

阿司匹林（Aspirin），化学名称为乙酰水杨酸，分子式为 $C_9H_8O_4$，分子量为 180.16，结构式为：

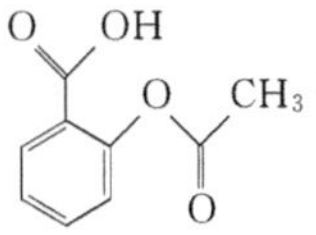

本品为白色针状或板状结晶或粉末，无气味，微带酸味。在干燥空气中稳定，在潮湿空气中缓缓水解成水杨酸和乙酸。

阿司匹林是应用最早、最广和最普遍的解热镇痛抗风湿药，具有解热、镇痛、抗炎、抗风湿和抗血小板聚集等多方面的药理作用，发挥药效迅速，药效稳定，超剂量易于诊断和处理，很少发生过敏反应。常用于感冒发热、头痛、神经痛、关节痛、肌肉痛、风湿热、急性风湿性关节炎、类风湿关节炎及牙痛等。

【质量要求】

《中国药典》（2015 年版）规定的阿司匹林原料药主要检验项目及要求如下。

(1) 性状　白色结晶或结晶性粉末，无臭或微带醋酸臭，遇湿气即缓缓水解；在乙醇中易溶，在三氯甲烷或乙醚中溶解，在水或无水乙醚中微溶。

(2) 鉴别　与三氯化铁反应显色；在碱性条件下分解；红外光谱图。

(3) 检查

① 溶液的澄清度：依法检查，应澄清。

② 游离水杨酸：依法检查，不得过 0.1%。

③ 易炭化物：依法检查，不得更深。

④ 重金属：依法检查，不得过百万分之十。

⑤ 干燥失重：在 60℃减压干燥至恒重，减失重量不得过 0.5%。

⑥ 炽灼残渣：依法检查，不得过 0.1%。

(4) 含量测定　采用酸碱滴定法测定，按干燥品计算，含 $C_9H_8O_4$ 不得少于 99.5%。

【实验准备】

1. 仪器与药品

(1) 仪器　电子天平、高效液相色谱仪、红外光谱仪、压片机、坩埚、马弗炉、烘箱、试管、烧杯、滴定管、锥形瓶、称量瓶、纳氏比色管、量瓶等。

(2) 药品　乙醇、酚酞指示剂、乙醚、碳酸钠、氢氧化钠、邻苯二甲酸氢钾、三氯化铁、溴化钾（光谱纯）、冰醋酸、甲醇、水杨酸对照品、乙腈（色谱级）、四氢呋喃（色谱级）、浓硫酸、氯化钴、醋酸、碘化钾、硫代硫酸钠、重铬酸钾、硫酸铜、二甲酚橙、乙二胺四醋酸二钠、硫代乙酰胺、甘油、硝酸铅等。

2. 溶液配制

(1) 碳酸钠试液　取一水合碳酸钠 12.5g 或无水碳酸钠 10.5g，加水使溶解成 100mL，即得。

(2) 三氯化铁试液　取三氯化铁 9g，加水使溶解成 100mL，即得。

(3) 稀硫酸　取硫酸 57mL，加水稀释至 1000mL，即得。

（4）比色用重铬酸钾液 精密称取在 120℃ 干燥至恒重的基准重铬酸钾 0.4000g，置 500mL 量瓶中，加适量水溶解并稀释至刻度，摇匀，即得。每 1mL 溶液中含 0.800mg 的 $K_2Cr_2O_7$。

（5）比色用硫酸铜液 取硫酸铜约 32.5g，加适量的盐酸溶液（1→40）使溶解成 500mL，精密量取 10mL，置碘量瓶中，加水 50mL、醋酸 4mL 与碘化钾 2g，用硫代硫酸钠滴定液（0.1mol/L）滴定，至近终点时，加淀粉指示液 2mL，继续滴定至蓝色消失。每 1mL 硫代硫酸钠滴定液（0.1mol/L）相当于 24.97mg 的 $CuSO_4 \cdot 5H_2O$。根据上述测定结果，在剩余的原溶液中加适量的盐酸溶液（1→40），使每 1mL 溶液中含 62.4mg 的 $CuSO_4 \cdot 5H_2O$，即得。

（6）比色用氯化钴液 取氯化钴约 32.5g，加适量的盐酸溶液（1→40）使溶解成 500mL，精密量取 2mL，置锥形瓶中，加水 200mL，摇匀，加氨试液至溶液由浅红色转变至绿色后，加醋酸-醋酸钠缓冲液（pH6.0）10mL，加热至 60℃，再加二甲酚橙指示液 5 滴，用乙二胺四醋酸二钠滴定液（0.05mol/L）滴定至溶液显黄色。每 1mL 乙二胺四醋酸二钠滴定液（0.05mol/L）相当于 11.90mg 的 $CoCl_2 \cdot 6H_2O$，使每 1mL 溶液中含 59.5mg 的 $CoCl_2 \cdot 6H_2O$，即得。

（7）醋酸盐缓冲液（pH3.5） 取醋酸铵 25g，加水 25mL 溶解后，加 7mol/L 盐酸溶液 38mL，用 2mol/L 盐酸溶液或 5mol/L 氢氧化钠溶液准确调节 pH 值至 3.5（电位法指示），用水稀释至 100mL，即得。

（8）标准铅溶液 称取硝酸铅 0.1599g，置 1000mL 量瓶中，加硝酸 5mL 与水 50mL 溶解后，用水稀释至刻度，摇匀，作为贮备液。精密量取贮备液 10mL，置 100mL 量瓶中，加水稀释至刻度，摇匀，即得（每 1mL 相当于 10μg 的 Pb）。

（9）硫代乙酰胺试液 取硫代乙酰胺 4g，加水使溶解成 100mL，置冰箱中保存。临用前取混合液（由 1mol/L 氢氧化钠溶液 15mL、水 5.0mL 及甘油 20mL 组成）5.0mL，加上述硫代乙酰胺溶液 1.0mL，置水浴上加热 20s，冷却，立即使用。

（10）氢氧化钠滴定液（0.1mol/L） 取澄清的氢氧化钠饱和溶液 5.6mL，加新沸过的冷水使成 1000mL，摇匀，即得。使用前需用基准物质邻苯二甲酸氢钾进行标定。

【实施过程】

1. 性状

取一定量供试品，置白色纸上用肉眼仔细观察其颜色、晶型等。必要时检查溶解度。

2. 鉴别

（1）取本品约 0.1g，加水 10mL，煮沸，放冷，加三氯化铁试液 1 滴，观察溶液颜色变化。

（2）取本品约 0.5g，加碳酸钠试液 10mL，煮沸 2min 后，放冷，加过量的稀硫酸，观察实验现象。

（3）取本品 1~1.5mg，加入干燥的溴化钾细粉 200~300mg，于玛瑙研钵中，研磨均匀，置于压片架中压片，取出制成供试片，测红外光谱图，与标准谱图（光谱集 5 图）对照。

3. 检查

（1）溶液的澄清度 取本品 0.50g，加温热至约 45℃ 的碳酸钠试液 10mL 溶解后，观察溶液澄清度。

（2）游离水杨酸 溶液制备：①取本品约 0.1g，精密称定，置 10mL 量瓶中，加 1%

冰醋酸的甲醇溶液适量，振摇使溶解，并稀释至刻度，摇匀，作为供试品溶液，临用新制。②取水杨酸对照品约 10mg，精密称定，置 100mL 量瓶中，加 1% 冰醋酸的甲醇溶液适量使溶解并稀释至刻度，摇匀，精密量取 5mL，置 50mL 量瓶中，用 1% 冰醋酸的甲醇溶液稀释至刻度，摇匀，作为对照品溶液。使用前均需用 0.45μm 滤膜过滤。

色谱条件：用十八烷基硅烷键合硅胶为填充剂；以乙腈-四氢呋喃-冰醋酸-水（20：5：5：70）为流动相；检测波长为 303nm（理论板数按水杨酸峰计算不低于 5000，阿司匹林峰与水杨酸峰的分离度应符合要求）。

测定：立即精密量取对照品溶液与供试品溶液各 10μL 分别注入液相色谱仪，记录色谱图。供试品溶液色谱图中如有与水杨酸峰保留时间一致的色谱峰，按外标法以峰面积计算。

（3）易炭化物　取两支比色管，甲管中加比色用氯化钴液 0.25mL、比色用重铬酸钾液 0.25mL、比色用硫酸铜液 0.40mL，并加水使成 5mL；乙管中加硫酸 [含 H_2SO_4 94.5%～95.5%(g/g)] 5mL 后，分次缓缓加入 0.5g 供试品，振摇使溶解。静置 15min 后，将甲乙两管同置白色背景前，平视观察。

（4）重金属　取本品 1.0g，加乙醇 23mL 溶解后，加醋酸盐缓冲液（pH=3.5）2mL，得供试品溶液。取 25mL 纳氏比色管三支，甲管中加标准铅溶液 2mL 与醋酸盐缓冲液（pH=3.5）2mL 后，加水稀释成 25mL，乙管中加入供试品溶液 25mL，加水19mL 与醋酸盐缓冲液（pH=3.5）2mL，混匀，丙管中加入与乙管相同重量的供试品，加配制供试品溶液的溶剂适量使溶解，再加与甲管相同量的标准铅溶液与醋酸盐缓冲液（pH=3.5）2mL 后，用水稀释成 25mL；若供试品溶液带颜色，可在甲管中滴加少量的稀焦糖溶液或其他无干扰的有色溶液，使之与乙管、丙管一致；再在甲、乙、丙三管中分别加硫代乙酰胺试液各 2mL，摇匀，放置 2min，同置白纸上，自上向下透视，先比较丙管与甲管，再比较乙管与甲管。

（5）干燥失重　取本品 1.0g，置与供试品同样条件下干燥至恒重的扁形称量瓶中，精密称定，在 60℃减压干燥至恒重，从减失的质量和取样量计算供试品的干燥失重。注意：干燥后冷却至室温时，应将本品置于 P_2O_5 为干燥剂的干燥器中。

（6）炽灼残渣　取本品 1.5g，置已炽灼至恒重的坩埚中，精密称定，缓缓炽灼至完全炭化，放冷；加硫酸 0.5～1mL 使湿润，低温加热至硫酸蒸气除尽后，在 700～800℃炽灼使完全灰化，移置干燥器内，放冷，精密称定后，再在 700～800℃炽灼至恒重，即得。

4. 含量测定

取本品约 0.4g，精密称定，加中性乙醇（对酚酞指示液显中性）20mL 溶解后，加酚酞指示液 3 滴，用氢氧化钠滴定液（0.1mol/L）滴定。每 1mL 氢氧化钠滴定液（0.1mol/L）相当于 18.02mg 的 $C_9H_8O_4$。

【结果记录】

阿司匹林原料药的检验结果记录

样品名称		批号	
规格		有效期	
包装		生产单位或产地	
检验依据		检验日期	

检验项目		实验方法	标准要求	检验结果/结论	检验人
性状					
鉴别	显色反应				
	分解反应				
	红外光谱				
检查	溶液澄清度				
	游离水杨酸				
	易炭化物				
	重金属				
	干燥失重				
	炽灼残渣				
含量测定					

实验过程记录

项目	实验现象
【性状】	
【显色反应】	
【分解反应】	
【溶液澄清度】	
【易炭化物】	
【重金属】	

【游离水杨酸】

仪器型号：＿＿＿＿＿＿＿＿＿＿＿＿＿＿＿＿＿＿＿

理论板数计算：＿＿＿＿＿＿＿＿＿＿＿＿＿＿＿ 分离度：＿＿＿＿＿＿＿＿＿＿＿＿＿＿＿＿＿(应大于 1.5)

序号	对照品质量 m_R/g	对照品浓度 $c_R/(g/mL)$	对照品峰面积 A_R	供试品质量 m_S/g	供试品峰面积 A_X	含量/%
1						
2						

计算公式：

$$w(\%) = \frac{c_R \times \dfrac{A_X}{A_R} \times V \times D}{m} \times 100\%$$

式中，A_X 为供试品溶液峰面积；A_R 为对照品溶液峰面积；D 为供试品稀释倍数；V 为供试品初次配制的体积；m 为样品质量，g；c_R 为对照品溶液的浓度，g/mL。

【干燥失重】

仪器型号：＿＿＿＿＿＿＿＿＿＿＿＿＿ 干燥条件：＿＿＿＿＿＿＿＿＿＿＿＿＿＿＿＿

平行次数	称量瓶恒重 m_0/g	干燥前(供试品＋称量瓶)重 m_1/g	干燥后(供试品＋称量瓶)恒重 m_2/g
1			
2			

【计算公式：】

$$干燥失重(\%) = \frac{m_1 - m_2}{m_1 - m_0} \times 100\%$$

【炽灼残渣】

仪器型号：_____ 炽灼温度：_____

平行次数	坩埚恒重 m_0/g	炽灼前(供试品＋坩埚)重 m_1/g	炽灼后(供试品＋坩埚)恒重 m_2/g
1			
2			

计算公式：

$$炽灼残渣(\%) = \frac{m_1 - m_2}{m_1 - m_0} \times 100\%$$

【含量测定】

NaOH 滴定液的浓度：_____

项目	1#	2#	3#
供试品质量 m_s/g			
$V(NaOH)/mL$			
$V_0(NaOH)/mL$			
样品含量/%			
平均含量/%			
相对标准偏差/%			

计算公式：

$$w(\%) = \frac{(V - V_0) \times T \times F}{m_s(1 - 干燥失重)} \times 100\%$$

式中，F 为 NaOH 滴定液的校正因子；T 为滴定度，g/mL。

结论：本品按_____标准检验,结果_____

【注意事项】

（1）阿司匹林为水杨酸与醋酐所成的酯，在水中微溶，在乙醇中易溶，遇湿气即缓慢水解。其中，水杨酸对人体有毒，其分子中所含的酚羟基易被氧化，在空气中逐渐氧化成一系列醌型有色化合物（如淡黄、红棕至深棕色）而使成品变色，因而必须加以控制。

（2）含量测定时，为防止阿司匹林酯键在滴定过程中局部氢氧化钠过浓而水解，应不断振摇下快速滴定。

（3）含量测定时，滴定终点到达后，反应液在放置过程中，因乙酰水杨酸钠逐渐水解，粉红色会逐渐褪去，因此要注意准确判断终点。

第二节　胺类药物的检验

胺类药物按其结构特点可分为芳香胺类、脂肪胺类、芳烃胺类、磺酰胺类等。本节主要介绍芳香胺类中对氨基苯甲酸酯类和酰胺类药物、芳烃胺类中苯乙胺类药物和磺酰胺类药物的结构、理化性质、鉴别检查方法以及含量测定的原理与方法。

一、芳香胺类药物的检验

芳香胺类药物可分为对氨基苯甲酸酯类和酰胺类药物。

(一) 对氨基苯甲酸酯类药物的检验

1. 结构特征

本类药物分子结构中均具有对氨基苯甲酸酯母核，基本结构如下：

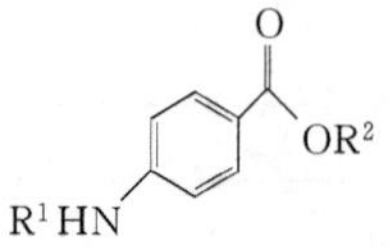

R^1、R^2 上的不同取代基构成了本类药物，典型的药物有：

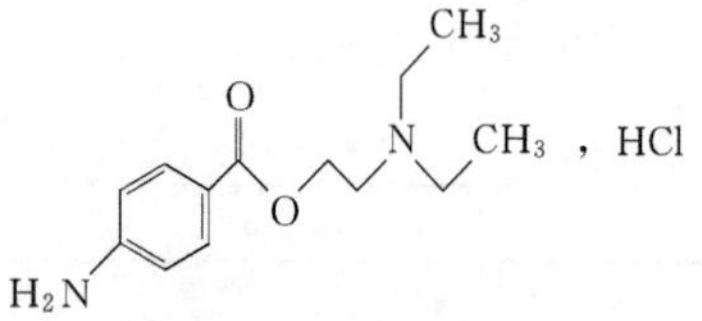

盐酸普鲁卡因 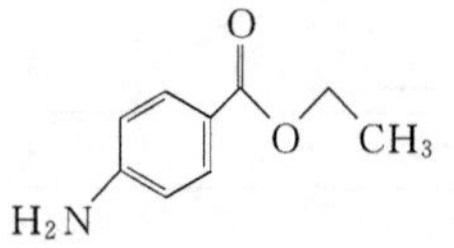　　　　　　　苯佐卡因 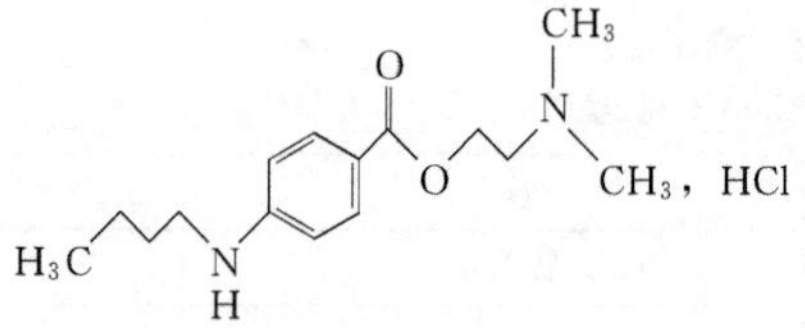　　　　　　　盐酸丁卡因

2. 化学特性

（1）显芳伯氨基的特性　盐酸普鲁卡因与苯佐卡因结构中的氨基为芳伯氨基，故可发生重氮化-偶合反应；也可与芳香醛缩合成 Schiff 碱而呈色。盐酸丁卡因苯环上连接的是丁氨基，则无此特性。

（2）水解反应　这类药物结构中有酯键，可以发生水解，但水解的速度受加热及溶液酸碱性的影响。盐酸普鲁卡因和苯佐卡因药物的水解产物为对氨基苯甲酸，而盐酸丁卡因的水解产物为对丁氨基苯甲酸。

（3）弱碱性　盐酸普鲁卡因与盐酸丁卡因具有含叔胺氮原子的脂烃胺侧链，具有弱碱性，能与生物碱沉淀剂发生沉淀反应；由于本类药物的碱性较弱，一般不能在水溶液中用酸滴定液直接滴定，但可以在非水溶剂中用高氯酸滴定液滴定，测定其含量。

3. 检查方法

（1）重氮化-偶合反应（芳香第一胺反应）　分子结构中具有芳伯氨基或潜在芳伯氨基的药物，均可在酸性条件下与亚硝酸钠试液作用发生重氮化反应，生成的重氮盐再与碱性 β-萘酚偶合生成橙红色偶氮化合物，此即为芳香第一胺反应。

盐酸普鲁卡因和苯佐卡因在盐酸溶液中，可直接与亚硝酸钠进行重氮化-偶合反应。反应式如下：

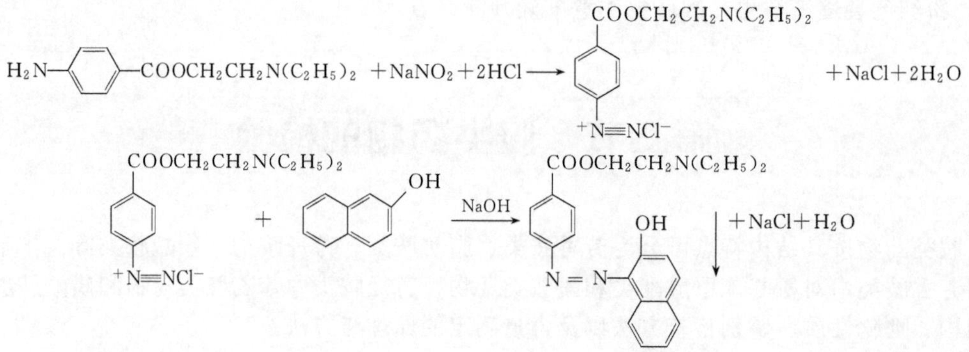

（2）水解反应　具有酯结构的本类药物，可在碱性条件下水解，利用其水解产物进行鉴别。

盐酸普鲁卡因在碱性溶液中可中和生成普鲁卡因白色沉淀，沉淀加热变为油状物；继续加热，普鲁卡因的酯键水解，产生的二乙氨基乙醇碱性气体能使湿润的红色石蕊试纸变蓝；加热至油状物消失后，生成可溶于水的对氨基苯甲酸钠，溶液放冷，加盐酸酸化，即析出对氨基苯甲酸白色沉淀，此沉淀能溶于过量的盐酸。反应式如下：

$$H_2N-\text{COOCH}_2\text{CH}_2\text{N}(\text{C}_2\text{H}_5)_2 \cdot HCl \xrightarrow{\text{NaOH}} H_2N-\text{COOCH}_2\text{CH}_2\text{N}(\text{C}_2\text{H}_5)_2 \downarrow$$
（白色）

$$\xrightarrow{\text{NaOH}} H_2N-\text{COONa} + \text{HOCH}_2\text{CH}_2\text{N}(\text{C}_2\text{H}_5)_2 \uparrow$$

$$H_2N-\text{COONa} \xrightarrow{\text{HCl}} H_2N-\text{COOH} \downarrow$$
（白色）

（3）氯化物反应　盐酸普鲁卡因与盐酸丁卡因的水溶液显氯化物的鉴别反应，氯化物鉴别反应可作为一般鉴别实验。

（4）红外光谱定性　红外光谱法特别适用于化学结构比较复杂、化学结构相互之间差别较小的药物的鉴别。对于芳香胺类药物来说，单纯采用理化方法难以说明苯环上取代基的位置及特点，而红外吸收光谱法就容易表达。以盐酸普鲁卡因与苯佐卡因的红外图谱为例进行说明，分别见图 7-3、图 7-4 和表 7-1、表 7-2。

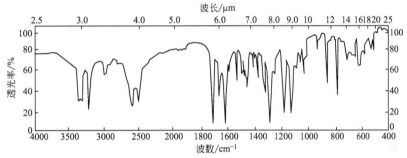

图 7-3　盐酸普鲁卡因的红外吸收光谱

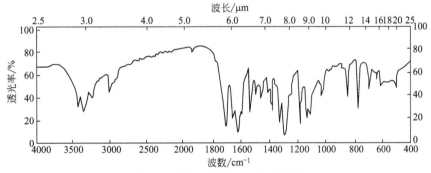

图 7-4　苯佐卡因的红外吸收光谱

表 7-1　盐酸普鲁卡因红外吸收光谱特征峰的归属

峰位/cm^{-1}	归属	峰位/cm^{-1}	归属
3315,3200	ν_{NH_2}	1645	$\delta_{\text{N-H}}$
2585	$\nu_{\text{C=O}}$	1455	δ_{CH}
1692	酯，$\nu_{\text{C=O}}$	1271,1170,1115	酯，$\nu_{\text{C-O}}$
1604,1520	苯环，$\nu_{\text{C=C}}$	773	苯环 1,4 取代 δ_{CH}

表 7-2　苯佐卡因红外吸收光谱特征峰的归属

峰位/cm^{-1}	归属	峰位/cm^{-1}	归属
3340,3220	ν_{NH_2}	1315,1280	酯, ν_{C-O}
1690	酯, $\nu_{C=O}$	1175,1126	δ_{CH}
1604,1520	苯环, $\nu_{C=C}$	775	苯环 1,4 取代 δ_{CH}
1645	δ_{N-H}		

4. 含量测定

（1）亚硝酸钠滴定法　本类药物分子结构中具有芳伯氨基，或水解后具有芳伯氨基，酸性条件下可与亚硝酸钠反应生成重氮化合物，可以采用亚硝酸钠滴定法进行含量测定。

亚硝酸钠滴定法准确，精密度高，耐用性强，简便易行，故适用范围较广，常用于含芳伯氨基或潜在芳伯氨基药物的含量测定。

芳伯氨基药物在酸性溶液中与亚硝酸钠定量反应，生成重氮化合物，反应式如下：

$$Ar—NH_2 + NaNO_2 + 2HCl \longrightarrow Ar—N_2^+Cl^- + NaCl + 2H_2O$$

某些药物含潜在芳伯氨基，如酰胺、硝基苯基等，需先经水解或还原，得到芳伯氨基，再进行测定。

$$Ar—NHCOR + H_2O \xrightarrow[\triangle]{H^+} Ar—NH_2 + RCOOH$$

$$Ar—NO_2 + 3Zn + 6HCl \xrightarrow[\triangle]{H^+} Ar—NH_2 + 3ZnCl_3 + 2H_2O$$

《中国药典》（2015 年版）中采用亚硝酸钠滴定法测定苯佐卡因含量。具体方法为：取本品约 0.35g，精密称定，照永停滴定法，用亚硝酸钠滴定液（0.1mol/L）滴定。每 1mL 亚硝酸钠滴定液（0.1mol/L）相当于 16.52mg 的 $C_9H_{11}NO_2$。

（2）非水溶液滴定法　盐酸丁卡因为有机碱的盐酸盐，分子结构中含有脂烃胺侧链，具弱碱性，可用非水碱量法测定含量。《中国药典》（2015 年版）中采用非水溶液滴定法测定盐酸丁卡因含量。具体方法为：取本品约 0.25g，精密称定，加乙醇 50mL 振摇使溶解，加 0.01mol/L 盐酸溶液 5mL，摇匀，照电位滴定法，用氢氧化钠滴定液（0.1mol/L）滴定，两个突跃点体积的差作为滴定体积。每 1mL 氢氧化钠滴定液（0.1mol/L）相当于 30.08mg 的 $C_{15}H_{24}N_2O_2 \cdot HCl$。

（二）酰胺类药物的检验

1. 结构特征

酰胺类药物结构的共同特点是含有芳酰氨基，其基本结构为：

R^1、R^2、R^3、R^4 上的不同取代基构成了本类药物，典型药物有：

对乙酰氨基酚　　　　　　盐酸布比卡因　　　　　　　　盐酸利多卡因

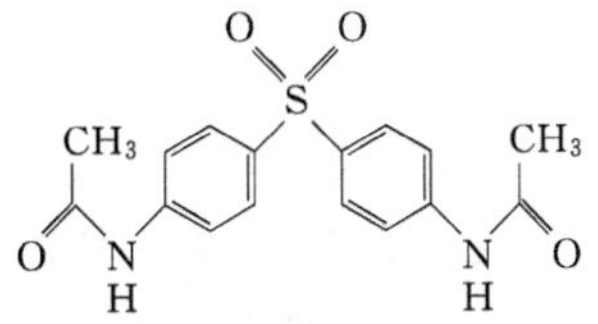

醋氨苯砜

2. 化学特性

（1）水解反应　本类药物在酸性溶液中可以水解生成含有芳伯氨基的衍生物，能发生重氮化-偶合反应。对乙酰氨基酚的水解反应速度相对较快，盐酸利多卡因和盐酸布比卡因的芳酰氨基邻位上有两个甲基，空间位阻影响较大，较难发生水解。

（2）酚羟基的特性　对乙酰氨基酚含有酚羟基，可与三氯化铁发生显色反应，利用此性质可将其与盐酸利多卡因、盐酸布比卡因和醋氨苯砜区分开来。

（3）弱碱性　盐酸利多卡因和盐酸布比卡因具有脂烃胺侧链且为叔胺氮原子，显弱碱性，可以成盐，可与生物碱沉淀剂发生沉淀反应。其中与三硝基苯酚试液反应生成的沉淀具有一定的熔点，可用于鉴别、含量测定。

3. 检查方法

（1）重氮化-偶合反应（芳香第一胺反应）　对乙酰氨基酚和醋氨苯砜具有潜在芳伯氨基，在酸性条件（盐酸或硫酸）下加热水解，再加亚硝酸钠试液，可发生重氮化-偶合反应，反应式如下：

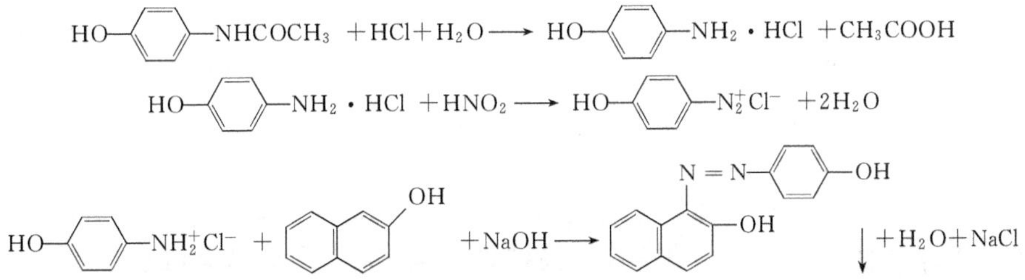

（2）三氯化铁反应　对乙酰氨基酚具有酚羟基，可与三氯化铁反应显蓝紫色。

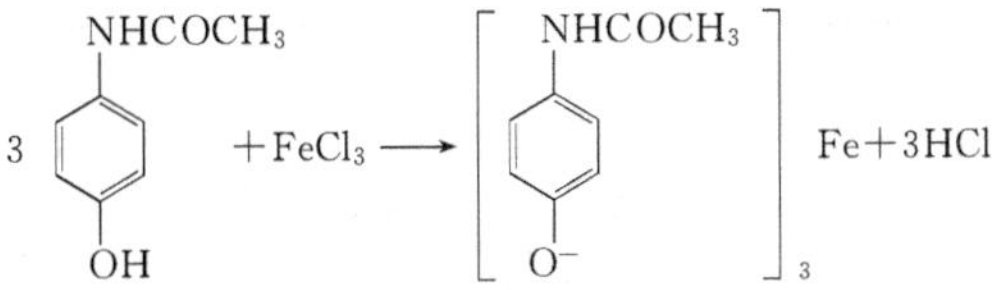

（蓝紫色）

（3）重金属离子反应　盐酸利多卡因芳酰氨基上的氮可在水溶液中与铜离子或钴离子生成有色的配位化合物沉淀。

盐酸利多卡因在碳酸钠试液中，与硫酸铜反应生成蓝紫色配位化合物，溶于氯仿则显黄色；盐酸利多卡因可在酸性溶液中与氯化钴试液反应，生成亮绿色钴盐沉淀。

4. 含量测定

本类药物均有苯环结构，具有紫外吸收，可用紫外-可见分光光度法来测定含量。

《中国药典》（2015 年版）采用紫外-可见分光光度法来测定对乙酰氨基酚含量，具体方法为：取本品约 40mg，精密称定，置 250mL 量瓶中，加 0.4% 氢氧化钠溶液 50mL 溶解后，加水至刻度，摇匀，精密量取 5mL，置 100mL 量瓶中，加 0.4% 氢氧化钠溶液 10mL，加水至刻度，摇匀，照紫外-可见分光光度法，在 257nm 的波长处测定吸光度，按 $C_8H_9NO_2$ 的吸收系数（$E_{1cm}^{1\%}$）为 715 计算，即得。

二、苯乙胺类药物的检验

1. 结构特征

本类药物为拟肾上腺素类药物，具有的苯乙胺基本结构如下：

$$R^1-\overset{\overset{H}{|}}{\underset{\underset{OH}{|}}{C}}-\overset{\overset{H}{|}}{\underset{\underset{R^3}{|}}{C}}-NH-R^2$$

R^1、R^2、R^3 上的不同取代基构成了本类药物，典型药物有：

肾上腺素　　　　　盐酸克伦特罗　　　　　　重酒石酸去甲肾上腺素

盐酸多巴胺　　　　硫酸沙丁胺醇　　　　　　重酒石酸间羟胺

2. 化学特性

（1）弱碱性　本类药物结构中含有烃氨基侧链，其氮为仲胺氮，故显弱碱性。其游离碱难溶于水，易溶于有机溶剂，其盐可溶于水。

（2）酚羟基特性　本类药物结构中多含有苯酚或邻苯二酚的结构，可与重金属离子络合呈色，露置空气中或遇光、热易氧化，色渐变深，在碱性溶液中更易变色。

（3）具旋光性　多数药物结构中含有手性碳原子，具有旋光性。

3. 检查方法

（1）三氯化铁反应　肾上腺素等本类药物的分子结构中更具有酚羟基，可与 Fe^{3+} 络合显色，若又加入碱性试液，则可进一步被高铁离子氧化而显紫色或紫红色（表7-3）。

表7-3　肾上腺素类药物与三氯化铁反应的反应条件及现象

药物	反应条件及现象
肾上腺素	盐酸溶液(9→1000)中显翠绿色,再加氨试液,即变紫色,最后变成紫红色
重酒石酸去甲肾上腺素	水溶液中显翠绿色,再加碳酸氢钠试液,即显蓝色,最后变成红色
盐酸多巴胺	水溶液中显墨绿色,滴加1%氨试液,即转变成紫红色
硫酸沙丁胺醇	水溶液中显紫色,加碳酸氢钠试液即生成橙黄色浑浊

（2）氧化反应　本类药物结构中含有酚羟基，在中性或酸性条件下易被过氧化氢、碘、铁氰化钾等氧化剂氧化呈现不同的颜色。可利用反应后呈现的不同颜色对肾上腺素类药物进行区分（表7-4）。

表7-4　肾上腺素类药物氧化显色反应的反应条件及现象

药物	反应条件及现象
肾上腺素	加盐酸溶液(9→1000)溶解,加过氧化氢试液,煮沸,即显血红色
重酒石酸去甲肾上腺素	加酒石酸氢钾的饱和溶液溶解,加碘试液,放置5min,加硫代硫酸钠试液,溶液为无色或仅显微红色或淡紫色
盐酸克伦特罗	加水溶解,加20%硫酸制高锰酸钾的饱和溶液,振摇,加草酸适量,振摇使溶液褪色并澄清,加水,加2,4-二硝基苯肼的高氯酸溶液有沉淀析出

药物	反应条件及现象
硫酸沙丁胺醇	加 0.4% 硼砂溶液使溶解，加 3% 4-氨基安替比林溶液 1mL 与 2% 铁氰化钾溶液 1mL，加三氯甲烷振摇，放置使分层，三氯甲烷层显橙红色

（3）分光光度法

① 本类药物化学结构中都有苯环，故而具有紫外吸收光谱特征，可采用紫外-可见分光光度法进行鉴别。

② 可采用红外分光光度法鉴别，供试品的红外光谱图与对照谱图比较应一致。

4. 含量测定

苯乙胺类药物的原料药多采用非水溶液滴定法和溴量法测定含量。

（1）非水溶液滴定法　苯乙胺类药物多具有弱碱性，其原料药多采用非水溶液滴定法测定含量。以冰醋酸为溶剂，以高氯酸滴定液滴定，加入醋酸汞试液以消除氢卤酸的干扰，以结晶紫指示液指示终点。测定过程中，如碱性较弱，终点不明显，可加入醋酸，增大滴定突跃。

《中国药典》（2015 年版）中采用非水溶液滴定法测定硫酸沙丁胺醇的含量，具体方法为：取本品约 0.4g，精密称定，加冰醋酸 10mL，微温使溶解，放冷，加醋酐 15mL 与结晶紫指示液 1 滴，用高氯酸滴定液（0.1mol/L）滴定至溶液显蓝绿色，并将滴定的结果用空白试验校正。每 1mL 高氯酸滴定液（0.1mol/L）相当于 57.67mg 的 $(C_{13}H_{21}NO_3)_2 \cdot H_2SO_4$。

（2）溴量法　重酒石酸间羟胺、盐酸去氧肾上腺素的分子结构中含有苯酚结构，在酸性条件下，酚羟基的邻、对位活泼氢能与过量溴发生定量的溴代反应，均采用溴量法进行含量测定。溴量法的基本过程是先让药物与定过量的溴反应，然后再用碘量法测定剩余的溴，即可求得供试品的含量。

《中国药典》（2015 年版）中采用溴量法测定重酒石酸间羟胺的含量，具体方法为：取本品约 0.1g，精密称定，置碘瓶中，用水 40mL 使溶解，精密加溴滴定液（0.05mol/L）40mL，再加盐酸 8mL，立即密塞，放置 15min，注意微开瓶塞，加碘化钾试液 8mL，立即密塞，振摇，用少量水冲洗碘瓶的瓶塞和瓶颈，加三氯甲烷 1mL，振摇，用硫代硫酸钠滴定液（0.1mol/L）滴定，至近终点时，加淀粉指示液，继续滴定至蓝色消失，并将滴定的结果用空白试验校正。每 1mL 溴滴定液（0.05mol/L）相当于 5.288mg 的 $C_9H_{13}NO_2 \cdot C_4H_6O_6$。

三、磺酰胺类药物的检验

1. 结构特征

常用的磺酰胺类药物为对氨基苯磺酰胺的衍生物，其基本结构如下：

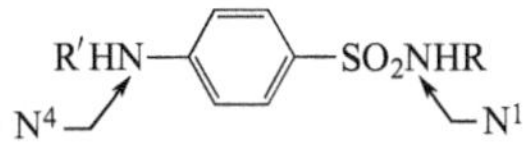

通常将磺酰胺上的氮原子编号为 N^1，芳氨基上的氮原子编号为 N^4，当 N^1 或 N^4 上取代情况不同时，就构成了不同的磺酰胺类药物。典型药物有：

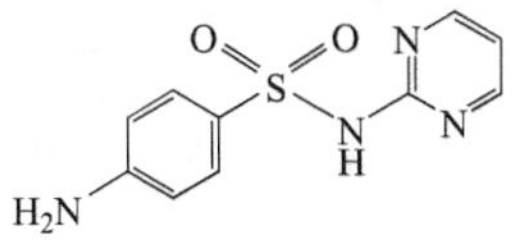

磺胺嘧啶 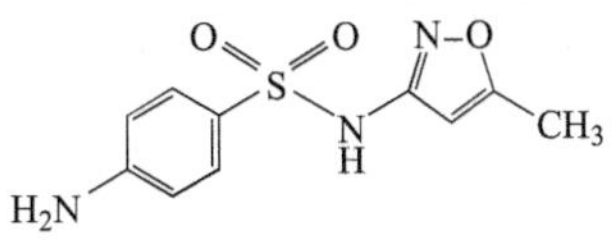　　　　　　　　磺胺甲噁唑 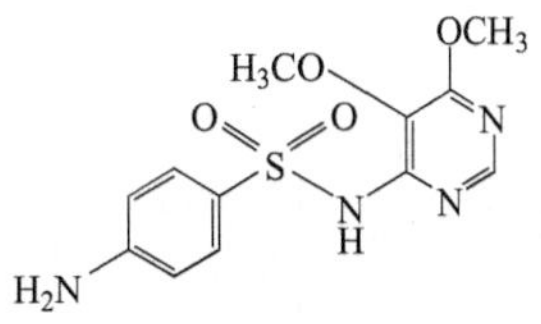　　　　　　　　磺胺多辛

磺胺异噁唑

2. 化学特性

（1）酸碱性　因本类药物分子中有芳香第一胺，呈弱碱性；有磺酰氨基，显弱酸性，故本类药物呈酸碱两性，可与酸或碱成盐而溶于水。

（2）自动氧化反应　本类药物含芳香第一胺，易被空气氧氧化。

（3）芳香第一胺反应　磺胺类药物含芳香第一胺，在酸性溶液中，与亚硝酸钠作用，可进行重氮化反应，利用此性质可测定磺胺类药物的含量。生成的重氮盐在碱性条件下，生成橙红色偶氮化合物，可作为本类药物的鉴别反应。

（4）铜盐反应　磺酰氨基上的氢原子，可被金属离子（如铜、银、钴等）取代，生成不同颜色的难溶性沉淀，可用于鉴别。

3. 检查方法

（1）重氮化-偶合反应　磺胺类药的 N^1 取代物分子中含有芳伯氨基，在盐酸存在下与亚硝酸钠试液发生重氮化反应，生成重氮盐。反应式如下：

$$H_2N--SO_2NHR + NaNO_2 + 2HCl \longrightarrow \left[N\equiv N^+ --SO_2NHR \right] \cdot Cl^- + NaCl + 2H_2O$$

（2）铜盐反应　磺胺类药物 N^1 取代物分子中磺酰亚氨基上的氢比较活泼，显弱酸性，能与氢氧化钠试液作用，生成易溶于水的钠盐。磺胺类药物的钠盐可与硫酸铜试液反应，生成相应的铜盐沉淀，铜盐沉淀的颜色随取代基的不同而异，有的在放置过程中还发生颜色变化。据此可鉴别磺胺类药物，并可初步区别结构类似的磺胺药。见表7-5。

表7-5　部分磺胺类药铜盐沉淀的颜色

药物名称	溶液或沉淀的颜色	放置后颜色变化
磺胺嘧啶	黄绿色沉淀	紫色
磺胺多辛	黄绿色沉淀	淡蓝色
磺胺异噁唑	淡棕色	暗绿色絮状沉淀
磺胺甲噁唑	草绿色沉淀	
磺胺醋酰钠	蓝绿色沉淀	

（3）红外光谱定性　磺胺类药物的分子结构中具有磺酰亚氨基（—SO₂NH—）、苯环、与苯环连接的氨基（—NH₂）、对位取代苯等结构特征，其红外吸收光谱也呈现出相应的特征吸收，其主要特征吸收见表7-6。

根据《药品红外光谱集》收载的磺胺类药物的红外光吸收图谱，归纳出磺胺类药物的红外吸收光谱具有以下几个共同特征。

① 磺酰基的特征吸收　磺酰基显示两个特征吸收谱带，一个是磺酰基的不对称伸缩振动（ν_{SO_2}），波数在 $1300\sim1370cm^{-1}$ 之间，强吸收峰；另一个是磺酰基的对称伸缩振动（ν_{SO_2}），波数在 $1140\sim1180cm^{-1}$ 之间，常为第一强吸收峰，是磺胺类药物的重要特征吸收峰。

表7-6　部分磺胺类药物红外光谱的主要特征吸收（波数）　　　　　单位：cm^{-1}

药物名称	ν_{SO_2} 对称，不对称	δ_{SO_2}	ν_{S-N} 磺酰胺	ν_{N-H}	ν_{NH_2} 对称，不对称	δ_{NH_2} 芳伯氨基	$\nu_{C=C}$ 苯环	γ_{C-H} 对位苯取代
磺胺	1150, 1320	545	902	3270	3370, 3480	1630, 690	1510, 1596	840

药物名称	ν_{SO_2} 对称，不对称	δ_{SO_2}	ν_{S-N}	ν_{N-H} 磺酰胺	ν_{NH_2} 对称，不对称	δ_{NH_2} 芳伯氨基	$\nu_{C=C}$ 苯环	γ_{C-H} 对位苯取代
磺胺嘧啶	1155，1325	545	940	3250	3350，3420	1650，680	1490，1580	790
磺胺甲噁唑	1150，1360	545	920	3280	3360，3460	680	1497，1592	825
磺胺异噁唑	1170，1350	555	930		3380，3490	1635，690	1510，1600	840

② 苯环骨架的特征吸收　苯环骨架中 C=C 伸缩振动（$\nu_{C=C}$）在 $1480\sim1610cm^{-1}$ 区间显示特征吸收谱带，其强度随分子结构的不同而异，通常在 $1580\sim1610cm^{-1}$ 区间的吸收峰较强。

③ 伯氨基和磺酰氨基的特征吸收　伯氨基的伸缩振动（ν_{NH_2}）在波数 $3300\sim3500cm^{-1}$ 区间显示两个较强的吸收峰。伯氨基的面内变形振动（δ_{NH_2}）在 $1650cm^{-1}$ 附近出现一个中等强度或较强的特征吸收峰。磺酰氨基的伸缩振动（ν_{N-H}）在波数 $3140\sim3340cm^{-1}$ 区间出现吸收谱带，其强度随分子结构不同而变化。

4. 含量测定

本类药物分子结构中具有芳伯氨基，在盐酸酸性溶液中可与亚硝酸钠溶液定量地完成重氮化反应，生成重氮盐，故可用亚硝酸钠滴定液直接进行滴定。

《中国药典》（2015 年版）中采用亚硝酸钠法测定磺胺多辛的含量，具体方法为：取本品约 0.6g，精密称定，照永停滴定法，用亚硝酸钠滴定液（0.1mol/L）滴定。每 1mL 亚硝酸钠滴定液（0.1mol/L）相当于 31.03mg 的 $C_{12}H_{14}N_4O_4S$。

技能训练　磺胺嘧啶原料药的质量检验

【背景资料】

磺胺嘧啶，化学名为 N-2-嘧啶基-4-氨基苯磺酰胺，分子式为 $C_{10}H_{10}N_4O_2S$，结构式为：

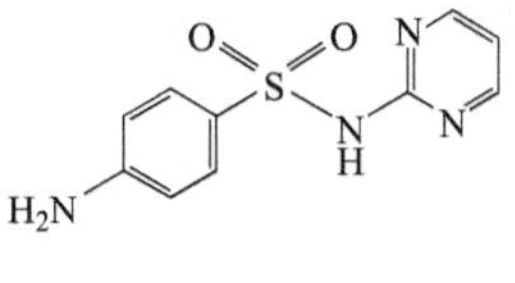

磺胺嘧啶为白色或类白色的结晶或粉末；无臭，无味，遇光色渐变暗；在乙醇或丙酮中微溶，在水中几乎不溶；在氢氧化钠试液或氨试液中易溶，在稀盐酸中溶解。磺胺类药物属于广谱抑菌剂，具有较强抗菌活性，对革兰阳性及阴性菌均有抑制作用，可用于脑膜炎双球菌、肺炎球菌、淋球菌、溶加链球菌感染的治疗，能通过血脑屏障进入脑脊液，曾被用作治疗流行性脑膜炎的首选药。

【质量要求】

《中国药典》（2015 年版）规定的磺胺嘧啶原料药主要检验项目及要求如下。

（1）性状　白色或类白色的结晶或粉末，无臭，无味；遇光色渐变暗。在乙醇或丙酮中微溶，在水中几乎不溶；在氢氧化钠试液或氨试液中易溶，在稀盐酸中溶解。

（2）鉴别　显色反应；红外光谱图对照；芳香第一胺类的鉴别反应。

（3）检查

① 酸度：依法检查，符合规定。

② 碱性溶液的澄清度与颜色：依法检查，不得更深。

③ 氯化物：依法检查，不得更浓（0.01%）。

④ 干燥失重：在105℃干燥至恒重，减失重量不得过0.5%。

（4）含量测定　按干燥品计算，含 $C_{10}H_{10}N_4O_2S$ 不得少于99.0%。

【实验准备】

1. 仪器与药品

（1）仪器　红外分光光度计、永停滴定仪、电子天平、称量瓶、烧杯、试管、量筒、胶头滴管、移液管、水浴锅、纳氏比色管、漏斗、干燥器及玻璃棒。

（2）药品　氢氧化钠、硫酸铜、盐酸、亚硝酸钠、β-萘酚、酚酞、乙醇、氯化钴、重铬酸钾、硝酸、氯化钠、硝酸银、硫酸、溴化钾（光谱纯）等。

2. 溶液配制

（1）氢氧化钠滴定液（0.1mol/L）　取澄清的氢氧化钠饱和溶液5.6mL，加新沸过的冷水使成1000mL，摇匀，即得。使用前需用基准物质邻苯二甲酸氢钾进行标定。

（2）亚硝酸钠滴定液（0.1mol/L）　取亚硝酸钠7.2g，加无水碳酸钠（Na_2CO_3）0.10g，加水适量使溶解成1000mL，摇匀。使用前需用基准物质对氨基苯磺酸进行标定。

（3）标准氯化钠溶液　称取氯化钠0.165g，置1000mL量瓶中，加水适量使溶解并稀释至刻度，摇匀，作为贮备液。临用前，精密量取贮备液10mL，置100mL量瓶中，加水稀释至刻度，摇匀，即得（每1mL相当于0.01mg Cl）。

（4）黄色3号标准比色液　取对照溶液（取比色用氯化钴液4.0mL，比色用重铬酸钾液23.3mL，加水稀释成100mL）1.5mL置25mL纳氏比色管中，加水8.5mL。

（5）硫酸铜试液　取硫酸铜12.5g，加水使溶解成100mL，即得。

（6）β-萘酚试液　取β-萘酚0.25g，加氢氧化钠溶液（1→10）10mL使溶解，即得。本液应临用新制。

（7）硝酸银试液　取硝酸银17.5g，加水适量使溶解成1000mL，摇匀，即得。

（8）氢氧化钠试液　取氢氧化钠4.3g，加水使溶解成100mL，即得。

（9）稀盐酸　取盐酸234mL，加水稀释至1000mL，即得。

（10）稀硝酸　取硝酸105mL，加水稀释至1000mL，即得。

【实施过程】

1. 性状

取一定量供试品置白色纸上，用肉眼仔细观察其颜色、晶型等。必要时检查溶解度。

2. 鉴别

（1）取本品约0.1g，加水与0.4%氢氧化钠溶液各3mL，振摇使溶解，滤过，取滤液，加硫酸铜试液1滴，观察实验现象。

（2）取本品1～1.5mg，加入干燥的溴化钾细粉200～300mg，于玛瑙研钵中，研磨均匀，置于压片架中压片，取出制成供试片，测红外光谱图，应与对照的图谱（光谱集

570图）一致。

（3）取供试品约 50mg，加稀盐酸 1mL，必要时缓缓煮沸使溶解，放冷，加 0.1mol/L 亚硝酸钠溶液数滴，滴加 β-萘酚试液数滴，观察实验现象。

3. 检查

（1）酸度　取本品 1.95～2.05g，加水 100mL，置水浴中振摇加热 10min，立即放冷，滤过，分取滤液 25mL，加酚酞指示液 2 滴与氢氧化钠滴定液（0.1mol/L）0.20mL，观察实验现象。

（2）碱性溶液的澄清度与颜色　取本品 2.0g，加氢氧化钠试液 10mL 溶解后，加水至 25mL，溶液应澄清无色；如显色，与黄色 3 号标准比色液比较。

（3）氯化物　取上述酸度项下剩余的滤液 25mL，置 50mL 纳氏比色管中，加稀硝酸 10mL，加水使成约 40mL，摇匀，即得供试品溶液。另取标准氯化钠溶液 5.0mL，置 50mL 纳氏比色管中，加稀硝酸 10mL，加水使成 40mL，摇匀，即得对照溶液。于供试品溶液与对照溶液中，分别加入硝酸银试液 1.0mL，用水稀释使成 50mL，摇匀，在暗处放置 5min，同置黑色背景上，从比色管上方向下观察、比较。

（4）干燥失重　取本品约 1.0g，置与供试品同样条件下干燥至恒重的扁形称量瓶中，精密称定，在 105℃干燥至恒重，从减失的质量和取样量计算供试品的干燥失重。

4. 含量测定

取本品 0.45～0.55g，精密称定，置烧杯中，加水 40mL 与盐酸溶液（1→2）15mL，而后置电磁搅拌器上，搅拌使溶解；再加溴化钾 2g，插入铂-铂电极后，将滴定管尖端插入液面下约 2/3 处，用亚硝酸钠滴定液（0.1mol/L）迅速滴定。边滴边搅拌，至近终点时，将滴定管尖端提出液面，用少量水淋洗尖端，洗液并入溶液中，继续缓缓滴定，至电流计指针突然偏转，不再回复，即为终点。每 1mL 亚硝酸钠滴定液（0.1mol/L）相当于 25.03mg 的 $C_{10}H_{10}N_4O_2S$。

【结果记录】

磺胺嘧啶原料药的检验结果记录

样品名称			批号	
规格			有效期	
包装			生产单位或产地	
检验依据			检验日期	
项目	实验方法	标准要求	检验结果/结论	检验人
性状				
鉴别　显色反应				
鉴别　红外光谱				
鉴别　特征反应				
检查　酸度				
检查　碱性溶液的澄清度与颜色				
检查　氯化物				
检查　干燥失重				
含量测定				

实验过程记录

项目	实验现象
【性状】	
【显色反应】	
【特征反应】	
【酸度】	
【碱性溶液的澄清度与颜色】	
【氯化物】	

【干燥失重】

仪器型号：_____ 干燥条件：_____

平行次数	称量瓶恒重 m_0/g	干燥前(供试品＋称量瓶)重 m_1/g	干燥后(供试品＋称量瓶)恒重 m_2/g
1			
2			

计算公式：

$$干燥失重 = \frac{m_1 - m_2}{m_1 - m_0} \times 100\%$$

【含量测定】

$NaNO_2$ 滴定液浓度：_____

项目	1#	2#	3#
供试品质量 m_s/g			
$V(NaNO_2)$/mL			
$V_0(NaNO_2)$/mL			
样品含量/%			
平均含量/%			
相对标准偏差/%			

计算公式：

$$w(\%) = \frac{(V - V_0) \times T \times F}{m_s(1 - 干燥失重)} \times 100\%$$

式中，F 为 $NaNO_2$ 滴定液的校正因子；T 为滴定度，g/mL。

结论：本品按_____标准检验，结果_____

【注意事项】

(1) 电极的清洁状态是滴定成功与否的关键，污染的电极在滴定时指示迟钝，终点时电流变化小，此时应重新处理电极。处理方法：可将电极插入 10mL 浓硝酸和 1 滴三氯化铁的溶液内，煮沸数分钟，或用洗液浸泡数分钟取出后用水冲洗干净。

(2) 由于重氮化反应速度较慢，因此在滴定时尽量按规定要求滴定。特别是当接近终点时，每次滴加的滴定液体积应适当小一些。

(3) 催化剂、温度和搅拌速度对测定结果均有影响，测定时均应按照规定进行。

第三节　抗生素类药物的检验

抗生素是指在低微浓度下即可对某些生物的生命活动有特异性抑制作用的化学物质，是临床防止疾病的重要药物，多经微生物发酵、提取纯化，精制、化学修饰等工艺过程制备。由于发酵过程比较复杂，不易控制，因而发酵液中的杂质非常复杂，包括无机盐、脂肪、各种蛋白质及其降解产物以及色素、热原、毒性物质等。产品虽经提纯，但成品中不可避免含有各种杂质。又由于多数抗生素的性质不稳定，其分解产物常使其疗效降低或失效，有时甚至引起毒副作用。根据抗生素的性质以及生产方法的特殊性和复杂性，为了保证用药的安全与有效，一般抗生素类药物的常规检验项目包括下列几项。

(1) 鉴别试验　用物理方法、化学方法或生物学方法判别其真伪、种类。

(2) 异常毒性试验　检测产品中是否存在毒性杂质。

(3) 无菌试验　检查产品是否完全无菌。

(4) 热原试验　检查产品中是否存在致热杂质。

(5) 水分测定　检查产品中是否存在过多的水分，保证产品的稳定性。

(6) 溶液澄清度检查　检查产品中是否混入了不溶性杂质。

(7) 溶液酸碱度测定　规定溶液的酸碱度，使产品稳定并适合于临床应用。

(8) 降压试验　检查降压物质的限度是否符合规定。

(9) 含量测定或效价测定　确定有效成分的含量或效价。

各种抗生素及其制剂的生产过程和性质不同，规定的检验项目也不完全一样。一般来说，注射用产品规定的项目较多，要求也较严；口服与外用产品则控制项目较少，要求也稍宽。

抗生素的含量或效价测定方法主要可分为微生物检定法和物理化学测定法两大类。微生物检定法是以抗生素的抑制细菌生长能力或杀灭细菌能力作为衡量标准。其原理和临床应用的要求较接近，更能反映抗生素的医疗价值，而且本方法灵敏度较高，样品用量少，应用广泛，但操作步骤繁多，测定时间较长、误差较大。物理化学测定法是根据抗生素的化学结构特点，利用其特有的物理化学性质及反应进行的，对于提纯的产品以及化学结构已确定的抗生素可用物理化学法测定。本法操作简单、省时、准确，有一定的专属性，但只有当本法的测定结果与微生物检定法相吻合时才可用于含量测定。

目前，抗生素的含量或效价测定仍以微生物检定法为主。随着现代分析技术的迅速发展，人们对抗生素分子结构及理化性质的深入研究，一些适用范围广、灵敏度高的理化方法（如高效液相色谱法）正在逐步取代生物学方法，成为抗生素类药物测定方法的主流。

本节主要介绍 β-内酰胺类、氨基糖苷类以及四环素类抗生素的结构、理化性质、鉴别反应、杂质检查以及利用理化性质进行含量测定的原理与方法。

一、β-内酰胺类抗生素的检验

1.结构特征

本类抗生素包括青霉素类和头孢菌素类，它们的分子中都含有 β-内酰胺环，故统称为 β-内酰胺类抗生素。它们的分子中都有一个游离羧基和酰胺侧链。二者都含有连续的—C—CO—NH—C—CO—N—C—COO—基。其基本结构如下：

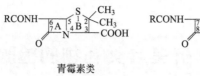

青霉素类
A为β-内酰胺环；
B为氢化的噻唑环

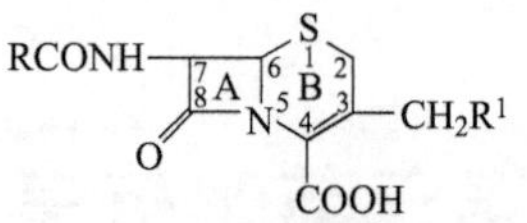

头孢菌素类
A为β-内酰胺环；
B为氢化的噻嗪环

青霉素类的结构是由侧链 RCO— 和母核 6-氨基青霉烷酸（6-APA）两部分结合而成，母核是由 β-内酰胺环和氢化噻唑环并合而成的双杂环。头孢菌素类的结构是由侧链 RCO— 和母核 7-氨基头孢烷酸（7-ACA）两部分结合而成，母核是由 β-内酰胺环和氢化噻嗪环并合而成的双杂环。不同类型的青霉素和头孢菌素仅仅是它们分子中的取代基 R、R^1 不同（表 7-7、表 7-8）。

表 7-7　常用青霉素类药物的结构

药物名称	R
青霉素钠（钾） Benzylpenicillin Sodium（Potassium）	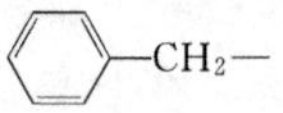 ⌬—CH₂—
阿莫西林 Amoxicillin	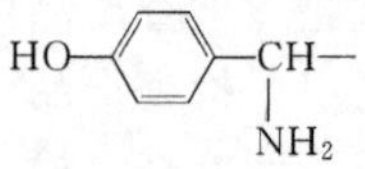 HO—⌬—CH— 　　　　　NH₂
氨苄西林 Ampicillin	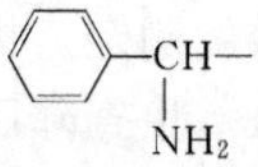 ⌬—CH— 　　NH₂
苯唑西林钠 Oxacillin Sodium	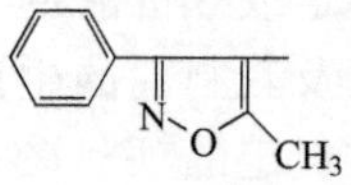 ⌬—isoxazole—CH₃
氯唑西林钠 Cloxacillin Sodium	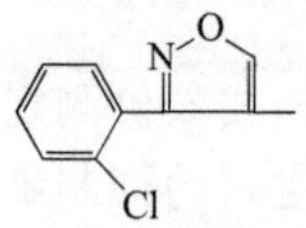 ⌬(Cl)—isoxazole
哌拉西林 Piperacillin	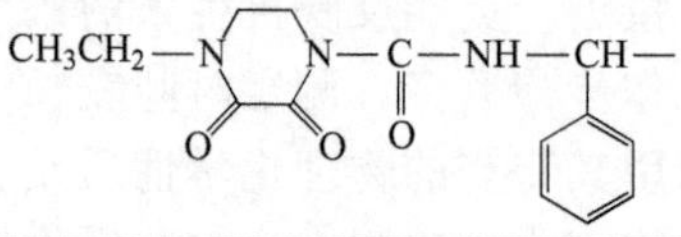 CH₃CH₂—N(piperazinedione)—C(O)—NH—CH—⌬
磺苄西林钠 Sulbenicillin Sodium	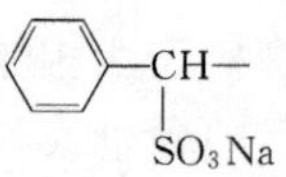 ⌬—CH— 　　SO₃Na

表 7-8　常用头孢菌素类药物的结构

药物名称	R	R^1
头孢拉定 Cefradine	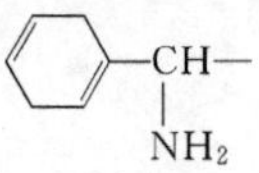 ⬡—CH— 　　NH₂	H
头孢氨苄 Cefalexin	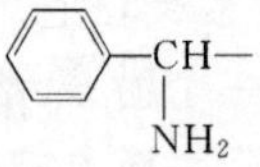 ⌬—CH— 　　NH₂	H

续表

药物名称	R	R¹
头孢羟氨苄 Cefadroxil	HO—⟨苯环⟩—CH— | NH$_2$	H
头孢噻吩钠 Cefalotin Sodium	⟨噻吩环⟩—CH$_2$—	—OCOCH$_3$
头孢噻肟钠 Cefotaxime Sodium	H$_2$N—⟨噻唑环⟩—C=N— | OCH$_3$	—OCOCH$_3$
头孢唑啉钠 Cefazolin Sodium	⟨四氮唑环⟩N—CH$_2$—	—S—⟨噻二唑环⟩—CH$_3$
头孢呋辛钠 Cefuroxime Sodium	⟨呋喃环⟩—C— || N—OCH$_3$	—OCONH$_2$
头孢哌酮 Cefoperazone	CH$_3$CH$_2$—N⟨哌嗪二酮环⟩N—C—NH—CH— || O ⟨苯环⟩—OH	—S—⟨四氮唑环⟩N—CH$_3$

2. 化学特性

（1）酸性　青霉素类和头孢菌素类分子中的游离羧基具有相当强的酸性（大多数青霉素的 pK_a=2.5～2.8），能与无机碱或某些有机碱作用成盐。如青霉素钠、氨苄西林钠、普鲁卡因青霉素以及头孢唑啉钠等。其碱金属盐易溶于水，其有机碱盐难溶于水、易溶于有机溶剂。

（2）旋光性　青霉素分子中有 3 个手性碳原子（C3，C5，C6），头孢菌素分子中有 2 个手性碳原子（C6，C7），故都有旋光性。

（3）紫外吸收特性　青霉素分子中的环状部分无紫外吸收，但其侧链部分由于有苯环共轭系统则有紫外吸收。如青霉素在 257nm、264nm 处的吸收由苯乙酰基所引起。而头孢菌素由于母环部分具有 O=C—N—C=C 的结构，在 260nm 处有强吸收，这是 7-ACA 的特征吸收峰。青霉素钠的紫外吸收曲线见图 7-5。

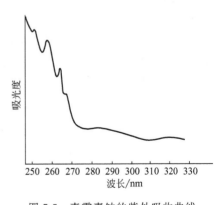

图 7-5　青霉素钠的紫外吸收曲线（甲醇-氢氧化钾溶液）

（4）β-内酰胺环的不稳定性　干燥状态下，纯净的青霉素盐稳定，对热也稳定。有水存在时，青霉素不稳定，易水解和分子重排。青霉素盐的水溶液 30℃放置 24h，效价下降达 56%。

β-内酰胺环是青霉素结构中最不稳定的部分，遇酸碱、重金属、青霉素酶、羟胺等，即开环失效，并形成一系列降解物。青霉素与羟胺作用，内酰胺环打开生成 α-青霉噻唑酰基羟肟酸（图 7-6）。头孢菌素也有类似反应（图 7-7）。与青霉素相比，头孢菌素不易发生开环反应，对稀酸和青霉素酶比较稳定。

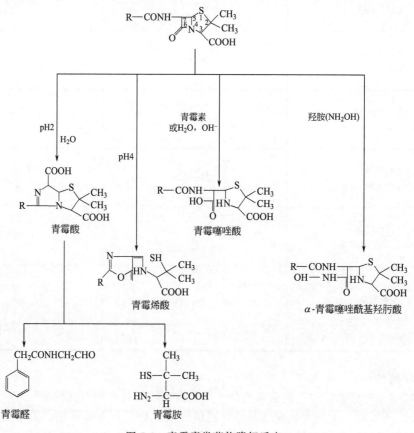

图 7-6　青霉素类药物降解反应

3. 检查方法

（1）显色反应

① 羟肟酸铁反应　青霉素和头孢菌素在碱性介质中与羟胺作用，β-内酰胺环破裂生成羟肟酸衍生物，与酸性硫酸铁铵试液（Fe^{3+}）作用生成红色配位化合物。《中国药典》（2015 年版）中收录的哌拉西林、头孢哌酮等鉴别仍旧采用该方法。

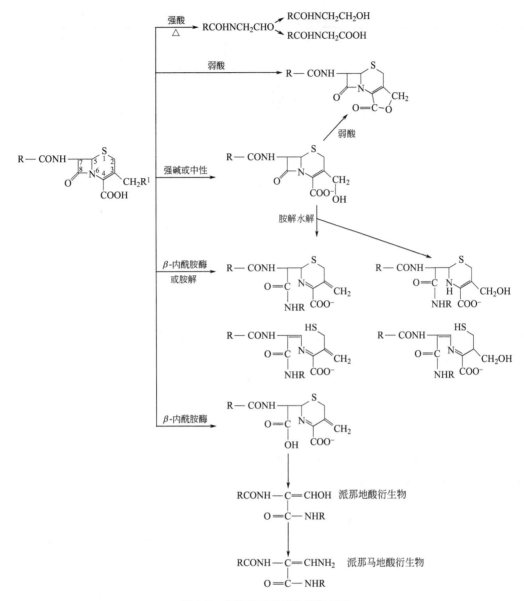

图 7-7　头孢菌素类药物降解反应

　　② 硫酸-甲醛显色反应　　多数青霉素类和头孢菌素类药物遇到硫酸时大多无变化，而遇硫酸-甲醛试剂有较显著的颜色变化，可供鉴别（表 7-9）。方法：取供试品 2mg 置试管中，用 0.05mL 水润湿，加硫酸 2mL，摇匀，观察溶液颜色变化。将试管浸入沸水浴中 1min，再观察溶液颜色变化。另取供试品 2mg，置另一试管中，用硫酸-甲醛（50∶1）溶液代替硫酸，重复上述试验，观察溶液颜色变化。

表 7-9　青霉素类和头孢菌素类药物与硫酸、硫酸-甲醛显色反应结果

名称	硫酸	硫酸，在 100℃ 加热 1min 后	硫酸-甲醛	硫酸-甲醛，在 100℃ 加热 1min 后
阿莫西林	几乎无色	几乎无色	几乎无色	暗黄色
氨苄西林	几乎无色	几乎无色	几乎无色	暗黄色

名称	硫酸	硫酸,在100℃加热1min后	硫酸-甲醛	硫酸-甲醛,在100℃加热1min后
苄星青霉素	几乎无色	几乎无色	几乎无色①	红棕色
青霉素钠(钾)	几乎无色	几乎无色	几乎无色①	红棕色
双氯西林	几乎无色	几乎无色	淡绿黄色	淡黄色
苯氧甲基西林	几乎无色	几乎无色	棕红色	暗红色
普鲁卡因青霉素	几乎无色	几乎无色	几乎无色	棕红色
头孢氨苄	几乎无色	淡黄色	淡黄色	黄色
头孢利定	淡黄色	几乎无色	红色	棕红色
头孢噻吩	黄色②	红棕色	红色	棕红色

① 几分钟后出现棕黄色。

② 颜色变化很快。

③ 肽键特征反应 β-内酰胺类药物中，头孢氨苄、头孢拉定等结构中具有氨基苄，取代基的—CONH—具有典型的α-氨基酸性质，可发生双缩脲和茚三酮反应，《中国药典》（2015年版）对头孢克洛、头孢拉定采用 TLC 鉴别时，显色试剂即采用茚三酮。

（2）沉淀反应

① 在稀盐酸中产生沉淀的反应 青霉素钾（钠）的水溶液，加稀盐酸2滴，即析出难溶于水的白色沉淀（游离青霉素）。此沉淀能溶于乙醇、乙醚、醋酸戊酯、氯仿或过量的盐酸。

② 有机胺盐的特殊反应

a.重氮化-偶合反应 普鲁卡因青霉素水溶液经酸化后，生成普鲁卡因和青霉素，普鲁卡因中的芳香第一胺显重氮化-偶合反应，生成橙红色的偶氮化合物沉淀。

b.与三硝基苯酚反应 苄星青霉素为二苄基乙二胺与青霉素所成的盐，加碱碱化后，用乙醚提取，蒸去乙醚后的残渣含有二苄基乙二胺，加稀乙醇使残渣溶解，加苦味酸（三硝基苯酚）的饱和溶液，加热后放冷，即析出二苄基乙二胺苦味酸盐结晶。重结晶后测定熔点，约为214℃。反应式如下：

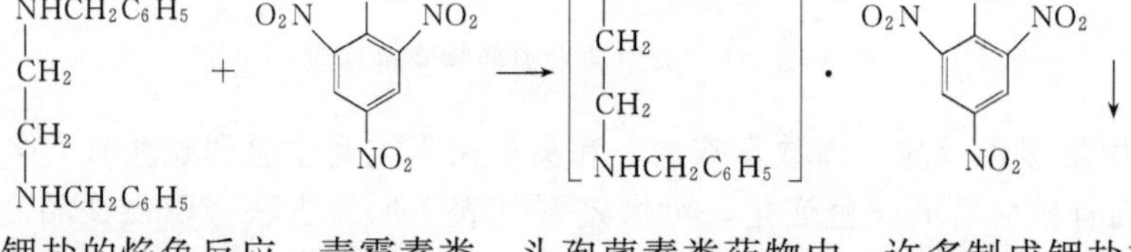

（3）钠、钾盐的焰色反应 青霉素类、头孢菌素类药物中，许多制成钾盐或钠盐供临床使用，亦可利用钾盐或钠盐的特征反应来鉴别。如头孢曲松钠利用钠盐鉴别的反应鉴别，青霉素 V 钾利用钾盐鉴别的反应鉴别。

（4）紫外-可见分光光度法 头孢类抗生素 7-ACA 结构中有共轭体系，具有紫外特征吸收，可进行紫外-可见分光光度法鉴别。

① 最大吸收波长的测定 将供试品配制成一定浓度的水溶液，根据其吸收光谱的最大吸收波长进行鉴别。如头孢唑啉钠的鉴别：取本品，加水制成每1mL含有16μg的溶液，在272nm的波长处有最大吸收。

② 水解产物的最大吸收波长与吸光度的测定 先将供试品在一定条件下水解，再测定

水解产物的最大吸收波长进行鉴别。如苯唑西林钠的鉴别，根据其在弱酸性条件下，加热水解产生的苯唑青霉烯酸在 339nm 波长处有最大吸收。

（5）红外分光光度法　红外吸收光谱以其特征性强，与分子的结构直接相关等，在药物的鉴别中占据重要的地位。β-内酰胺类抗生素的 β-内酰胺环具有 $\sigma_{C=O}1750\sim1800cm^{-1}$，侧链仲酰氨基具有 $\sigma_{N-H}3300cm^{-1}$、$\sigma_{C-N}1525cm^{-1}$、$\sigma_{C=O}1680cm^{-1}$ 等特征吸收，《中国药典》（2015 年版）对本类药物的鉴别几乎均采用红外分光光度法，即药物红外光吸收图谱与标准图谱比较，二者应一致。

（6）特殊杂质检查

① 高分子聚合物检查　众所周知，青霉素在使用过程中需进行皮试，以避免严重过敏反应的发生。目前已经明确，导致过敏反应的主要致敏物质是青霉噻唑多肽、青霉噻唑蛋白以及药物自身的高分子聚合物。前者主要来源于生产工艺本身，属于外源性杂质，目前在各国 β-内酰胺类药物生产中，通过不断改进和提高生产工艺，此类杂质含量日趋减少，已不列入《中国药典》（2015 年版）的检查内容。而高分子杂质是来源于生产、贮藏或使用多种途径的内源性杂质，由于其具有多价半抗原性质，可引发速发型的过敏反应，因此是检查的重点。头孢菌素类药物亦可发生类似聚合反应。

《中国药典》（2015 年版）规定头孢他啶、头孢曲松、头孢呋辛钠、头孢拉定、头孢噻肟、阿莫西林、青霉素 V 等药物应检查相关药物的聚合物，检查方法采用分子排阻色谱法，使用葡萄糖凝胶 G-10 为填充剂。

② 有关物质和异构体的检查　β-内酰胺类药物多采用半合成方法制备，由 6-APA、7-ACA 与相应侧链取代基结合而成，在制备中易引入原料及有关物质，并可能生成异构体。《中国药典》（2015 年版）对有关物质和异构体的检查均采用高效液相色谱法。

4. 含量（或效价）测定

《中国药典》（2015 年版）对 β-内酰胺类药物的含量测定多采用高效液相色谱法，因 β-内酰胺类药物含有异构体、有关物质等杂质，采用 HPLC 不但可以快速、高效测定药物含量，更能够将供试品中不该存在的降解产物、原料等杂质进行分离及定量。《中国药典》（2015 年版）中采用高效液相色谱法测定头孢唑啉钠含量。具体方法如下。

色谱条件与系统适用性试验：用十八烷基硅烷键合硅胶为填充剂；以磷酸氢二钠、柠檬酸溶液（取无水磷酸氢二钠 1.33g 与柠檬酸 1.12g，加水溶解并稀释成 1000mL）-乙腈（88∶12）为流动相；检测波长为 254nm；取本品约 10mg，加 0.2%氢氧化钠溶液 10mL 使溶解，静置 15～30min，精密量取 1mL，置 10mL 量瓶中，用流动相稀释至刻度，摇匀，取 10mL 注入液相色谱仪，记录色谱图，头孢唑啉峰的保留时间约为 7.5min。头孢唑啉峰和相邻杂质峰间的分离度应符合要求。

测定：取本品适量，精密称定，加流动相溶解并定量稀释制成每 1mL 中约含 0.1mg 的溶液，作为供试品溶液，精密量取 10mL 注入液相色谱仪，记录色谱图；另取头孢唑啉对照品适量，加磷酸盐缓冲液（pH 7.0）5mL 溶解后，再用流动相定量稀释制成每 1mL 中约含 0.1mg 的溶液，同法测定。按外标法以峰面积计算供试品中 $C_{14}H_{14}N_8O_4S_3$ 的含量。

二、氨基糖苷类抗生素的检验

1. 结构特征

氨基糖苷类抗生素由碱性环己多元醇（苷元）与氨基糖缩合而成。氨基糖苷类抗生素主要有链霉素、庆大霉素、硫酸卡那霉素、阿米卡星等。典型药物的结构式如下：

链霉素(Streptomycin)　　　　庆大霉素(Gentamycin)　　　　硫酸卡那霉素(Kanamycin Sulfate)

阿米卡星(Amikacin)

2. 化学特性

以上这些药物的抗菌谱和化学性质都有共同之处。

（1）碱性　本类抗生素结构中含有多个羟基和碱性基团，属于碱性、水溶性物质，可与无机酸或有机酸成盐，临床主要应用硫酸盐。

（2）稳定性　糖苷键易于水解，链霉素结构中具有双糖胺，氨基葡萄糖与链霉素之间的苷键结合强，不易水解；链霉胍与链霉双糖胺间的苷键结合较弱，易于水解，故水解后生成1分子苷元和1分子双糖；水溶液在 pH 5～7.5 最稳定，过酸和过碱易水解失效；庆大霉素较稳定，pH 2～12 时，100℃加热 30min 亦未变化。

（3）旋光性　本类物质结构中具有多个手性中心，具有旋光性。

3. 检查方法

（1）坂口反应　坂口反应为链霉胍的特征反应。在碱性条件下，链霉素水解，生成链霉胍。链霉胍、8-羟基喹啉分别同次溴酸钠反应，进一步相互作用后生成橙红色产物。反应式如下：

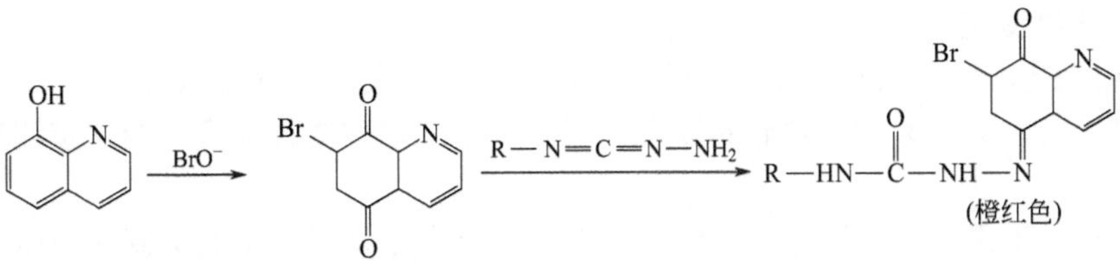

（橙红色）

（2）麦芽酚反应　麦芽酚反应为链霉素特征反应。在碱性条件下，链霉素水解生成链霉糖，后者经分子重排扩环为六元环，然后消除 N-甲基葡萄糖胺和链霉胍，生成麦芽酚（α-甲基-β-羟基-γ-吡喃酮），Fe^{3+} 可与麦芽酚在微酸性条件下生成紫红色配合物。反应式如下：

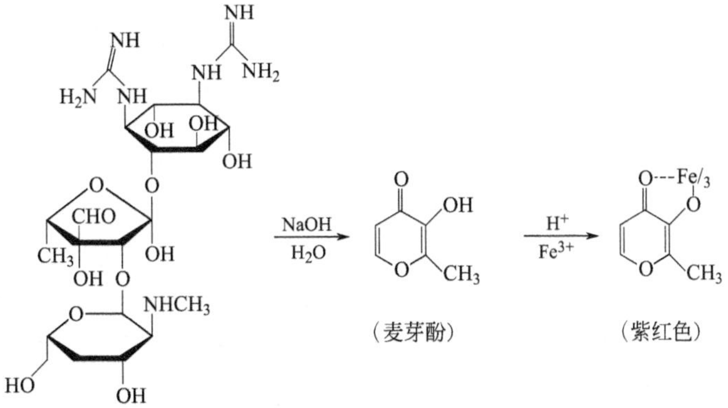

（麦芽酚）　　　（紫红色）

（3）茚三酮反应　氨基糖苷结构具有特征的羟基胺和 α-氨基酸的性质，易与茚三酮试液反应，生成特征的蓝色产物。反应式如下：

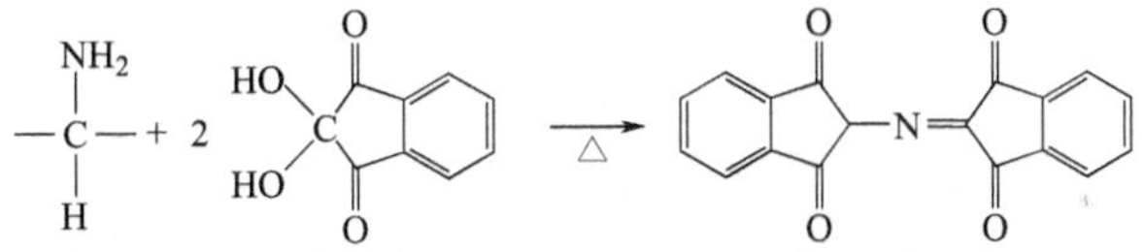

氨基糖　　　水合茚三酮　　　蓝紫色缩合物

（4）N-甲基葡萄糖胺反应　本类药物在水解时，均会产生葡萄糖胺衍生物，如庆大霉素产生 N-甲基葡萄糖胺，硫酸新霉素产生 D-葡萄糖胺。此类衍生物会在碱性条件下与乙酰丙酮缩合生成吡咯衍生物，进而与对二甲氨基苯甲醛的酸性醇试剂反应，生成特征樱桃红色产物。

（5）糠醛反应　具有五碳糖或六碳糖的氨基糖苷类抗生素，在酸性条件下水解可脱水生成糠醛或羟甲基糠醛，此类产物可与蒽酮试液反应。反应式如下：

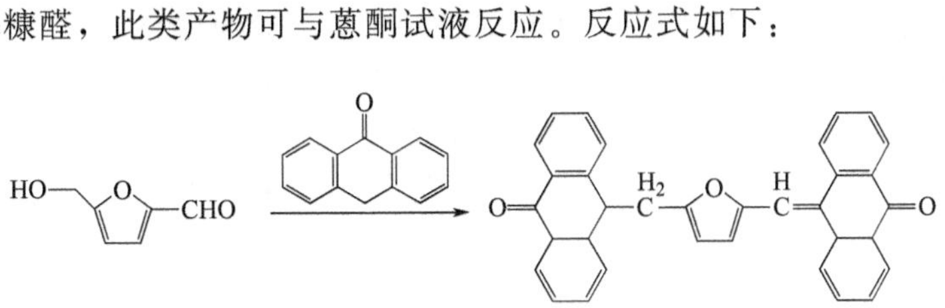

羟甲基糖醛　　　蓝紫色衍生物

（6）硫酸盐鉴别反应　氨基糖苷类抗生素由于结构中具有多个碱性中心，多与硫酸成盐，可通过对硫酸根的鉴定来鉴别此类药品。如《中国药典》（2015 年版）中对硫酸小诺霉素、硫酸卡那霉素、硫酸巴龙霉素、硫酸庆大霉素等的鉴别。

4. 含量测定

《中国药典》（2015年版）中对氨基糖苷类抗生素原料药的含量测定，多数药物仍采用抗生素微生物检定法，但对卡那霉素、阿米卡星、硫酸依替米星等的含量测定采用了高效液相色谱法。

（1）抗生素微生物检定法　抗生素微生物检定法是以抗生素抑制细菌生长的能力或其杀菌力来衡量抗生素活性（效价）的方法。其测定原理与临床应用的要求一致，可直接反映抗生素的医疗价值，兼具有灵敏度较高、供试品用量较小、对产品纯度限度较宽等优点，适用于已知或新发现的抗生素。但其操作步骤多、测定时间长、误差较大，逐渐被一些适用范围广、灵敏度高的理化方法所代替。

《中国药典》（2015年版）通则中收录的检定方法有两种，即管碟法和浊度法。

① 管碟法　本法是利用抗生素在琼脂培养基内的扩散作用，比较标准品与供试品两者对接种的试验菌产生抑菌圈的大小，以测定供试品效价的一种方法。

常用的试验菌有枯草芽孢杆菌、短小芽孢杆菌、金黄色葡萄球菌、藤黄微球菌、大肠埃希菌、啤酒酵母菌、肺炎克雷伯菌、支气管炎博德特菌。

方法：在直径约90mm、高16～17mm的平底双碟中注入培养基底层，然后加入试验菌层，冷却后，在双碟中等距离均匀安置不锈钢小管4个（二剂量法）或6个（三剂量法），分别依法加入高低浓度的标准品溶液及供试品溶液，在规定条件下培养后，测量抑菌圈的直径或面积，进行统计分析及效价计算。

② 浊度法　本法是利用抗生素在液体培养基中对试验菌生长的抑制作用，通过测定培养后细菌浊度值的大小，比较标准品与供试品对试验菌生长抑制的程度，以测定供试品效价的一种方法。

常用试验菌有金黄色葡萄球菌、大肠埃希菌、白色念珠菌。

方法：取适用的灭菌试管，分别加入含试验菌的液体培养基，再加入各浓度的标准品或供试品溶液，混匀后，在规定条件下培养至适宜测量的浊度值（通常为4h），在线测定或取出用甲醛溶液（1→3）中止细菌生长，在530nm或580nm波长处测定各管吸光度，同时设阳性对照和空白液，依标准曲线法进行测定和效价计算。

《中国药典》（2015年版）中采用抗生素微生物检定法测定硫酸庆大霉素的含量。具体方法为：精密称取本品适量，加灭菌水定量制成每1mL中约含1000单位的溶液，照抗生素微生物检定法测定。可信限率不得大于7%。1000庆大霉素单位相当于1mg庆大霉素。

（2）高效液相色谱法　《中国药典》（2015年版）中采用高效液相色谱法测定硫酸卡那霉素的含量。具体方法如下。

色谱条件与系统适用性试验：用十八烷基硅烷键合硅胶为填充剂；以0.2mol/L三氟醋酸溶液-甲醇（95∶5）为流动相；用蒸发光散射检测器检测（参考条件：漂移管温度110℃，载气流量为每分钟3.0L）。分别称取卡那霉素对照品与卡那霉素B对照品各适量，加水溶解并制成每1mL中各约含80μg的混合溶液，取20μL注入液相色谱仪，卡那霉素峰与卡那霉素B峰的分离度应不小于5.0。

测定法：取卡那霉素对照品适量，精密称定，加水溶解并定量稀释制成每1mL中约含卡那霉素0.10mg、0.15mg、0.20mg的溶液。精密量取上述三种溶液各20μL分别注入液相色谱仪，记录色谱图，以对照品溶液浓度的对数值与相应的峰面积对数值计算线性回归方程，相关系数（r）应不小于0.99；另取本品适量，精密称定，加水溶解并定量稀释制成每1mL中约含卡那霉素0.15mg的溶液，作为供试品溶液，同法测定。用回归方程计算供试品中 $C_{18}H_{36}N_4O_{11}$ 的含量。

三、四环素类抗生素的检验

1. 结构特征

四环素类抗生素的化学结构中均具有典型的氢化并四苯环，可以看作四并苯或萘并萘的衍生物，其基本结构如下：

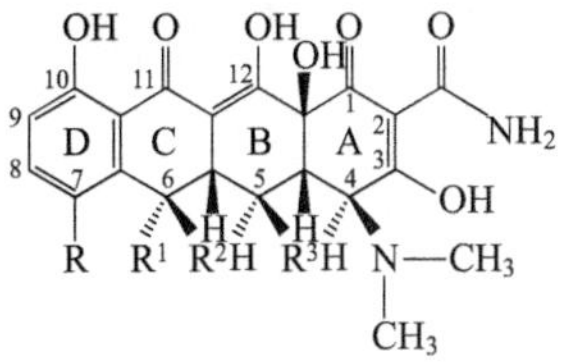

结构式中取代基 R、R^1、R^2、R^3 不同，构成了不同的四环素类药物，主要包括四环素、氯四环素（又称金霉素）、氧四环素（又称土霉素）和脱氧土霉素（又称多西环素）等，典型药物的结构式如下：

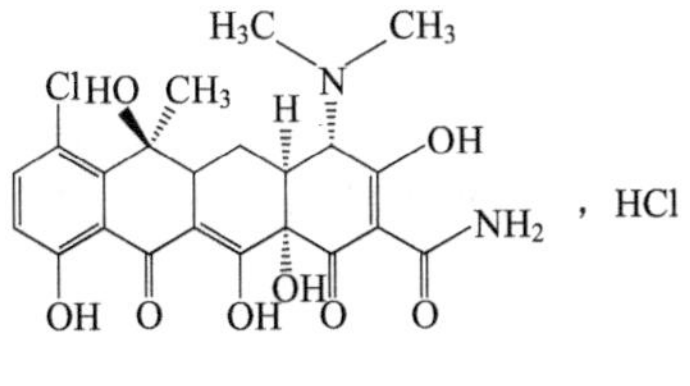

盐酸四环素

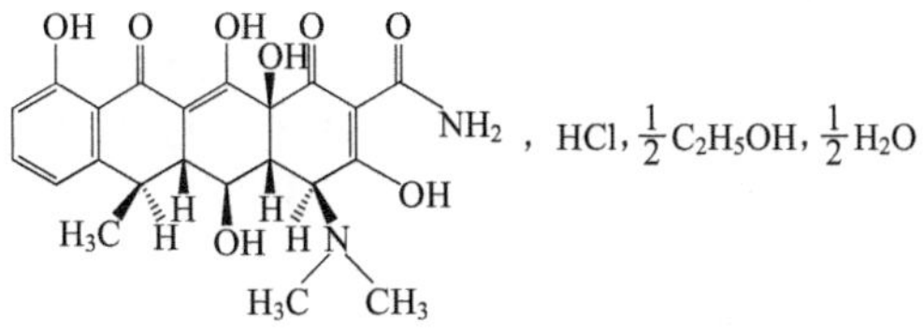

盐酸多西环素

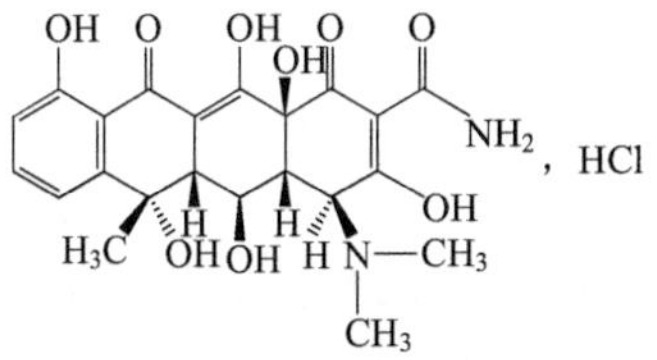

盐酸土霉素

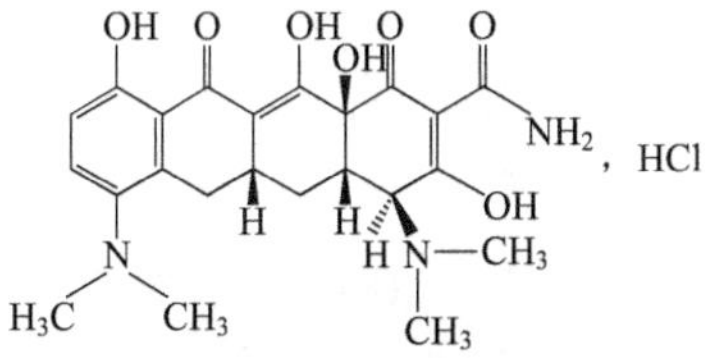

盐酸米诺环素

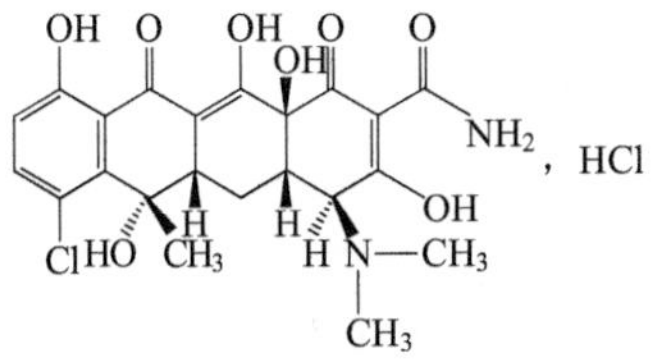

盐酸金霉素

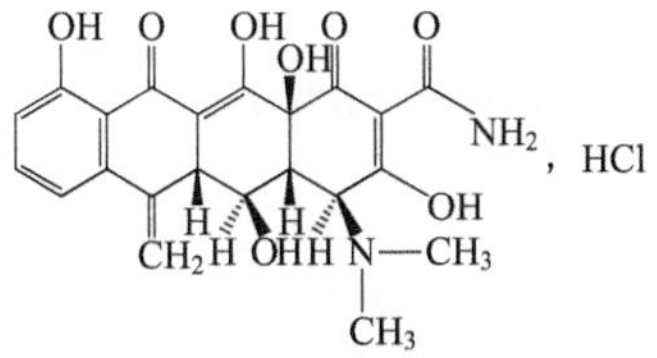

盐酸美他环素

2. 化学特性

（1）酸碱性　四环素类抗生素分子中的酚羟基、烯醇型羟基显酸性，二甲氨基显碱性，故其为两性化合物，遇酸或碱，均可生成相应的盐，临床上多采用盐酸盐。

（2）溶解度　四环素类抗生素在水中溶解度很小，但因本类抗生素为两性化合物，能溶于酸或碱溶液中。其溶解度大小与溶液的 pH 值有关，在 pH 值 4.5～7.2 之间难溶于水，当 pH 值低于 4 或高于 8 时，溶解度增大，可以得到高浓度的四环素类水溶液。其盐类在水中会水解，当溶液浓度较大时，析出游离碱。酸度增大能防止水解。

（3）不稳定性　干燥的四环素类游离碱及其盐较稳定，但在贮存中遇光或被氧化颜色变深。在酸性溶液中会发生差向异构化反应及降解反应；在碱性溶液中亦会发生降解反应。

① 差向异构化反应　在 pH 2～6 的溶液中，A 环 C4 的构型改变，二甲氨基发生差向异构化，从而形成 4-差向四环素，反应是可逆的，达到平衡时溶液中差向化合物的含量可达 40%～60%。差向异构化速度受很多因素影响，当酸性增强（pH<2）或偏碱性（pH>9）时，差向异构化速度很小。其差向异构化反应可表示为：

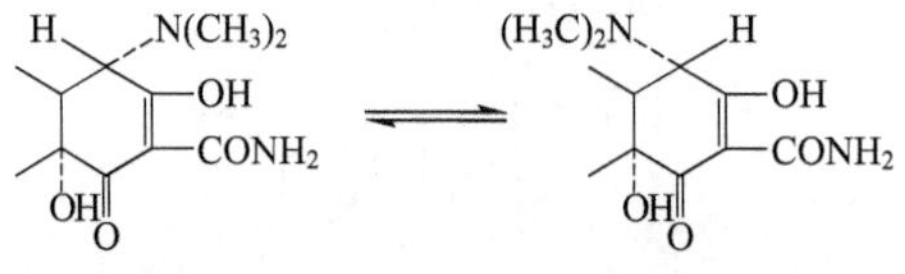

四环素类　　差向异构体

金霉素也很容易发生差向异构化，形成 4-差向金霉素，能发出蓝色荧光；土霉素等抗生素由于 B 环 C5 上的羟基和二甲氨基形成氢键，因而较稳定，不易发生差向异构化。多西环素也不易差向异构化。

② 酸性条件下的降解反应　在 pH<2 的溶液中，特别是在加热的情况下极易脱水，生成橙黄色脱水物。原因是四环素类药物 C 环 C6 上羟基与 C5a 上的氢可发生反式消去反应，并在 C5a—C6 之间形成双键，使 C 环芳构化，共轭双键的数目增加，颜色加深，对光的吸收程度也增大。橙黄色的脱水四环素和脱水金霉素分别在 435nm 和 445nm 处有最大吸收。其反应式如下：

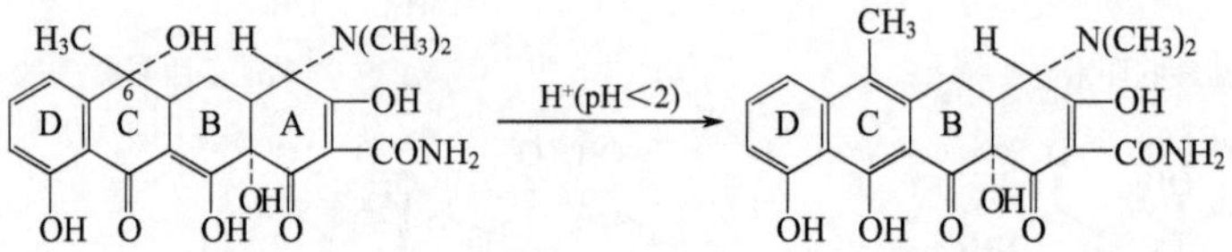

四环素类　　脱水四环素类

③ 碱性条件下的降解反应　在碱性溶液中，由于氢氧根离子的作用，C 环 C6 上羟基形成氧负离子，向 C11 发生分子内亲核进攻，生成无活性的具有内酯结构的异四环素。若在强碱条件下加热，几乎可以定量地转化为异四环素。其在紫外光照射下具有强烈的荧光。

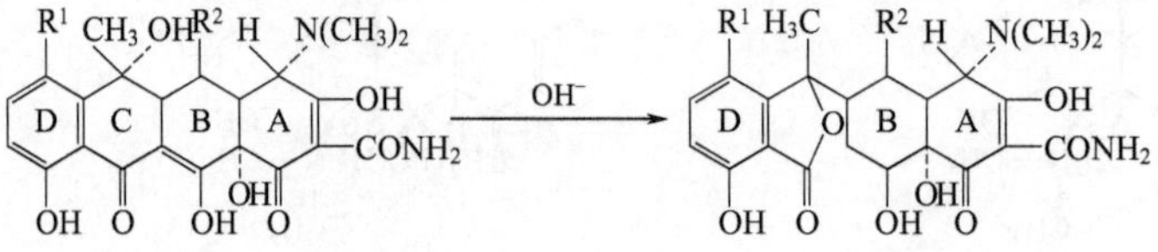

四环素类　　异四环素类

（4）与金属离子反应　四环素类抗生素分子中具有酚羟基和烯醇基，能与许多金属离子形成不溶性盐类或有色配位化合物。如与钙离子、镁离子形成不溶性的钙盐或镁盐，与铁离子形成红色配位化合物，与铝离子形成黄色配位化合物。

（5）紫外吸收　本类抗生素分子结构中含有共轭双键体系，在紫外光区具有吸收；在紫外光照射下激发荧光，降解产物亦可产生荧光，可供鉴别。

3. 检查方法

（1）显色反应

① 硫酸反应　四环素类药物遇浓硫酸可被氧化，生成有颜色的产物，不同药物由于产物的颜色不同，可用于鉴别及区别（表 7-10）。

表 7-10 四环素类药物的硫酸鉴别反应现象

药物名称	与浓硫酸的呈色现象	加水稀释后现象
盐酸四环素	深紫色	—
盐酸金霉素	蓝色,渐变为橄榄绿色	金黄色或棕黄色
盐酸土霉素	朱红色	黄色
盐酸多西环素	黄色	—
盐酸美他环素	橙红色	—

② 三氯化铁反应　四环素类药物 D 环具有酚羟基,可与三氯化铁试液反应呈色。如盐酸四环素为红棕色,盐酸金霉素为深褐色,盐酸土霉素为橙褐色,盐酸多西环素为褐色。

（2）氯化物鉴别　由于药典收载的此类药物均为盐酸盐,因此亦可采用氯化物的鉴别反应。

（3）分光光谱法

① 红外光谱法　药典对本类药物的鉴别大多采用此法,要求与对应的红外光谱图一致。

② 紫外-可见分光光度法　四环素类抗生素分子中含有共轭双键结构,可利用紫外吸收光谱鉴别。《中国药典》（2015 年版）对盐酸多西环素和盐酸美他环素的鉴别采用了紫外-可见分光光度法。

4. 含量测定

《中国药典》（2015 年版）对四环素类药物的含量测定均采用高效液相色谱法。此法可有效分离异构体、降解产物等杂质。

《中国药典》（2015 年版）中采用高效液相色谱法测定盐酸美他环素的含量。具体方法如下。

色谱条件与系统适用性试验:用十八烷基硅烷键合硅胶为填充剂;以醋酸盐缓冲液 [0.25mol/L 醋酸铵溶液-0.1mol/L 乙二胺四醋酸二钠溶液-三乙胺（100：10：1）,用冰醋酸调节 pH 值至 8.3]-乙腈（85：15）为流动相;柱温为 35℃;检测波长为 280nm。取土霉素对照品和美他环素对照品各适量,用 0.01mol/L 盐酸溶液溶解并稀释制成每 1mL 中各含 0.1mg 的混合溶液,取 20μL 注入液相色谱仪,记录色谱图,土霉素峰与美他环素峰间的分离度应大于 6.0。

测定法:取本品适量,精密称定,加 0.01mol/L 盐酸溶液溶解并定量稀释制成每 1mL 中约含 0.1mg 的溶液,作为供试品溶液,精密量取 20μL,注入液相色谱仪,记录色谱图;另取美他环素对照品适量,同法测定。按外标法以峰面积计算供试品中 $C_{22}H_{22}N_2O_8$ 的含量。

技能训练　头孢氨苄原料药的质量检验

【背景资料】

头孢氨苄（Cefalexin）,即先锋霉素 IV,化学名为(6R,7R)-3-甲基-7-[(R)-2-苯乙酰氨基]-8-氧代-5-硫杂-1-氮杂双环 [4,2,0] 辛-2-烯-2-甲酸一水化合物,分子式为 $C_{16}H_{17}N_3O_4S \cdot H_2O$,结构式为:

头孢氨苄属于头孢菌素类的 β-内酰胺类抗生素。它能抑制细胞壁的合成，使细胞内容物膨胀至破裂溶解，杀死细菌。对革兰阳性菌和革兰阴性菌均有抗菌作用，注射后吸收迅速且完全，生物利用率高。加入增效抗炎因子后，使本品具有标本兼治的效果，其杀菌能力比青霉素类大 20 倍、比磺胺类大 10 倍、比喹诺酮类大 5 倍。

【质量要求】

《中国药典》（2015 年版）规定的头孢氨苄原料药主要检验项目及要求如下。

（1）性状

① 白色至微黄色结晶性粉末，微臭。

② 在水中微溶，在乙醇或乙醚中不溶。

③ 比旋度为＋149°～＋158°。

④ 吸收系数（$E_{1cm}^{1\%}$）262nm 处为 220～245。

（2）鉴别　红外光谱图对照。

（3）检查

① 酸度：pH 为 3.5～5.5。

② 水分：4.0%～8.0%。

③ 有关物质：7-氨基去乙酰氧基头孢烷酸与 α-苯甘氨酸均不得过 1.0%。

（4）含量测定　按无水物计算，含 $C_{16}H_{17}N_3O_4S \cdot H_2O$ 不得少于 95.0%。

【实验准备】

1. 仪器与药品

（1）仪器　高效液相色谱仪、红外光谱仪、压片机、研钵、紫外-可见分光光度计、电子天平、旋光仪、酸度计、水分测定仪、量瓶、移液管、烧杯等。

（2）药品　甲醇、卡尔费休试剂、溴化钾（光谱纯）、磷酸二氢钾、氢氧化钠、醋酸钠、醋酸、7-氨基去乙酰氧基头孢烷酸对照品、α-苯甘氨酸对照品、头孢氨苄对照品、缓冲溶液标准品等。

2. 溶液配制

（1）氢氧化钠试液　取氢氧化钠 4.3g，加水使溶解成 100mL，即得。

（2）磷酸盐缓冲溶液（pH7.0）　取磷酸二氢钾 0.68g，加 0.1mol/L 氢氧化钠 29.1mL，用水稀释至 100mL，即得。

【实施过程】

1. 性状

（1）外观、溶解度　取一定量供试品，置白色纸上用肉眼仔细观察其颜色、晶型等。必要时检查溶解度。

（2）比旋度　取本品 0.5g，精密称定，置 100mL 量瓶中，加水溶解并稀释至刻度。于（20.0±0.5）℃，以钠光灯作光源（通常以 D 表示），测定溶液的旋光度，重复 3 次，取其平均值，计算比旋度。

（3）吸收系数　取本品 40mg，精密称定，置 100mL 量瓶中，加水溶解并定量稀释至刻度。精密量取 5mL，置 100mL 量瓶中，再加水稀释至刻度，摇匀，照紫外-可见分光光度法，在 262nm 的波长处测定吸光度，计算吸收系数。

2. 鉴别

取本品 1～1.5mg，加入干燥的溴化钾细粉 200～300mg，于玛瑙研钵中，研磨均匀，置于压片架中压片，取出制成供试片，测红外光谱图，与标准谱图（光谱集 1090 图）对照。

3. 检查

（1）酸度　取本品 50mg，加水 10mL 溶解后，用酸度计测定 pH。

（2）水分

① 费休试液的标定　取重蒸馏水 10～30mg，精密称定，置干燥的带橡皮塞玻璃瓶中，通过贮有无水甲醇的滴定装置加无水甲醇 2mL 后，立即用费休试液滴定，在不断振摇下，溶液由浅黄色变为红棕色为终点，记录体积。另以 2mL 无水甲醇作空白对照。平行实验 3 次。

② 取适量的供试品（消耗费休试剂 1～5mL），精密称定，溶剂为无水甲醇，置于干燥具塞玻璃瓶中，通过贮有无水甲醇的滴定装置加入无水甲醇 2mL，在不断振摇下用费休试液滴定至溶液由浅黄色变为红棕色为终点，记录体积。另以 2mL 无水甲醇作空白对照。平行实验 2 次。计算水分含量。

（3）有关物质

① 供试品溶液的制备　取本品 10mg，精密称定，置 10mL 量瓶中，加流动相 A 溶解并稀释至刻度，摇匀。

② 对照溶液的制备　精密量取供试品溶液 1mL，置 100mL 量瓶中，用流动相 A 稀释至刻度，摇匀。

③ 杂质对照品溶液的制备　取 7-氨基去乙酰氧基头孢烷酸对照品和 α-苯甘氨酸对照品各约 10mg，精密称定，置同一 100mL 量瓶中，加 pH 7.0 磷酸盐缓冲液约 20mL，超声使溶解，再用流动相 A 稀释至刻度，摇匀。精密量取 2mL，置 20mL 量瓶中，用流动相 A 稀释至刻度，摇匀。

④ 色谱条件　用十八烷基硅烷键合硅胶为填充剂；流动相 A 为 0.2mol/L 磷酸二氢钠溶液（用氢氧化钠试液调节 pH 至 5.0），流动相 B 为甲醇。应制备足量的流动相备用，使用前用 0.45μm 滤膜过滤。按表 7-11 进行梯度洗脱；检测波长为 220nm。

表 7-11　头孢氨苄有关物质线性梯度洗脱时间及流动相配比

时间/min	流动相 A/%	流动相 B/%	时间/min	流动相 A/%	流动相 B/%
0	98	2	23	98	2
1	98	2	30	98	2
20	70	30			

⑤ 测定　取杂质对照品溶液 20μL 注入液相色谱仪，记录色谱图，计算分离度。取供试品溶液适量，在 80℃ 水浴中加热 60min，冷却。分别取 20μL 供试品溶液、对照溶液和杂质对照溶液注入液相色谱仪，记录色谱图。

4. 含量测定

① 供试品溶液的制备　取本品 45～55mg，精密称定，置 50mL 量瓶中，加流动相溶解并稀释至刻度，摇匀，精密量取 10mL，置 50mL 量瓶中，用流动相稀释至刻度，摇匀。供试品溶液分别配制 2 份。

② 对照品溶液的制备　取头孢氨苄对照品 45～55mg，精密称定，置 50mL 量瓶中，加流动相溶解并稀释至刻度，摇匀，精密量取 10mL，置 50mL 量瓶中，用流动相稀释至刻度，摇匀。分别配制 2 份。

③ 色谱条件　用十八烷基硅烷键合硅胶为填充剂；以水-甲醇-3.86％醋酸钠溶液-4％醋酸溶液（742∶240∶15∶3）为流动相；检测波长为254nm。

④ 系统适用性试验　取供试品溶液适量，在80℃水浴中加热60min，冷却。取20μL注入液相色谱仪，记录色谱图，计算分离度。

⑤ 测定　分别取供试品溶液和对照品溶液各20μL注入液相色谱仪，记录色谱图。按外标法以峰面积计算，即得。

【结果记录】

头孢氨苄原料药的检验结果记录

样品名称			批号	
规格			有效期	
包装			生产单位或产地	
检验依据			检验日期	
项目		实验方法	标准要求	检验结果/结论	检验人

项目		实验方法	标准要求	检验结果/结论	检验人
性状	外观、气味				
	比旋度				
	吸收系数				
鉴别	红外光谱				
检查	酸度				
	水分				
	有关物质				
含量测定					

实验过程记录

【比旋度】

室　　温：＿＿＿＿＿＿＿＿＿＿　仪器型号：＿＿＿＿＿＿＿＿＿＿＿＿＿＿

旋光管长度：＿＿＿＿＿＿＿＿＿　α_0：＿＿＿＿＿＿＿＿＿＿＿＿＿＿＿

样品质量：＿＿＿＿＿＿＿＿＿＿　样品浓度：＿＿＿＿＿＿＿＿＿＿＿＿＿

测定次数	1	2	3
α			
α 平均值			
$[\alpha]_D^t$			

计算公式：

$$[\alpha]_D^{20} = \frac{100 \times (\alpha - \alpha_0)}{l \times c}$$

式中，α 为测得溶液的旋光度值，(°)；α_0 为仪器的测定零点，(°)；c 为供试品溶液的质量浓度，g/100mL；l 为旋光管的长度，dm。

【吸收系数】

室　　温：＿＿＿＿＿＿＿＿＿＿　仪器型号：＿＿＿＿＿＿＿＿＿＿＿＿＿＿

比色皿规格：＿＿＿＿＿＿＿＿＿　最大吸收波长：＿＿＿＿＿＿＿＿＿＿＿＿

比色皿配对：$A_1 = $＿＿＿＿＿＿＿　$A_2 = $＿＿＿＿＿＿＿＿＿＿＿＿

测定次数	称样量/g	浓度/％	吸光度 A	$E_{1cm}^{1\%}$
1				
2				

$E_{1cm}^{1\%}$ 平均值 = _____

计算公式:

$$E_{1cm}^{1\%} = \frac{A}{cL}$$

式中,A 为吸光度;$E_{1cm}^{1\%}$ 为吸光系数;c 为溶液浓度,%;L 为液层厚度,cm。

【水分】

实验室湿度 _____ %

1. 滴定度 F 测定

序号	重蒸馏水质量 m_0/g	消耗费休试剂体积 V/mL	空白消耗费休试剂体积 V_0/mL
1			
2			
3			

计算公式:

$$F(\text{g/mL}) = \frac{m_0}{V - V_0}$$

2. 供试品含水量测定

序号	供试品质量 m/g	消耗费休试剂体积 V'/mL	空白消耗费休试剂体积 V'_0/mL
1			
2			

计算公式:

$$w(\%) = \frac{F \times (V' - V'_0)}{m} \times 100\%$$

【有关物质】

仪器型号:_____

分离度为:_____(应大于 1.5)

杂质含量:

序号	对照品质量 m_R/g	对照品浓度 c_R/(g/mL)	对照品峰面积 A_R	供试品质量 m_S/g	供试品峰面积 A_X	含量 /%
1						
2						

计算公式:

$$W(\%) = \frac{c_R \times \dfrac{A_X}{A_R} \times V \times D}{m} \times 100\%$$

式中,A_X 为供试品溶液中杂质的峰面积;A_R 为杂质对照品溶液的峰面积;D 为供试品稀释倍数;V 为供试品初次配制的体积;m 为样品质量,g。

【含量测定】

仪器型号:_____ 分离度:_____(应大于 1.5)

序号	对照品质量 m_R/g	对照品峰面积 A_R	供试品质量 m_S/g	供试品峰面积 A_X	含量 /%
1					
2					

计算公式:

$$W(\%) = \frac{m_R \times \dfrac{A_X}{A_R}}{m_S} \times 100\%$$

式中,A_X 为供试品溶液主峰面积;A_R 为对照品溶液峰面积;m_R 为对照品的质量;m_S 为供试品的质量。

结论:本品按_____标准检验,结果_____

【注意事项】

（1）测定旋光度时，温度对物质的旋光度有一定的影响，测定时应注意环境温度，必要时，应对供试品溶液进行恒温处理后再进行测定。供试品溶液如不澄清，应滤清后再用。

（2）由于费休试液吸水性强，因此在配制、标定及滴定中所用仪器均应洁净干燥。试液在配制过程中应防止空气中水分侵入，进入滴定装置的空气亦应经干燥剂除湿。试液的标定、贮存及水分滴定操作均应在避光、干燥环境中进行。

（3）高效液相色谱法中，供试品溶液、对照品溶液以及杂质对照品溶液在注入色谱柱之前，均应经适宜的 $0.45\mu m$ 滤膜过滤，或用固体萃取小柱进行预处理。

第四节　维生素类药物的检验

维生素是机体维持正常生命活动所必不可少的一类有机物质。它们的结构不属于同一类物质，有些是醇、酚、酯，有些是醛、胺、酸，各自具有不同的理化性质和生理作用。一般按照溶解性将维生素药物分为脂溶性维生素和水溶性维生素两类。

一、脂溶性维生素的检验

脂溶性维生素主要有维生素 A、维生素 D、维生素 E、维生素 K 等。

（一）维生素 A

自然界中存在的维生素 A 有维生素 A_1、维生素 A_2、维生素 A_3 三种，以鱼肝油中含量最为丰富。目前，维生素 A 主要以人工合成的方法制备。在三种维生素 A 中，维生素 A_1 活性最强。通常说的维生素 A 即指维生素 A_1，它的化学结构为具有一个共轭多烯侧链的环己烯，全反式结构。其共轭双键和侧链末端醇的结构部分不稳定，容易被氧化。制成醋酸酯能增加其稳定性。

1. 结构与性质

维生素 A 的结构式为：

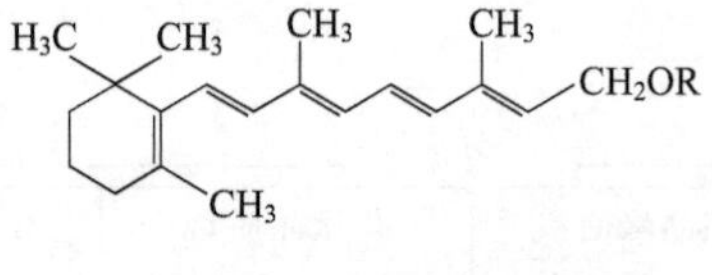

R：—H　　　　　维生素A醇
　　—COCH₃　　　维生素A醋酸酯

维生素 A 为淡黄色油状物，可以任意比例溶于氯仿、乙醚、环己烷和石油醚，在异丙醇中易溶，乙醇中微溶，水中不溶。维生素 A 中含有多个不饱和键，性质不稳定，可被空气中氧或氧化剂氧化，也能被紫外光分解，特别是在加热和金属离子存在时，更易氧化变质，生成无生物活性的环氧化物、维生素 A 醛或维生素 A 酸等。因此，维生素 A 需要密封在阴凉暗处保存。

2. 检查方法

（1）三氯化锑反应　维生素 A 在饱和无水三氯化锑的无醇氯仿溶液中即显蓝色，渐变紫红。反应式如下：

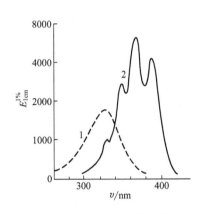

（2）紫外吸收　维生素 A 分子中有 5 个共轭双键，其无水乙醇溶液在波长 326nm 处有最大吸收峰。当在盐酸催化下加热时，维生素 A 还将脱水生成去水维生素 A。去水维生素 A 比维生素 A 多了一个共轭双键，故其最大吸收波长向长波方向移动，同时在 350～390nm 波长范围内出现 3 个最大吸收峰。见图 7-8。

（3）杂质检查

① 酸值　维生素 A 在制备和贮藏过程中，酯化不完全或水解，均可生成醋酸。酸度大，不利于维生素 A 的稳定，故应控制酸度。一般采用酸碱滴定法来测定。

② 过氧化值　维生素 A 结构中有共轭双键，易被氧化成过氧化物，故应控制此类杂质。一般采用氧化还原滴定法来测定。

图 7-8　维生素 A 和去水维生素 A 的
紫外吸收光谱
1—维生素 A；2—去水维生素 A

3. 含量测定

《中国药典》（2015 年版）中收载的维生素 A 含量测定法有紫外-可见分光光度法和高效液相色谱法。

（1）紫外-可见分光光度法　维生素 A 具有共轭多烯醇的侧链，具有紫外吸收，可用于含量测定。但是，维生素 A 原料药中常混有多种杂质，包括其异构体、氧化降解产物（维生素 A_2、维生素 A_3、环氧化物、维生素 A 醛、维生素 A 酸等）、合成中间体、反应副产物等，这些杂质在维生素 A 的最大吸收波长附近也有吸收，干扰维生素 A 的测定。为消除这些杂质的干扰，《中国药典》采用三点校正法测定维生素 A 的含量。

维生素 A 在 325～328nm 处有最大吸收，其最大吸收峰的位置随着溶剂的不同而略有差异，维生素 A 在不同溶剂中的紫外光谱吸收数据见表 7-12。

表 7-12　维生素 A 在不同溶剂中的紫外光谱吸收数据

溶剂	维生素 A 醋酸酯			维生素 A 醇		
	λ_{max}/nm	$E_{1cm}^{1\%}$	换算因子	λ_{max}/nm	$E_{1cm}^{1\%}$	换算因子
异丙醇	325	1600	1830	325	1820	1830
环己烷	327.5	1530	1900	326.5	1755	1900

① 测定原理　在 3 个选定的波长处测得供试品吸光度，在规定条件下以校正公式进行

校正计算，求维生素 A 真实含量。采用该法主要是基于在 310～340nm 波长范围内，杂质吸收呈一直线，且随波长的增大吸光度下降以及物质对光吸收呈加和性。

三点校正法包括直接测定法与皂化法两种。两种方法的使用范围、波长选择、测定方法及计算方法等均有所不同。

三点校正法必须选择 3 个波长，进行波长选择时，原则如下：一点选在维生素 A 的最大吸收波长处（λ_1），其他两点选在 λ_1 的两侧；第一法与第二法选择的另两点有所不同。

第一法（等波长差法）：使 $\lambda_3 - \lambda_{max} = \lambda_{max} - \lambda_2$。《中国药典》规定，3 个波长为 $\lambda_{max} = 328nm$、$\lambda_2 = 316nm$、$\lambda_3 = 340nm$。

第二法（等吸收比法）：使 $A_{\lambda2} = A_{\lambda3} = (6/7) A_{\lambda1}$。《中国药典》规定，3 个波长为 $\lambda_1 = 325nm$、$\lambda_2 = 310nm$、$\lambda_3 = 334nm$。

② 测定方法及计算　测定步骤：扫描规定波长处吸光度，计算吸光度比值，判断吸光度是否需要校正，以及是否选用校正后吸光度计算效价；确定用于效价计算的吸光度 A 后，由 A 计算吸收系数 $E_{1cm}^{1\%}$（g/100mL）；由 $E_{1cm}^{1\%}$ 计算维生素 A 的效价（IU/g）；最后由求得效价计算标示量百分含量（标示量%）。

a. 方法一：直接测定法，该法是一种等波长差法，适用于纯度高的维生素 A 醋酸酯的含量测定。

具体步骤：取供试品适量，精密称定，加环己烷溶解并定量稀释制成每 1mL 中含 9～15 单位的溶液，照紫外-可见分光光度法，测定其吸收峰的波长，并在 300nm、316nm、328nm、340nm、360nm 5 个波长处测定吸光度，计算各吸光度与波长 328nm 处吸光度的比值和波长 328nm 处的 $E_{1cm}^{1\%}$ 值。

选择吸光度：若最大吸收波长在 326～329nm 之间，计算吸光度比值 A_i/A_{328}，并与规定值（见表 7-13）相减，差值不超过 ±0.02，则用 A_{328} 计算含量。若最大吸收波长在 326～329nm 之间，5 个波长处的吸光度比值的差值有一个或几个超过 ±0.02，这时先计算 $A_{328(校正)} = 3.52(2A_{328} - A_{316} - A_{340})$，再计算 $100[A_{328(校正)} - A_{316(实测)}]/A_{328(实测)}$，若所得的数值的绝对值 ≤3%，则仍用 A_{328} 计算含量；若所得的数值在 -15%～-3% 之间，则需用 $A_{328(校正)}$ 计算含量；若所得的数值 <-15% 或 >-3%，或最大吸收波长不再 326～329nm 之间，则应采用方法二：皂化法测定。

表 7-13　维生素 A 测定第一法的药典规定值

波长/nm	测得吸光度	吸光度比值	
		计算值	药典规定值
300	A_1	A_1/A_3	0.555
316	A_2	A_2/A_3	0.907
328	A_3	A_3/A_3	1.000
340	A_4	A_4/A_3	0.811
360	A_5	A_5/A_3	0.299

计算指定波长 328nm 处吸收系数 $E_{1cm}^{1\%}$，由前一步骤选定的吸光度 A 计算指定波长处（328nm）吸收系数 $E_{1cm}^{1\%}$（g/100mL）。公式如下：

$$E_{1cm}^{1\%} = \frac{A}{cL}$$

式中　c——维生素 A 供试液的含量，g/100mL；

L——比色池厚度，cm。

计算维生素 A 的效价：由 $E_{1cm}^{1\%}$ 计算维生素 A 的效价（IU/g）。公式如下：

$$每\ 1g\ 供试品含维生素\ A\ 效价（IU/g）=E_{1cm（供试品）}^{1\%} \times 1900$$

式中　1900——换算因子。

计算维生素 A 的标示量百分含量：由前一步骤求得的效价计算维生素 A 的标示量百分含量（标示量%）。公式如下：

$$标示量=\frac{维生素\ A\ 效价（IU/g）\times 每丸内容物平均装量（g/丸）}{标示量（IU/丸）} \times 100\%$$

或确定吸光度后直接计算：

$$标示量=\frac{A\times 1900\times 内容物平均装量\times 稀释倍数}{m_s\times 100\times L\times 标示量} \times 100\%$$

式中　A——选定的吸光度；

　　　m_s——称取的内容物质量，g；

　　　L——比色皿厚度，cm。

b.方法二：皂化法，该法是一种等吸收比法，适用于纯度较低，或无法用第一法测定的维生素 A 的含量测定。本法测定对象是维生素 A 醇。

具体步骤：精密称取供试品适量（约相当于维生素 A 总量 500 单位以上，重量不多于 2g），置皂化瓶中，加乙醇 30mL 与 50%氢氧化钾溶液 3mL，置水浴中煮沸回流 30min，冷却后，自冷凝管顶端加水 10mL 冲洗冷凝管内部管壁，将皂化液移至分液漏斗中（分液漏斗活塞涂以甘油淀粉润滑剂），皂化瓶用水 60～100mL 分数次洗涤，洗液并入分液漏斗中，用不含过氧化物的乙醚振摇提取 4 次，每次振摇约 5min，第一次 60mL，以后各次 40mL，合并乙醚液，用水洗涤数次，每次约 100mL，洗涤应缓缓旋动，避免乳化，直至水层遇酚酞指示液不再显红色，乙醚液用铺有脱脂棉与无水硫酸钠的滤器滤过，滤器用乙醚洗涤，洗液与乙醚液合并，置 250mL 量瓶中，用乙醚稀释至刻度，摇匀；精密量取适量，置蒸发皿内，微温挥去乙醚，迅速加异丙醇溶解并定量稀释制成每 1mL 中含维生素 A 9～15 单位，照紫外-可见分光光度法，在 300nm、310nm、325nm 与 334nm 4 个波长处测定吸光度，并测定吸收峰的波长。

选择吸光度：如果最大吸收波长不在 323～327nm 之间，或 $A_{300}/A_{325}>0.73$，则需经处理后过色谱柱，分离、纯化，再行测定。

如果最大吸收波长在 323～327nm 之间，且 $A_{300}/A_{325}\leqslant 0.73$，则计算校正吸光度：
$A_{325（校正）}=6.815A_{325}-2.555A_{310}-4.260A_{334}$。

若 $[(A_{325（校）}-A_{325})/A_{325}]\times 100\%$，在 ±3% 以内，选用未校正吸光度 A_{325}；

若 $[(A_{325（校）}-A_{325})/A_{325}]\times 100\%$，在 ±3% 以外，选用校正吸光度 $A_{325（校）}$。

计算指定波长 325nm 处吸收系数 $E_{1cm}^{1\%}$：由前一步骤选定的吸光度 A 计算指定波长处（325nm）吸收系数 $E_{1cm}^{1\%}$（g/100mL）。公式如下：

$$E_{1cm}^{1\%}=\frac{A}{cL}$$

计算维生素 A 的效价：由 $E_{1cm}^{1\%}$ 计算维生素 A 的效价（IU/g）。公式如下：

$$每\ 1g\ 供试品含维生素\ A\ 效价（IU/g）=E_{1cm（供试品）}^{1\%} \times 1830$$

式中　1830——换算因子。

计算维生素 A 的标示量百分含量：由前一步骤求得的效价计算维生素 A 的标示量百分含量（标示量%）。公式如下：

$$标示量 = \frac{维生素 A 效价(IU/g) \times 每丸内容物平均装量(g/丸)}{标示量(IU/丸)} \times 100\%$$

或确定吸光度后直接计算：

$$标示量 = \frac{A \times 1830 \times 内容物平均装量 \times 稀释倍数}{m_s \times 100 \times L \times 标示量} \times 100\%$$

（2）高效液相色谱法　本法适用于维生素 A 醋酸酯原料药及其制剂中维生素 A 的含量测定。

色谱条件与系统适用性试验：用硅胶为填充剂；以正己烷-异丙醇（997：3）为流动相；检测波长为 325nm。取系统适用性试验溶液 10mL，注入液相色谱仪，调整色谱系统，维生素 A 醋酸酯峰与其顺式异构体峰的分离度应大于 3.0。精密量取对照品溶液 10mL，注入液相色谱仪，连续进样 5 次，主成分峰面积的相对标准偏差不得过 3.0%。

系统适用性试验溶液的制备：取维生素 A 对照品适量（约相当于维生素 A 醋酸酯 300mg），置烧杯中，加入碘试液 0.2mL，混匀，放置约 10min，定量转移至 200mL 量瓶中，用正己烷稀释至刻度，摇匀，精密量取 1mL，置 100mL 量瓶中，用正己烷稀释至刻度，摇匀。

测定法：精密称取供试品适量（约相当于 15mg 维生素 A 醋酸酯），置 100mL 量瓶中，用正己烷稀释至刻度，摇匀，精密量取 5mL，置 50mL 量瓶中，用正己烷稀释至刻度，摇匀，作为供试品溶液。另精密称取维生素 A 对照品适量，同法制成对照品溶液。精密量取供试品溶液与对照品溶液各 10μL，分别注入液相色谱仪，记录色谱图，按外标法以峰面积计算，即得。

（二）维生素 E

维生素 E 为苯并二氢吡喃醇（色满醇）的衍生物，因其在苯环上有一个乙酰化的酚羟基，故本类化合物又称为生育酚。它主要有 α、β、γ、δ 四种异构体，其中以 α 异构体的生理活性最强。维生素 E 天然品为右旋体，合成品为消旋体。一般药用品为合成品，故称消旋-α-生育酚醋酸酯。

1. 结构与性质

维生素 E 的结构式为：

合成型　　　　　　　　　　　天然型

维生素 E 为微黄色或黄色透明的黏稠液体，几乎无臭，遇光色渐变深。易溶于乙醇、丙酮、乙醚或石油醚，不溶于水。

维生素 E 苯环上有乙酰化的酚羟基，在酸性或碱性溶液中加热可水解生成游离生育酚。后者在有氧或其他氧化剂存在时，则进一步氧化生成醌型化合物，尤其在碱性条件氧化反应更易发生。

2. 检查方法

（1）硝酸反应　维生素 E 在 HNO_3 酸性条件下，水解生成 α-生育酚，生育酚被 HNO_3 氧化为生育红显橙红色。反应如下：

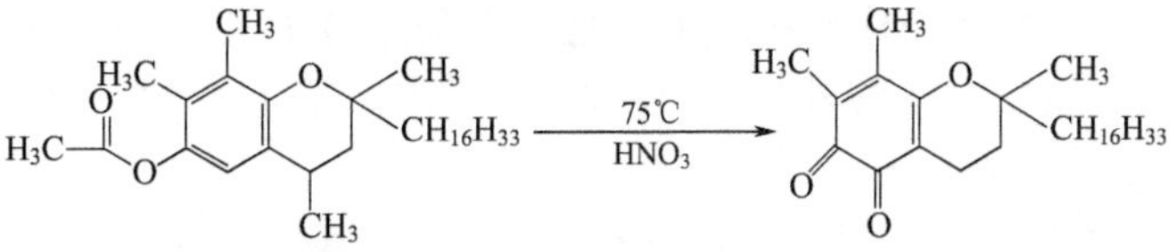

α-生育酚 → 生育红 (75℃, HNO₃)

（2）三氯化铁-联吡啶反应　维生素 E 在碱性条件下加热，可水解生成游离 α-生育酚，生育酚被三氯化铁氧化为对生育醌；同时，三价铁被还原为二价铁，二价铁与联吡啶生成红色的配位离子。

（3）杂质检查

① 酸度　维生素 E 制备过程中可能引入醋酸，因此必须检查酸度。一般采用酸碱滴定法测定。

② 生育酚　维生素 E 中未酯化的游离生育酚是一种特殊杂质，利用游离生育酚具有还原性，可被硫酸铈定量氧化。用硫酸铈滴定液滴定，二苯胺为指示剂，终点为蓝色，用消耗硫酸铈滴定液的体积控制杂质限量。

③ 正己烷　采用高效液相色谱法检查天然型维生素 E 在生产过程中引入的残留溶剂正己烷的含量。

3. 含量测定

《中国药典》（2015 年版）中采用气相色谱法测定维生素 E 的含量。具体方法为如下。

色谱条件与系统适用性试验：用硅酮（OV-17）为固定液，涂布浓度为 2% 的填充柱，或用 100% 二甲基聚硅氧烷为固定液的毛细管柱；柱温为 265℃。理论板数按维生素 E 峰计算不低于 500（填充柱）或 5000（毛细管柱），维生素 E 峰与内标物质峰的分离度应符合要求。

校正因子的测定：取正三十二烷适量，加正己烷溶解并稀释成每 1mL 中含 1.0mg 的溶液，作为内标溶液。另取维生素 E 对照品约 20mg，精密称定，置棕色具塞瓶中，精密加内标溶液 10mL，密塞，振摇使溶解，作为对照品溶液，取 1～3μL 注入气相色谱仪，计算校正因子。

测定法：取本品约 20mg，精密称定，置棕色具塞瓶中，精密加内标溶液 10mL，密塞，振摇使溶解，作为供试品溶液；取 1～3μL 注入气相色谱仪，测定，计算，即得。

二、水溶性维生素的检验

水溶性维生素主要有 B 族维生素、烟酸、泛酸、叶酸、维生素 C 等。

维生素 C 又叫 L-抗坏血酸，在化学结构上与糖类十分相似，具有糖类的性质和反应，分子中有两个手性碳原子，故有 4 个光学异构体，其中以 L-（＋）-抗坏血酸生物活性最强。

1. 结构与性质

维生素 C 的结构式为：

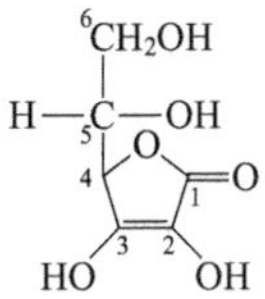

维生素 C 为白色结晶或结晶性粉末，无臭，味酸，久置色渐变黄，易溶于水，水溶液呈酸性，微溶于乙醇，难溶于氯仿或乙醚。

维生素 C 分子结构中的二烯醇基，尤其是 C-3 的—OH 上的 H，由于受共轭效应的影响，性质很活泼，C-3 的—OH 酸性较强（$pK_a = 4.17$），而 C-2 的—OH 酸性极弱（$pK_a = 11.57$），故维生素 C 一般表现为一元酸。

二烯醇基不仅使维生素 C 具有较强的酸性，同时使其有较强的还原性，易被氧化为二酮基而成为去氢维生素 C，加氢又可还原为维生素 C。同时，去氢维生素 C 在碱性或强酸性溶液中又可进一步水解为二酮古罗糖酸而失去活性，此反应为不可逆。

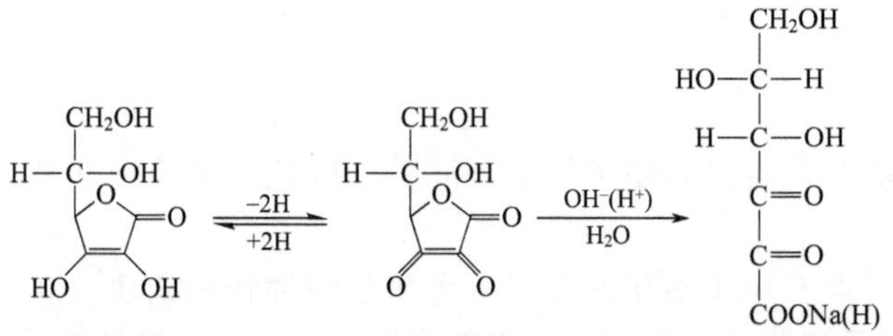

L-抗坏血酸　　　　　　L-去氢抗坏血酸　　　　L-二酮古罗糖酸
（有生物活性）　　　　（有生物活性）　　　　（无生物活性）

2. 检查方法

（1）与 2,6-二氯靛酚反应　2,6-二氯靛酚是一种染料，其氧化型在酸性介质中呈玫瑰红色，在碱性介质中显蓝色，与维生素 C 反应后生成的还原型的酚亚胺无色。反应如下：

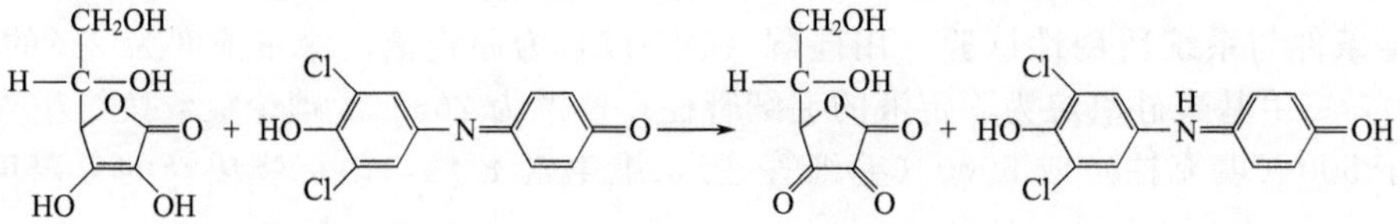

玫瑰红色　　　　　　　　　　　　　　　　无色

（2）与硝酸银反应　维生素 C 因含烯醇基，可被硝酸银氧化为去氢维生素 C，Ag^+ 被还原为黑色沉淀（单质银）。反应式如下：

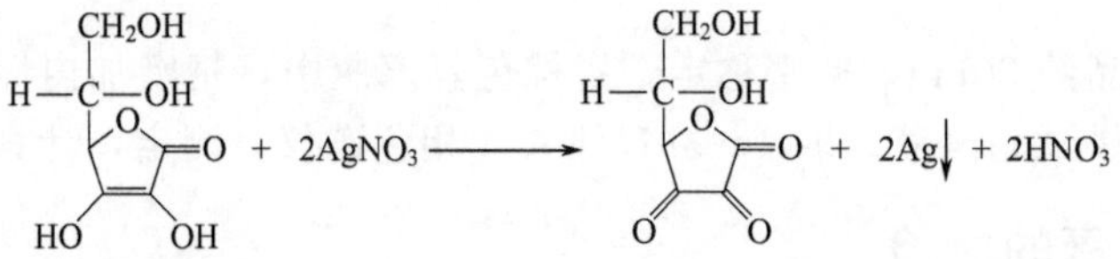

（3）与碱性酒石酸铜反应

维生素 C 与碱性酒石酸铜发生氧化还原反应，生成砖红色氧化亚铜沉淀。反应式如下：

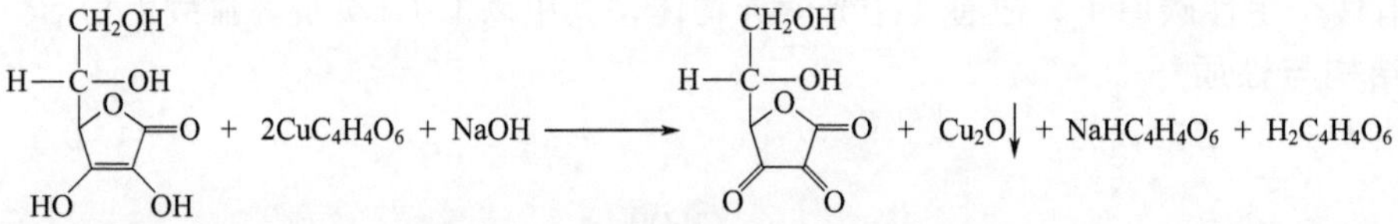

（4）杂质检查　在碱性介质中微量 Cu^{2+} 使氧化作用明显加速，在强酸性条件下金属铁也起催化作用。可采用原子吸收分光光度法检测铜、铁离子。

3. 含量测定

维生素 C 在酸性溶液中，可被碘定量地氧化。根据消耗碘滴定液的体积，可计算维生素 C 的含量。反应式如下：

（结构式 + $I_2 \longrightarrow$ 结构式 + $2HI$）

《中国药典》（2015 年版）中采用碘量法测定维生素 C 的含量，具体方法为：取本品约 0.2g，精密称定，加新沸过的冷水 100mL 与稀醋酸 10mL 使溶解，加淀粉指示液 1mL，立即用碘滴定液（0.05mol/L）滴定，至溶液显蓝色并在 30s 内不褪。每 1mL 碘滴定液（0.05mol/L）相当于 8.806mg 的 $C_6H_8O_6$。

技能训练　维生素B₁原料药的质量检验

【背景资料】

维生素 B_1 又名盐酸硫胺，是由氨基嘧啶环和噻唑环通过亚甲基连接而成的季铵化合物的盐酸盐，分子式为 $C_{12}H_{17}ClN_4OS \cdot HCl$，结构式为：

（结构式：含 H_3C、NH_2、S、OH、CH_3、N^+，Cl^-，HCl）

维生素 B_1 是最早被人们提纯的维生素，1896 年由荷兰科学家伊克曼首先发现，1910 年由波兰化学家丰克从米糠中提取和提纯。目前所用的维生素 B_1 都是化学合成的产品。在体内，维生素 B_1 以辅酶形式参与糖的分解代谢，有保护神经系统的作用；还能促进肠胃蠕动，增加食欲。维生素 B_1 缺乏可引起多发性神经炎，患者的周围神经末梢有发炎和退化的现象，并伴有四肢麻木、肌肉萎缩、心力衰竭、下肢水肿等症状。维生素 B_1 制剂治疗脚气病和多种神经炎症有显著疗效。

【质量要求】

《中国药典》（2015 年版）规定的维生素 B_1 原料药主要检验项目及要求如下。

（1）性状

① 白色结晶或结晶性粉末；有微弱的特臭，味苦。

② 干燥品在空气中迅即吸收约 4％ 的水分。

③ 在水中易溶，在乙醇中微溶，在乙醚中不溶。

④ 吸收系数（$E^{1\%}_{1cm}$）246nm 处为 406～436。

（2）鉴别　显色反应；红外谱图对照。

（3）检查

① 酸度：pH 为 2.8～3.3。

② 溶液澄清度：依法检查，应澄清。

③ 硝酸盐：依法检查，不得更浅（0.25％）。

④ 铁盐：依法检查，不得更深（0.002％）。

⑤ 干燥失重：在 105℃ 干燥至恒重，减失重量不得过 5.0％。

⑥ 总氯量：按干燥品计算，含总氯量应为 20.6％～21.2％。

（4）含量测定　按干燥品计算，含 $C_{12}H_{17}ClN_4OS \cdot HCl$ 不得少于 99.0％。

【实验准备】

1. 仪器与药品

（1）仪器　紫外-可见分光光度计、红外光谱仪、压片机、研钵、烘箱、电位滴定仪、纳氏比色管、电子天平、滴定管、锥形瓶、移液管、量瓶、烧杯等。

（2）药品　盐酸、过硫酸铵、铁氰化钾、靛胭脂、硫氰酸铵、醋酸、溴酚蓝指示液、硝酸银、氯化钠、高氯酸、硝酸钾、硫酸铁铵、正丁醇、高氯酸、冰醋酸、缓冲溶液标准品、硫酸、重铬酸钾等。

2. 溶液配制

（1）氢氧化钠试液　取氢氧化钠 4.3g，加水使溶解成 100mL，即得。

（2）铁氰化钾试液　取铁氰化钾 1g，加水 1mL 使溶解，即得。本液应临用新制。

（3）靛胭脂试液　取靛胭脂，加硫酸 12mL 与水 80mL 的混合液，使溶解成每 100mL 中含 $C_{16}H_8N_2O_2(SO_3Na)_2$ 0.09～0.11g，即得。

（4）比色用重铬酸钾　精密称取在 120℃ 干燥至恒重的基准重铬酸钾 0.4000g，置 500mL 量瓶中，加适量水溶解并稀释至刻度，摇匀，即得。每 1mL 溶液中含 0.800mg 的 $K_2Cr_2O_7$。

（5）标准硝酸钾溶液　精密称取在 105℃ 干燥至恒重的硝酸钾 81.5mg，置 50mL 量瓶中，加水溶解并稀释至刻度，摇匀，精密量取 5mL，置 100mL 量瓶中，用水稀释至刻度，摇匀。每 1mL 相当于 50μg 的 NO_3。

（6）标准铁溶液　称取硫酸铁铵[$FeNH_4(SO_4)_2 \cdot 12H_2O$]0.863g，置 1000mL 量瓶中，加水溶解后，加硫酸 2.5mL，用水稀释至刻度，摇匀，作为贮备液。临用前，精密量取贮备液 10mL，置 100mL 量瓶中，加水稀释至刻度，摇匀，即得（每 1mL 相当于 10mg 的 Fe）。

（7）硝酸银滴定液（0.1mol/L）　取硝酸银 17.5g，加水适量使溶解成 1000mL，即得。使用前用基准氯化钠进行标定。

（8）高氯酸滴定液（0.1mol/L）　取无水冰醋酸（按含水量计算，每 1g 水加醋酐 5.22mL）750mL，加入高氯酸（70%～72%）8.5mL，摇匀，在室温下缓缓滴加醋酐 23mL，边加边摇，加完后再振摇均匀，放冷，加无水冰醋酸适量使成 1000mL，摇匀，放置 24h。使用前用基准邻苯二甲酸氢钾标定。

【实施过程】

1. 性状

（1）外观、溶解度　取一定量供试品，置白色纸上用肉眼仔细观察其颜色、晶型等。必要时检查溶解度。

（2）吸收系数　取本品 25mg，精密称定，置 100mL 量瓶中，加盐酸溶液（9→1000）溶解并定量稀释至刻度。精密量取 5mL，置 100mL 量瓶中，再加盐酸溶液（9→1000）溶解稀释至刻度，摇匀，照紫外-可见分光光度法，在 246nm 的波长处测定吸光度，计算吸收系数。

2. 鉴别

（1）取本品约 5mg，加氢氧化钠试液 2.5mL 溶解后，加铁氰化钾试液 0.5mL 与正丁醇 5mL，强力振摇 2min，放置使分层，观察醇层的变化，并加酸、加碱观察变化。

（2）取本品适量，加水溶解，水浴蒸干，在 105℃ 干燥 2h 测定。取处理后的供试品 1～1.5mg，加入干燥的溴化钾细粉 200～300mg，于玛瑙研钵中，研磨均匀，置于压片架中压片，取出制成供试片，测红外光谱图，与标准谱图（光谱集 1250 图）对照。

3. 检查

（1）酸度　取本品 0.50g，加水 20mL 溶解后，用酸度计测定 pH。

（2）溶液的澄清度与颜色　取本品 1.0g，加水 10mL 溶解后，溶液应澄清无色；如显色，与对照液（取比色用重铬酸钾液 0.1mL，加水适量使成 10mL）比较。

（3）硝酸盐　取本品 1.0g，加水溶解并稀释至 100mL，取 1.0mL，加水 4.0mL 与 10％氯化钠溶液 0.5mL，摇匀，精密加稀靛胭脂试液［取靛胭脂试液，加等量的水稀释。临用前，量取本液 1.0mL，用水稀释至 50mL，照紫外-可见分光光度法，在 610nm 的波长处测定，吸光度应为 0.3～0.4］1mL，摇匀，沿管壁缓缓加硫酸 5.0mL，立即缓缓振摇 1min，放置 10min，与标准硝酸钾溶液 0.50mL 用同法制成的对照液比较。

（4）铁盐　取本品 0.95～1.05g，加水 25mL 溶解后，移置 50mL 纳氏比色管中，加稀盐酸 4mL 与过硫酸铵 50mg，用水稀释使成 35mL 后，加 30％硫氰酸铵溶液 3mL，再加水适量稀释成 50mL，摇匀；如显色，取标准铁溶液 2.0mL，置 50mL 纳氏比色管中，加水使成 25mL，加稀盐酸 4mL 与过硫酸铵 50mg，用水稀释使成 35mL，加 30％硫氰酸铵溶液 3mL，再加水适量稀释成 50mL，摇匀。两者比较。

（5）干燥失重　取本品 0.95～1.05g，置与供试品同样条件下干燥至恒重的扁形称量瓶中，精密称定，在 105℃干燥至恒重，从减失的重量和取样量计算供试品的干燥失重。

（6）总氯量　取本品 0.15～0.25g，精密称定，加水 20mL 溶解后，加稀醋酸 2mL 与溴酚蓝指示液 8～10 滴，用硝酸银滴定液（0.1mol/L）滴定至显蓝紫色。每 1mL 硝酸银滴定液（0.1mol/L）相当于 3.54mg 的氯（Cl）。

4. 含量测定

取本品约 0.12g，精密称定，加冰醋酸 20mL 微热使溶解，放冷，加醋酐 30mL，照电位滴定法，用高氯酸滴定液（0.1mol/L）滴定，并将滴定的结果用空白试验校正。每 1mL 高氯酸滴定液（0.1mol/L）相当于 16.86mg 的 $C_{12}H_{17}ClN_4OS \cdot HCl$。

【结果记录】

维生素 B₁ 原料药的检验结果记录

样品名称			批号	
规格			有效期	
包装			生产单位或产地	
检验依据			检验日期	
项目		实验方法	标准要求	检验结果/结论	检验人

	项目	实验方法	标准要求	检验结果/结论	检验人
性状	外观、气味				
	吸收系数				
鉴别	显色反应				
	红外光谱				
检查	酸度				
	溶液澄清度				
	硝酸盐				
	铁盐				
	干燥失重				
	总氯量				
含量测定					

实验过程记录

项目	实验现象
【外观】	
【显色反应】	
【溶液澄清度】	
【硝酸盐】	
【铁盐】	

【吸收系数】

室温：_____ 仪器型号：_____

比色皿规格：_____ 最大吸收波长：_____

比色皿配对：$A_1 =$ _____ $A_2 =$ _____

测定次数	称样量/g	浓度/%	吸光度 A	$E_{1cm}^{1\%}$
1				
2				

$E_{1cm}^{1\%}$ 平均值 = _____

计算公式：

$$E_{1cm}^{1\%} = \frac{A}{cL}$$

式中，A 为吸光度；$E_{1cm}^{1\%}$ 为吸光系数；c 为溶液浓度，%；L 为液层厚度，cm。

【干燥失重】

仪器型号：_____ 干燥条件：_____

平行次数	称量瓶恒重 m_0/g	干燥前(供试品＋称量瓶)重 m_1/g	干燥后(供试品＋称量瓶)恒重 m_2/g
1			
2			

计算公式：

$$\text{干燥失重}(\%) = \frac{m_1 - m_2}{m_1 - m_0} \times 100\%$$

【总氯量】

$AgNO_3$ 滴定液的浓度：_____

项目	1#	2#	3#
供试品质量 m_s/g			
$V(AgNO_3)/mL$			
$V_0(AgNO_3)/mL$			
氯含量/%			
平均含量/%			
相对标准偏差/%			

计算公式：

$$W(\%) = \frac{(V - V_0) \times T \times F}{m_s(1 - \text{干燥失重})} \times 100\%$$

式中，F 为 $AgNO_3$ 滴定液的校正因子；T 为滴定度，g/mL。

【含量测定】

$HClO_4$ 滴定液的浓度：_____

续表

项目	1#	2#	3#
供试品质量 m_s/g			
$V(HClO_4)$/mL			
$V_0(HClO_4)$/mL			
样品含量/%			
平均含量/%			
相对标准偏差/%			

计算公式同[总氯量]。

结论:本品按_____标准检验,结果_____

【注意事项】

(1)测定吸收系数时除另有规定外,应在规定的吸收峰±2nm处,再测几点的吸光度,以核对供试品的吸收峰位置是否正确,并以吸光度最大的波长作为测定波长。除另有规定外,吸光度最大波长应在该品种项下规定的波长±2nm以内,否则应考虑试样的同一性、纯度以及仪器波长的准确度。

(2)电位滴定仪中的电极很脆弱,使用完需擦干并保证用完后插入KCl溶液中进行保护。

(3)使用电位滴定仪时,必须要求电流稳定,实验结束后需将管内残留液体吸干净,并用蒸馏水清洗,确保管内干净。

【知识巩固】

一、单选题

1.苯甲酸的三氯化铁反应在(　　)中进行。

A.中性 　　　　B.酸性 　　　　C.碱性 　　　　D.弱酸性

2.阿司匹林的三氯化铁反应在(　　)环境中进行。

A.中性 　　　　B.酸性 　　　　C.碱性 　　　　D.弱酸性

3.可用双相滴定法测定含量的药物是(　　)。

A.苯甲酸 　　　B.阿司匹林 　　C.苯甲酸钠 　　D.贝诺酯

4.双相滴定法的溶剂为(　　)。

A.水、乙醇 　　B.水、丙酮 　　C.水、甘油 　　D.水、乙醚

5.阿司匹林片用两步酸碱滴定法测定含量的原因是(　　)。

A.阿司匹林的含量太低 　　　　　　　B.片剂中有酸性辅料干扰

C.避免阿司匹林水解 　　　　　　　　D.片剂中有碱性辅料干扰

6.阿司匹林原料药和制剂均需要检查的杂质是(　　)。

A.氯化物 　　　B.澄清度 　　　C.水杨酸 　　　D.醋酸

7.直接酸碱滴定法测定阿司匹林原料药含量所用的溶剂是(　　)。

A.水 　　　　　B.乙醇 　　　　C.氯仿 　　　　D.中性乙醇

8.下列药物中不能用亚硝酸钠滴定法测定含量的是(　　)。

A.盐酸丁卡因 　B.盐酸克伦特罗 　C.苯佐卡因 　　D.盐酸普鲁卡因

9.亚硝酸钠滴定法中加入溴化钾的作用是(　　)。

A. 抑制生成的重氮盐分解 　　　　　　　　B. 防止亚硝酸逸失

C. 增加亚硝酸钠稳定性 　　　　　　　　　D. 加快重氮化反应的速度

10. 下列会发生麦芽酚反应的药物是（　　　）。

A. 阿莫西林　　　　B. 链霉素　　　　C. 盐酸金霉素　　　　D. 头孢氨苄

11. 下列能够发生羟肟酸反应的药物是（　　　）。

A. 哌拉西林　　　　B. 硫酸庆大霉素　　　　C. 盐酸四环素　　　　D. 链霉素

12. 硫酸链霉素中链霉胍的特征反应是（　　　）。

A. 坂口反应　　　　B. 茚三酮反应　　　　C. 麦芽酚反应　　　　D. N-甲基葡萄糖胺反应

13. 麦芽酚反应是针对硫酸链霉素中的（　　　）的特征鉴别反应。

A. 链霉糖　　　　B. 链霉胍　　　　C. N-甲基葡萄糖胺　　　D. 硫酸根

14.《中国药典》（2015 年版）中对四环素类药物的含量测定均采用（　　　）。

A. 微生物检定法 　　　　　　　　　　　B. 紫外-可见分光光度法

C. 高效液相色谱法 　　　　　　　　　　D. 薄层色谱法

15. 磺胺嘧啶与硫酸铜反应生成沉淀的颜色是（　　　）。

A. 黄绿色　　　　B. 蓝绿色　　　　C. 淡棕色　　　　D. 暗绿色

16. 维生素 E 的法定含量测定方法为（　　　）。

A. 旋光法 　　　　　　　　　　　　　　B. 紫外-可见分光光度法

C. HPLC 　　　　　　　　　　　　　　D. GC

17. 维生素 A 具有易被紫外光裂解，易被空气中氧或氧化剂氧化等性质，是由于分子中含有（　　　）。

A. 二烯醇基　　　　B. 噻唑环　　　　C. 共轭多烯烃侧链　　　D. 内酯环

18. 下列能与碱性酒石酸铜发生氧化还原反应，生成砖红色氧化亚铜沉淀的药物是（　　　）。

A. 维生素 A　　　　B. 维生素 C　　　　C. 维生素 B_1　　　　D. 维生素 E

19. "三点校正法" 测定维生素 A 的原理基于两点，其中一点是（　　　）。

A. 在维生素 A 的最大吸收波长附近，无关吸收几乎成一直线

B. 物质对光吸收的加和性很差

C. 维生素 A 的最大吸收波长附近，无关吸收是一条二次曲线

D. 在 310～340nm 范围内，杂质吸收呈一直线，且随波长的增大吸光度下降

20.《中国药典》（2015 年版）中采用亚硝酸钠滴定法指示终点的方法为（　　　）。

A. 电位滴定法　　　　B. 永停滴定法　　　　C. 内指示剂法　　　　D. 外指示剂法

二、多选题

1. 两步滴定法测定阿司匹林片剂含量的好处是（　　　）。

A. 消除空气中氧气的干扰 　　　　　　　B. 消除柠檬酸（或酒石酸）的干扰

C. 消除水杨酸和醋酸的干扰 　　　　　　D. 可防止阿司匹林水解

2. 可用双相滴定法进行分析的药物是（　　　）。

A. 阿司匹林　　　　B. 苯甲酸钠　　　　C. 贝诺酯　　　　D. 对氨基水杨酸钠

3. 能与三氯化铁反应呈色的药物是（　　　）。

A. 阿司匹林　　　　B. 水杨酸　　　　C. 苯甲酸　　　　D. 丙磺舒

4. 两步酸碱滴定法测定阿司匹林片含量时，必须准确获得的量是（　　　）。

A. 药物消耗氢氧化钠滴定液的体积 　　　B. 阿司匹林片的质量

C. 阿司匹林片粉的取量 　　　　　　　　D. 样品消耗硫酸滴定液的体积

5. 有关直接酸碱滴定法测定阿司匹林原料药含量的叙述正确的是（　　　）。

A. 所用溶剂是对酚酞显中性的乙醇　　　B. 必须缓慢滴定，以免水解
C. 应快速滴定并不断振摇　　　　　　　D. 终点现象是粉红色消失

6.β-内酰胺类抗生素常用的鉴别方法为（　　　）。

A. 沉淀反应　　　　B. 焰色反应　　　　C. TLC　　　　D. HPLC

7. 鉴别维生素 E 可采用的反应有（　　　）。

A. 硝酸的反应　　　　B. 三氯化铁反应　　　　C. 硫色素反应　　　　D. 盐酸的反应

8. 鉴别维生素 A 可采用（　　　）。

A. 三氯化锑反应　　　　　　　　　　　B. 三氯化铁反应
C. 紫外-可见分光光度法　　　　　　　　D. 重氮化-偶合反应

9. 鉴别维生素 C 可采用的反应有（　　　）。

A. 与 2,6-二氯靛酚反应　　　　　　　　B. 与硝酸银反应
C. 与碱性酒石酸铜反应　　　　　　　　D. 与氯化汞反应

10. 以下在水中不溶的药物有（　　　）。

A. 维生素 A　　　　B. 维生素 B_1　　　　C. 维生素 C　　　　D. 维生素 E

三、简答题

1. 阿司匹林原料药、片剂和栓剂分别用不同的方法测定含量，为什么？三种方法各有何特点？

2. 请分析维生素 A 的含量测定为何不采用直接紫外-可见分光光度法，而要采用较为繁琐的三点校正法？其意义及原理为何？

3. 试述用亚硝酸钠法测定磺胺类药物含量的反应原理和反应条件。

4. 检查青霉素的水分、酸碱度和吸光度的目的各是什么？

第八章

药用辅料的检验

知识目标
◆了解药用辅料的分类及质量要求。
◆理解固体制剂中常用辅料的检验方法和注意事项。
◆理解液体制剂中常用辅料的检验方法和注意事项。

能力目标
◆能够熟练查阅《中国药典》（2015 年版）中药用辅料检验的方法。
◆能够正确进行常用固体、液体制剂中药用辅料的质量检验。

素质目标
◆培养学生动手能力和团队合作能力。
◆培养学生严谨的科学态度和工作作风。
◆培养学生实验室安全意识。

第一节　药用辅料的概述

一、药用辅料的定义

药用辅料系指生产药品和调配处方时使用的赋形剂和附加剂；是除活性成分或前体以外，在安全性方面已进行了合理的评估，并且包含在药物制剂中的物质。

药用辅料是药物制剂的基础材料和重要组成部分，是保证药物制剂生产和发展的物质基础，在制剂剂型和生产中起着关键的作用。在作为非活性物质时，药用辅料除了赋形、充当载体、提高稳定性外，还具有增溶、助溶、调节释放等重要功能，是可能会影响到制剂的质量、安全性和有效性的重要成分。因此，应关注药用辅料本身的安全性以及药物-辅料相互作用及其安全性。

二、药用辅料的分类

药用辅料可从来源、化学结构、剂型、给药途径、用途进行分类。

（1）按来源分类　可分为天然物、半合成物和全合成物。

（2）按用于制备的剂型分类　可用于制备的药物制剂类型主要包括片剂、注射剂、胶囊剂、颗粒剂、眼用制剂、鼻用制剂、栓剂、丸剂、软膏剂、乳膏剂、吸入制剂、喷雾剂、气雾剂、凝胶剂、散剂、糖浆剂、搽剂、涂剂、涂膜剂、酊剂、贴剂、贴膏剂、口服溶液剂、口服混悬剂、口服乳剂、植入剂、膜剂、耳用制剂、冲洗剂、灌肠剂、合剂等。

（3）按给药途径分类　可分为口服、注射、黏膜、经皮或局部给药、经鼻或吸入给药和眼部给药等。

（4）按用途分类　可分为溶剂、抛射剂、增溶剂、助溶剂、乳化剂、着色剂、黏合剂、崩解剂、填充剂、润滑剂、润湿剂、渗透压调节剂、稳定剂、助流剂、抗结块剂、助压剂、矫味剂、抑菌剂、助悬剂、包衣剂、成膜剂、芳香剂、增黏剂、抗黏着剂、抗氧化剂、抗氧增效剂、螯合剂、皮肤渗透促进剂、空气置换剂、pH调节剂、吸附剂、增塑剂、表面活性剂、发泡剂、消泡剂、增稠剂、包合剂、保护剂、保湿剂、柔软剂、吸收剂、稀释剂、絮凝剂与反絮凝剂、助滤剂、冷凝剂、基质、载体材料等。

其中，按照用途进行分类的特点是：①按用途分类的每类辅料中，各个辅料虽然理化性质不完全相同，甚至差别很大，但总有共性方面，其作用机理和用途基本相同，且专一性强。如抗氧化剂类，虽然各个辅料有各自的理化性质，但它们都有失去电子被氧化的还原性。又如，成膜材料，虽然品种多，理化特性各异，但是成膜性却是共同的。②适用性强、重复性少。尽管各辅料具有多种理化性质，这些理化性质有时导致多种用途，如甘油，可作为溶剂、增溶剂、甜味剂、保湿剂、增塑剂、透皮促进剂等，但这类辅料毕竟为数不多，而且在它们的多种用途中，作为主要用途者也不过1～2个。③按用途分类，在应用、研究、开发新剂型和新制剂时，便于查阅和选择。人们在研制新制剂辅料配方时，确定欲用类别后，可很快查找到所需类别中的各种药用辅料品种、规格和型号，根据药物的理化性质、欲制的剂型和制剂以及各辅料的理化特性，从中选出适合其研制制剂所需的辅料。

三、常见的几类药用辅料

（1）抗氧化剂　又称还原剂，其氧化电势比主药低，先与氧作用而保持药物稳定。①抗坏血酸：属于水溶性抗氧化剂，在干燥空气中比较稳定，能被空气和光线氧化，其水溶液不稳定，很快氧化成脱氢抗坏血酸，尤其是在中性或碱性溶液中很快被氧化。遇光、热、铁和铜等金属离子均会加速氧化。能形成稳定的金属盐。为相对强的还原剂，贮存日久色变深，成不同程度的浅黄色。②叔丁基对羟基茴香醚（BHA）：属于溶油性抗氧化剂，带有酚类的特异臭气和有刺激性的气味，通常为3-BHA和2-BHA的混合物。3-BHA的抗氧化效果比2-BHA强1.5～2倍，两者混用有增效作用，用量0.02%比用量0.01%抗氧化效果增强10倍，但用量超过0.02%，则效果反而下降。对热较稳定，在弱碱性条件下不容易被破坏，通过放出氢原子阻断油脂自动氧化而实现抗氧化作用。

（2）表面活性剂　指加入少量能使其溶液体系的表面张力迅速下降的物质。主要分为离子型表面活性剂和非离子型表面活性剂。①硬脂酸钙：阴离子表面活性剂，为白色粉末，不溶于水、乙醇和乙醚，溶于热苯和松节油等有机溶剂，微溶于热的乙醇和乙醚，加热至400℃时缓缓分解，可燃，遇强酸分解为硬脂酸和相应的钙盐，有吸湿性。可用于食品包装、医疗器具等要求无毒的软质薄膜与器具。还可用在铅笔芯生产及医药、香料工业中。②洁尔灭：主要成分为十二烷基二甲基苄基氯化铵，为阳离子表面活性剂，呈白色蜡状固体或黄色胶状体，在水或乙醇中极易溶解，在乙醚中微溶。在水溶液中离解成阳离子活性基团，具有净洁、杀菌的作用。在医疗手术时广泛用于皮肤和手术器械的消毒，也广泛用于杀菌、消毒、防腐、乳化、去垢、增溶等方面。③聚山梨酯 80：也称吐温 80，为非离子型表面活性剂，淡黄色至橙黄色的黏稠液体；微有特臭，味微苦略涩，有温热感。在水、乙醇、甲醇或乙酸乙酯中易溶。常作为药用辅料，广泛应用于液体、半固体、固体制剂中，作 O/W 型乳化剂、增溶剂、湿润剂、分散剂和稳定剂。在外用、口服和注射剂的乳剂中均可使用，用量一般为 1%～15%；在中药注射剂中用作增溶剂，能改善其澄明度，提高稳定性，用量一般为 1%～2%；在疏水性片剂中用作润湿剂，可以改善药物粒子表面的润湿性，加快崩解速度。

（3）矫味剂　指在药品中用以改善或屏蔽药物不良气味和味道，使病人难以觉察药物的强烈苦味（或其他异味如辛辣、刺激等）的药用辅料。矫味剂一般包括甜味剂、芳香剂、胶浆剂和泡腾剂四类。①甜味剂能掩盖药物的咸、涩和苦味。天然甜味剂中以蔗糖、单糖浆及芳香糖浆应用较广泛，芳香糖浆如橙皮糖浆、枸橼糖浆、樱桃糖浆、甘草糖浆及桂皮糖浆等不但能矫味，也具有矫臭的作用；合成甜味剂糖精钠，甜度为蔗糖的 200～700 倍，易溶于水中，常用量为 0.03%，常与其他甜味剂合用。②芳香剂，在药剂中用以改善药剂的气味的香料和香精称为芳香剂。天然香料是从植物中提取芳香挥发性物质，如柠檬、茴香、薄荷油等；人造香料亦称香精，是在人工香料中添加适量溶剂调配而成，如苹果香精、橘子香精、香蕉香精等。③胶浆剂具有黏稠缓和的性质，可干扰味蕾的味觉而具有矫味的作用。常用的有海藻酸钠、阿拉伯胶、明胶、甲基纤维素、羧甲基纤维素钠等的胶浆。常于胶浆中加入甜味剂，增加其矫味作用。④泡腾剂系利用有机酸（如柠檬酸、酒石酸）与碳酸氢钠混合，遇水后产生大量二氧化碳，由于二氧化碳溶于水呈酸性，能麻痹味蕾而矫味。

（4）防腐剂　也叫抑菌剂，主要作用是抑制微生物的生长和繁殖，以延长食品的保存时间，抑制物质腐败。规定使用的防腐剂有苯甲酸、苯甲酸钠、山梨酸、山梨酸钾、丙酸钙等 25 种。其中①苯甲酸：白色颗粒或结晶粉末，无臭或略带安息香的气味。其防腐最佳 pH 为 2.5～4.0，在 pH5.0 以上的产品中，杀菌效果不是很理想。②山梨酸：白色结晶粉末或微黄色结晶粉末或鳞片状，属于酸性防腐剂，通过抑制微生物体内的脱氢酶系统，从而达到抑制微生物和起到防腐的作用，对细菌、霉菌、酵母菌均有较强的作用。防腐效果明显高于苯甲酸类，是苯甲酸盐的 5～10 倍，其防腐效果随 pH 的升高而减弱，pH＝3 时防腐效果最佳，pH 达到 6 时仍有抑菌能力，但最低浓度不能低于 0.2%。③尼泊金酯类（即对羟基苯甲酸酯类）：主要有对羟基苯甲酸甲酯、乙酯、丙酯、丁酯等。其中对羟基苯甲酸丁酯防腐效果最好。通过破坏微生物的细胞膜，使细胞内的蛋白质变性，并能抑制细胞呼吸酶系的活性，从而达到防腐的效果。在 pH＝4～8 的范围内均有良好的效果，不随 pH 的变化而变化，性能稳定且毒性低于苯甲酸。因在水中溶解度小，需先加热至 80℃左右，搅拌溶解，温度过高细粉将熔融后聚结在一起，不易溶解，pH＞7 易分解。④苯甲醇：无色液体，具有微弱香气及灼味，相对密度为 1.04～1.05，沸点为 203～208℃，在水中的溶解度为 1∶25，水溶液呈中性，与乙醇、氯仿、脂肪油等可任意混合。为局部止痛剂，有抑菌作用，用于偏碱性溶液，常用浓度为 1%～3%。

四、药用辅料的质量要求

《中国药典》（2015 年版）加大了药用辅料收载数量，由 2010 年版的 132 个增为 270

个，同时增加了相关的指导原则。在第四部通则"药用辅料（通则0251）"中对药用辅料的生产、贮存和应用进行了相应的规定。

（1）生产药品所用的辅料必须符合药用要求，即经论证确认生产用原料符合要求、符合药用辅料生产质量管理规范和供应链安全。

（2）药用辅料应在使用途径和使用量下经合理评估后，确认对人体无毒害作用；化学性质稳定，不易受温度、pH、光线、保存时间等的影响；与主药无配伍禁忌，一般情况下不影响主药的剂量、疗效和制剂主成分的检验，尤其不影响安全性；且应选择功能性符合要求的辅料，经筛选尽可能用较小的用量发挥较大的作用。

（3）药用辅料的国家标准应建立在经国务院药品监督管理部门确认的生产条件、生产工艺以及原材料的来源等基础上，按照药用辅料生产质量管理规范进行生产，上述影响因素任何之一发生变化，均应重新验证，确认药用辅料标准的适用性。

（4）需根据临床用药要求制定相应的质量控制项目。质量标准的项目设置需重点考察安全性指标。药用辅料的质量标准可设置"标示"项，用于标示其规格，如注射剂用辅料等。

（5）药用辅料用于不同的给药途径或用于不同的用途对质量的要求不同。在制定辅料标准时既要考虑辅料自身的安全性，也要考虑影响制剂生产、质量、安全性和有效性的性质。药用辅料的试验内容主要包括两部分：①与生产工艺及安全性有关的常规试验，如性状、鉴别、检查、含量等项目；②影响制剂性能的功能性指标，如黏度、粒度等。

（6）药用辅料的残留溶剂、微生物限度、热原、细菌内毒素、无菌等应符合所应用制剂的相应要求。注射剂、滴眼剂等无菌制剂用辅料应符合注射剂或眼用制剂的要求，供注射用辅料的细菌内毒素应符合要求（通则1143），用于有除菌工艺或最终灭菌工艺制剂的供注射用辅料应符合微生物限度和控制菌要求（通则1105与通则1106），用于无菌生产工艺且无除菌工艺制剂的供注射用辅料应符合无菌要求（通则1101）。

（7）药用辅料的包装上应注明为"药用辅料"，且辅料的适用范围（给药途径）、包装规格及贮藏要求应在包装上予以明确；药品中使用到的辅料应写入药品说明书中。

除此之外，为保证药用辅料在制剂中发挥其赋形作用和保证质量的作用，药用辅料的正文中设置了适宜的功能性指标。功能性指标的设置是针对特定用途的，同一辅料按功能性指标不同可以分为不同的规格，使用者可根据用途选择适宜规格的药用辅料以保证制剂的质量。《中国药典》（2015年版）中增加了"药用辅料功能性指标研究指导原则（9601）"，主要针对一般的化学手段难以评价功能性的药用辅料，按用途分类，阐述了常用的功能性指标研究和建立方法，为药用辅料的质量检验提供了参考依据。

第二节　固体制剂中常用辅料的检验

固体制剂泛指以固体形式存在，供诊断、预防、治疗疾病的各种药物制剂。常见固体制剂包括片剂、胶囊剂、颗粒剂。固体制剂的辅料应具备较高的化学稳定性，不与主药发生任何反应，对人体无害、无毒、无不良反应，不影响药物的疗效和含量测定。固体制剂中常见的辅料及检验项目见表8-1。

表 8-1　固体制剂中常见辅料的检验

名称	鉴别	检查	含量测定
乙基纤维素	形成韧性膜现象	黏度、干燥失重、炽灼残渣、重金属、砷盐	甲氧基测定法
二氧化钛	呈色反应	水中溶解物、酸中溶解物、钡盐、干燥失重、炽灼残渣、重金属、砷盐	配位滴定法
玉米朊	醋酸铅试液的反应	己烷可溶物、干燥失重、炽灼残渣、重金属、微生物限度	氮测定法
红氧化铁	铁盐的鉴别反应	水中可溶物、酸中不溶物、炽灼残渣、钡盐、铅盐、砷盐	碘量法
乳糖	①与硫酸铜试液的反应；②红外光谱法	酸度、溶液的澄清度、蛋白质、炽灼残渣、重金属、微生物限度	
氧化淀粉	①与2,4-二硝基苯肼的反应；②与碱性酒石酸铜的反应	游离淀粉、碘化物、酸度、干燥失重、炽灼残渣、重金属、铁盐	中和法
黄氧化铁	铁盐的鉴别反应	水中可溶物、酸中不溶物、炽灼残渣、钡盐、铅盐、砷盐	碘量法
羟丙基甲基纤维素	①硫酸-蒽铜反应；②形成韧性膜现象	酸碱度、黏度、水中不溶物、干燥失重、炽灼残渣、重金属、砷盐	甲氧基测定法及羟丙基氧基测定法
淀粉	①形成胶体的反应；②与碘试液的反应；③显微鉴别	酸度、干燥失重、灰分、铁盐、二氧化硫、氧化物质、微生物限度	
糊精	与碘试液的反应	酸度、还原糖、干燥失重、炽灼残渣、铁盐、微生物限度	
棕氧化铁	铁盐的鉴别反应	水中可溶物、酸中不溶物、干燥失重、钡盐、铅盐、砷盐	碘量法
硬脂酸		水溶性酸、中性脂肪或蜡、炽灼残渣、重金属	
硬脂酸镁	①凝固点测定法；②镁盐的鉴别反应	氯化物、硫酸盐、干燥失重、铁盐、重金属	中和法
硫酸钙	钙盐与硫酸盐的鉴别反应	氯化物、硫酸盐、干燥失重、铁盐、重金属	配位滴定法
紫氧化铁	铁盐的鉴别反应	水中可溶物、酸中不溶物、炽灼残渣、钡盐、铅盐、砷盐	碘量法
黑氧化铁	铁盐的鉴别反应	水中可溶物、酸中不溶物、炽灼残渣、钡盐、铅盐、砷盐	重铬酸钾法
微晶纤维素	与氯化锌碘试液的反应	细度、酸碱度、水中溶解度、氯化物、淀粉、干燥失重、炽灼残渣、重金属、砷盐	硫酸亚铁铵滴定法
羧甲基淀粉钠	①与碘试液的反应；②钠盐的鉴别反应	酸碱度、总氯量、干燥失重、铁盐、重金属	非水溶液滴定法
聚乙烯醇树脂		黏度、酸度、干燥失重、炽灼残渣、醇解度	

技能训练 硬脂酸镁的质量检验

【背景资料】

硬脂酸镁，又称十八酸镁、SM100，为白色轻松无砂性细粉，带有特臭，与皮肤接触有油腻感。不溶于水、乙醇、乙醚，易溶于热醇及苯，性质稳定，不自身聚合。

硬脂酸镁具有润滑、抗黏、助流等作用，主要用作片剂、胶囊剂的润滑剂、助流剂、抗黏剂；特别适宜油类、浸膏类药物的制粒，制成的颗粒具有良好的流动性及可压性；在直接压片中用作助流剂；还可作为助滤剂、澄清剂和滴泡剂。

【质量要求】

《中国药典》（2015年版）规定的硬脂酸镁主要检验项目及要求如下。

（1）性状 白色轻松无砂性的细粉；微有特臭；与皮肤接触有滑腻感。在水、乙醇或乙醚中不溶。

（2）鉴别 应显镁盐的鉴别反应。

（3）检查

① 氯化物：依法检查，不得更浓（0.10%）。

② 硫酸盐：依法检查，不得更浓（0.6%）。

③ 铁盐：依法检查，不得更深（0.01%）。

④ 镍盐：依法检查，不得过 0.0005%。

⑤ 重金属：依法检查，不得过百万分之十五。

⑥ 干燥失重：在 80℃ 干燥至恒重，减失重量不得过 5.0%。

（4）含量测定 采用配位滴定法测定，按干燥品计算，含 MgO 应为 4.0%～5.0%。

【实验准备】

1. 仪器与药品

（1）仪器 马弗炉、电子天平、量瓶、纳氏比色管、滴定管、移液管、原子吸收分光光度计、恒重坩埚、高压消解罐、圆底烧瓶、锥形瓶、烧杯、称量瓶等。

（2）药品 硫酸、氯化铵、碘化钾、氢氧化钠、氨水、硝酸银、硫氰酸铵、氯化钠、硫酸钾、盐酸、硝酸、硫酸铁铵、磷酸氢二钠、氯化钡、乙二胺四醋酸二钠、镍标准溶液、铬黑 T、正丁醇、乙醇、锌、硝酸铅、醋酸、硫代乙酰胺、甘油等。

2. 溶液配制

（1）氨试液 取浓氨溶液 400mL，加水使成 1000mL，即得。

（2）氯化铵试液 取氯化铵 10.5g，加水使溶解成 100mL，即得。

（3）磷酸氢二钠试液 取磷酸氢二钠结晶 12g，加水使溶解成 100mL，即得。

（4）氢氧化钠试液 取氢氧化钠 4.3g，加水使溶解成 100mL，即得。

（5）碘试液 取碘 13.0g，加碘化钾 36g 与水 50mL 溶解后，加盐酸 3 滴与水适量使成 1000mL，摇匀，用垂熔玻璃滤器滤过。

（6）硝酸银试液 取硝酸银 17.5g，加水适量使溶解成 1000mL，摇匀。

（7）稀盐酸 取盐酸 234mL，加水稀释至 1000mL，即得。

（8）稀硝酸 取硝酸 105mL，加水稀释至 1000mL，即得。

（9）标准氯化钠溶液 称取氯化钠 0.165g，置 1000mL 量瓶中，加水适量使溶解并稀释至刻度，摇匀，作为贮备液。临用前，精密量取贮备液 10mL，置 100mL 量瓶中，加水稀释至刻度，摇匀，即得（每 1mL 相当于 0.01mg Cl）。

（10）标准硫酸钾溶液　称取硫酸钾 0.181g，置 1000mL 量瓶中，加水适量使溶解并稀释至刻度，摇匀，即得（每 1mL 相当于 0.100mg SO_4）。

（11）硫氰酸铵溶液　取硫氰酸铵 8g，加水使溶解成 100mL，即得。

（12）标准铁溶液　取硫酸铁铵 $[FeNH_4(SO_4)_2 \cdot 12H_2O]$ 0.863g，置 1000mL 量瓶中，加水溶解后，加硫酸 2.5mL，用水稀释至刻度，摇匀，作为贮备液。

（13）标准铅溶液　称取硝酸铅 0.1599g，置 1000mL 量瓶中，加硝酸 5mL 与水 50mL 溶解后，用水稀释至刻度，摇匀，作为贮备液。精密量取贮备液 10mL，置 100mL 量瓶中，加水稀释至刻度，摇匀，即得（每 1mL 相当于 $10\mu g$ 的 Pb）。

（14）硫代乙酰胺试液　取硫代乙酰胺 4g，加水使溶解成 100mL，置冰箱中保存。临用前取混合液（由 1mol/L 氢氧化钠溶液 15mL、水 5.0mL 及甘油 20mL 组成）5.0mL，加上述硫代乙酰胺溶液 1.0mL，置水浴上加热 20s，冷却，立即使用。

（15）氨-氯化铵缓冲溶液（pH10.0）　取氯化铵 5.4g，加水 20mL 溶解后，加浓氨溶液 35mL，再加水稀释至 100mL，即得。

（16）醋酸盐缓冲液（pH＝3.5）　取醋酸铵 25g，加水 25mL 溶解后，加 7mol/L 盐酸溶液 38mL，用 2mol/L 盐酸溶液或 5mol/L 氢氧化钠溶液准确调节 pH 值至 3.5（电位法指示），用水稀释至 100mL，即得。

【实施过程】

1. 性状

取一定量供试品置于白纸上，用肉眼仔细观察其颜色、晶型等。必要时检查溶解度。

2. 鉴别

（1）取本品 5.0g，置圆底烧瓶中，加无过氧化物乙醚 50mL、稀硝酸 20mL 与水 20mL，加热回流至完全溶解，放冷，移至分液漏斗中，振摇，放置分层，将水层移入另一分液漏斗中，用水提取乙醚层 2 次，每次 4mL，合并水层，用无过氧化物乙醚 15mL 清洗水层，将水层移至 50mL 量瓶中，加水稀至刻度，摇匀，作为供试品溶液。

（2）取一定量上述供试品溶液，分为两份。①取供试品溶液，加氨试液，观察现象；滴加氯化铵试液，观察现象；再加磷酸氢二钠试液 1 滴，振摇，观察现象。分离后得沉淀，置于氨试液中，观察现象。②取供试品溶液，加氢氧化钠试液，观察现象。分离，沉淀分成两份，一份中加过量的氢氧化钠试液，观察现象；另一份中加碘试液，观察现象。

3. 检查

（1）氯化物　量取鉴别（1）项下的供试品溶液 1.0mL，置 50mL 纳氏比色管中，加稀硝酸 10mL，加水使成约 40mL，摇匀，即得供试溶液。另取标准氯化钠溶液 10.0mL，置 50mL 纳氏比色管中，加稀硝酸 10mL，加水使成 40mL，摇匀，即得对照溶液。于供试溶液与对照溶液中，分别加入硝酸银试液 1.0mL，用水稀释使成 50mL，摇匀，在暗处放置 5min，同置黑色背景上，从比色管上方向下观察、比较。

（2）硫酸盐　量取鉴别（1）项下的供试品溶液 1.0mL，置 50mL 纳氏比色管中，加稀盐酸 2mL，加水使成 40mL，摇匀，即得供试溶液。另取标准硫酸钾溶液 6.0mL，置 50mL 纳氏比色管中，加稀盐酸 2mL，加水使成 40mL，摇匀，即得对照溶液。于供试溶液与对照溶液中，分别加入 25％氯化钡溶液 5mL，用水稀释至 50mL，充分摇匀，放置

10min，同置黑色背景上，从比色管上方向下观察、比较。

（3）铁盐 取本品0.50g，炽灼灰化后，加稀盐酸5mL与水10mL，煮沸，放冷，滤过，滤液加过硫酸铵50mg，用水稀释成35mL，加30％硫氰酸铵溶液3mL，再加水适量稀释成50mL，摇匀，即得供试溶液。如显色，立即取标准铁溶液5.0mL，置纳氏比色管中，加水使成25mL，加稀盐酸4mL与过硫酸铵50mg，用水稀释使成35mL，加30％硫氰酸铵溶液3mL，再加水适量稀释成50mL，摇匀，即得对照溶液。供试溶液与对照溶液比较，不得更深（0.01％）。

（4）镍盐 取本品0.05g两份，精量称定，分别置高压消解罐中，一份中加硝酸2mL消化后，定量转移至10mL量瓶中，加水稀释至刻度，摇匀，作为供试品溶液；另一份中精密加入标准镍溶液（精密量取镍单元素标准溶液适量，用水定量稀释制成每1mL中含镍0.5μg的溶液）0.5mL，同法操作，作为对照品溶液。照原子吸收分光光度法中的标准加入法，在232.0nm的波长处分别测定吸光度，计算含量。

（5）重金属 取本品2.0g，缓缓炽灼至完全炭化，放冷，加硫酸0.5～1.0mL，使恰润湿，低温加热至硫酸除尽，加硝酸0.5mL，蒸干，至氧化氮蒸气除尽后，放冷，在500～600℃炽灼使完全灰化，放冷，加盐酸2mL，置水浴上蒸干后加水15mL与稀醋酸2mL，滴加氨试液至对酚酞指示液显微粉红色，再加醋酸盐缓冲液（pH＝3.5）2mL，微热溶解后，移置纳氏比色管中，加水稀释成25mL作为乙管；另取配制供试品溶液的试剂（盐酸），置瓷皿中蒸干后，加醋酸盐缓冲液（pH3.5）2mL与水15mL，微热溶解后，移置纳氏比色管中，加标准铅溶液一定量，再用水稀释成25mL，作为甲管；再在甲、乙两管中分别加硫代乙酰胺试液各2mL，摇匀，放置2min，同置白纸上，自上向下透视，乙管中显出的颜色与甲管比较。

（6）干燥失重 取本品约1g，置与供试品同样条件下干燥至恒重的扁形称量瓶中，精密称定，在80℃干燥至恒重，从减失的重量和取样量计算供试品的干燥失重。

4.含量测定

取本品约0.2g，精密称定，加正丁醇-无水乙醇（1∶1）溶液50mL，加浓氨溶液5mL与氨-氯化铵缓冲液（pH＝10.0）3mL，再精密加乙二胺四醋酸二钠滴定液（0.05mol/L）25mL与铬黑T指示剂少许，混匀，在40～50℃水浴上加热至溶液澄清，用锌滴定液（0.05mol/L）滴定至溶液由蓝色转变为紫色，并将滴定的结果用空白试验校正。每1mL乙二胺四醋酸二钠滴定液（0.05mol/L）相当于1.215mg的Mg。

【结果记录】

药用辅料：硬脂酸镁检验结果记录

样品名称			批号	
规格			有效期	
包装			生产单位或产地	
检验依据			检验日期	
项　　目	实验方法	标准要求	检验结果/结论	检验人
性状				
鉴别	镁盐			

项　目		实验方法	标准要求	检验结果/结论	检验人
检查	氯化物				
	硫酸盐				
	铁盐				
	镍盐				
	重金属				
	干燥失重				
含量测定					

实验过程记录

项　目	实　验　现　象
【性状】	
【镁盐鉴别】	
【氯化物】	
【硫酸盐】	
【铁盐】	
【重金属】	

【镍盐】

仪器型号：＿＿＿＿＿＿＿＿＿

序号	供试品质量 m/g	镍加入量 c/(g/mL)	吸光度 A
1			
2			

以吸光度 A 为纵坐标，镍加入量 c 为横坐标，绘制曲线，求当 $A＝0$ 时，样品中的镍含量，并转换成质量分数。

【干燥失重】

仪器型号：＿＿＿＿＿＿＿＿　　干燥条件：＿＿＿＿＿＿＿＿

平行次数	称量瓶恒重 m_0/g	干燥前(供试品＋称量瓶)重 m_1/g	干燥后(供试品＋称量瓶)恒重 m_2/g
1			
2			

计算公式：

$$干燥失重(\%)=\frac{m_1-m_2}{m_1-m_0}\times100\%$$

【含量测定】

Zn 滴定液的浓度：＿＿＿＿＿＿＿＿＿＿

项　目	1#	2#	3#
供试品质量 m/g			
V (Zn 溶液)/mL			
V_0(Zn 溶液)/mL			
样品含量/%			
平均含量/%			
相对标准偏差/%			

计算公式：

$$W_{MgO}(\%)=\frac{(V_0-V)\times F_{Zn}\times1.215\times10^{-3}}{m\times[1-W(\%)]}\times\frac{M_{MgO}}{M_{Mg}}\times100\%$$

式中，F_{Zn} 为锌滴定液的校正因子；W 为供试品干燥失重，%；M_{MgO} 为 MgO 分子量；M_{Mg} 为 Mg 分子量。

结论：本品按＿＿＿＿＿＿＿＿＿＿＿＿＿＿＿＿＿标准检验，结果＿＿＿＿＿＿＿＿。

【注意事项】

（1）在鉴别项下的对比实验中，应选玻璃质量较好、无色（尤其是底管）、管的直径大小相等、管上的刻度高低一致的纳氏比色管，每对比色管不得有色差。

（2）供试品溶液与对照溶液的操作应同时进行，加入试剂顺序应一致。

（3）供重金属检查用的试剂和器具均不得含铅。

第三节 液体制剂中常用辅料的检验

液体制剂是指药物分散在适宜的分散介质中制成的液体形态的制剂，可供内服和外用。具体来说，液体制剂是将药物（固、液、气态）以不同的分散方法（溶解、胶溶、乳化、混悬等）和不同的分散程度（离子、分子、胶粒、液滴和微粒状态）分散在适宜的分散介质中制成的液体分散体系。

液体制剂的制备方法、稳定性及所产生的药效等都与溶剂有密切关系。选择溶剂的条件是：对药物具有较好的溶解性和分散性、化学性质稳定，不与药物或附加剂发生反应，不影响药效的发挥和含量测定，毒性小、无刺激性、无不适的臭味。液体制剂常用附加剂分为：增溶剂、助溶剂、潜溶剂、防腐剂、矫味剂、着色剂、其他附加剂、表面活性剂。液体制剂中常见的辅料及检验项目见表 8-2。

表 8-2　液体制剂中常见辅料及检验

名　　称	鉴　　别	检　　测	含量测定
三氯甲烷	加苯胺与碱发生臭气	酸度和碳酰氯、氯化物、游离氯、醛与酮、易炭化物、含氯分解产物、不挥发物、异臭	
三氯叔丁醇	①碘仿反应；②同三氯甲烷	氯化物、炽灼残渣	银量法
大豆油		过氧化物、不皂化物、重金属、棉籽油、脂肪酸组成	
山梨酸	①溴试液反应；②紫外-可见分光光度法；③红外光谱法	乙醇溶液的澄清度与颜色、水分、炽灼残渣、重金属	中和法
无水亚硫酸钠	①亚硫酸盐的鉴别反应；②钠盐的鉴别反应	溶液的澄清度与颜色、硫代硫酸盐、铁盐、重金属、砷盐	碘量法
甘油	红外光谱法	酸碱度、颜色、氯化物、硫酸盐、醛与还原性物质、脂肪酸与酯类、易炭化物、糖、炽灼残渣、铁盐、重金属、砷盐	中和法
丙二醇	红外光谱法	酸度、氯化物、硫酸盐、氧化性物质、水分、炽灼残渣、重金属	

名　　称	鉴　　别	检　　测	含量测定
甲基纤维素	①硫酸蒽铜反应；②1%水溶液加热产生沉淀；③形成韧性膜现象	酸碱度、黏度、干燥失重、炽灼残渣、重金属、砷盐	甲氧基测定法
亚硫酸氢钠	①亚硫酸氢盐的鉴别反应；②钠盐的鉴别反应	溶液的澄清度与颜色、硫代硫酸盐、铁盐、重金属、砷盐；	碘量法
苯甲酸钠	①红外光谱法；②钠盐与苯甲酸盐的鉴别反应	酸碱度、干燥失重、重金属、砷盐	双相滴定法
单糖浆		相对密度	
柠檬酸	①灼烧实验；②红外光谱法；③柠檬酸盐的鉴别反应	硫酸盐、草酸盐、易炭化物、水分、炽灼残渣、铁盐、重金属、砷盐	中和法
β-环糊精	①碘试液反应；②高效液相色谱法	酸碱度、溶液的澄清度与颜色、氯化物、还原糖、干燥失重、炽灼残渣、重金属	高效液相色谱法
甜菊素	薄层色谱	酸度、干燥失重、炽灼残渣、重金属	中和法
琼脂	①形成凝胶的反应；②与碘液反应；③与碱性酒石酸铜的反应	淀粉、干燥失重、灰分、水中不溶物、吸水力	
焦亚硫酸钠	①与碘试液及硫酸盐的反应；②钠盐的火焰反应	硫代硫酸盐、铁盐、重金属、砷盐	碘量法
聚山梨酯80	①加碱煮沸酸化显乳白色浑浊；②溴试液反应；③加水呈胶状物；④与硫氰酸钴铵的反应	酸碱度、颜色、冻结试验、水分	
蔗糖	①熔融燃烧反应；②与酒石酸铜的反应	溶液的颜色、硫酸盐、还原糖、炽灼残渣、钙盐、重金属	
精制玉米油		脂肪酸组成、水分与挥发物、微生物限度	

技能训练　丙二醇的质量检验

【背景资料】

丙二醇，又称丙烯甘醇、1,2-丙二醇，分子式为 $C_3H_8O_2$。无色稀释黏稠液体，味稍甜，有引湿性。与水、乙醇及多种有机溶剂混溶。与乙醚的溶解比为 1：6，与轻矿物油、不挥发性油不相混溶，可溶解某些芳香油。

丙二醇有甘油的优点，但刺激性与毒性均较小，能溶解很多有机药物，如磺胺药、局部麻醉药、维生素 A、维生素 D 等，在液体药剂中可代替甘油。丙二醇与水的等量混合液能延缓某些药物的水解，因而能增加其制剂的稳定性，但丙二醇有辛辣味，在口服药剂中应用受到一定的限制。本品在药剂中常用作溶剂、替溶剂、润湿剂、保湿剂、防腐剂等。

【质量要求】

《中国药典》（2015 年版）规定的丙二醇主要检验项目及要求如下。

（1）性状

① 外观：无色澄清的黏稠液体，无臭，味稍甜，有引湿性，与水、乙醇或三氯甲烷能任意混溶。

② 相对密度：1.035～1.037（25℃）。

③ 折射率：1.431～1.433。

（2）鉴别　红外光谱对照法。

（3）检查

① 酸度：依法检查，符合要求。

② 硫酸盐：依法检查，不得更浓（0.006％）。

③ 氧化性物质：消耗硫代硫酸钠滴定液（0.005mol/L）体积不得过 0.2mL。

④ 还原性物质：溶液颜色应无变化。

⑤ 水分：卡尔费休水分测定法，不超过 0.2％。

⑥ 炽灼残渣：依法检查，不超过 3.5mg。

（4）含量测定　采用气相色谱法测定，含 $C_3H_8O_2$ 不得少于 99.5％。

【实验准备】

1. 仪器与药品

（1）仪器　气相色谱仪、密度瓶、分析天平、折射仪、水分测定仪、量瓶、纳氏比色管、滴定管、移液管、碘量瓶、马弗炉、坩埚等。

（2）药品　氢氧化钠、溴麝香草酚蓝、硝酸银、硫酸钾、盐酸、硝酸、碘化钾、硫酸、硫代硫酸钠、淀粉、氨水、硝酸铅、氯化钡、卡尔费休试剂、丙二醇标准品等。

2. 溶液配制

（1）氢氧化钠滴定液（0.01mol/L）　取澄清的氢氧化钠饱和溶液 5.6mL，加新沸过的冷水使成 1000mL，摇匀，得到 0.1mol/L 氢氧化钠溶液，再将其稀释 10 倍即得。使用前需用基准物质邻苯二甲酸氢钾进行标定。

（2）标准硫酸钾溶液　称取硫酸钾 0.181g，置 1000mL 量瓶中，加水适量使溶解并稀释至刻度，摇匀，即得（每 1mL 相当于 0.100mg SO_4）。

（3）碘化钾试液　取碘化钾 16.5g，加水使溶解成 100mL，即得。

（4）氨试液　取浓氨溶液 400mL，加水使成 1000mL，即得。

（5）硝酸银试液　取硝酸银 17.5g，加水适量使溶解成 1000mL，摇匀，即得。

（6）硫代硫酸钠滴定液（0.005mol/L）　取硫代硫酸钠 13g 与无水碳酸钠 0.10g，加新沸过的冷水适量使溶解并稀释至 1000mL，摇匀，得到 0.05mol/L 的硫代硫酸钠溶液，再将其稀释 10 倍即得。使用前可用基准重铬酸钾标定。

（7）溴麝香草酚蓝指示液　取溴麝香草酚蓝 0.1g，加 0.05mol/L 氢氧化钠溶液 3.2mL 使溶解，再加水稀释至 200mL，即得。

（8）淀粉指示液　可溶性淀粉 0.5g，加水 5mL 搅匀后，缓缓倾入 100mL 沸水中，随加随搅拌，继续煮沸 2min，放冷，倾取上层清液，即得。本液应临用新制。

【实施过程】

1. 性状

（1）外观　取一定量供试品置于透明无色容器内，用肉眼仔细观察其颜色、澄清度等。同时检查溶解度。

（2）相对密度　取洁净、干燥并精密称定重量的比重瓶，装满供试品（温度应低于 25℃）后，装上温度计（瓶中应无气泡），放置于水浴中若干分钟，使内容物的温度达到 25℃，用滤纸除去溢出侧管的液体，立即盖上罩。然后将比重瓶自水浴中取出，再用滤纸将比重瓶的外面擦净，精密称定，减去比重瓶的重量，求得供试品的重量后，将供试品倾去，洗净比重瓶，装满新沸过的冷水，再照上法测得同一温度时水的重量，计算得到相对密度值。

（3）折射率　用蒸馏水校正折射仪，目镜标尺的读数为 1.3330。用末端熔圆之玻璃棒蘸取供试品 2～3 滴，滴于折射仪棱面镜中央，迅速闭合棱镜，静置 1min，使试液均匀无气泡，并充满视野。通过目镜观察，旋转折射率刻度调节手轮，使视野分成明暗两部，再旋转微调螺旋，使明暗界限清晰，并使其分界线恰在接物镜的十字交叉点上，读取目镜视野中的百分数或折射率，并记录棱镜温度。

2. 鉴别

取本品进行红外光谱扫描，其红外光吸收图谱应与对照的图谱（光谱集 706 图）一致。

3. 检查

（1）酸度　取本品 10.0mL，加新沸过的冷水 50mL 溶解后，加溴麝香草酚蓝指示液 3 滴，用氢氧化钠滴定液（0.01mol/L）滴定至溶液显蓝色，记录消耗氢氧化钠滴定液（0.01mol/L）的体积。

（2）硫酸盐　取本品 5.0mL，置 50mL 纳氏比色管中，加稀盐酸 2mL，加水使成 40mL，摇匀，即得供试溶液。另取标准硫酸钾溶液 3.0mL，置 50mL 纳氏比色管中，加稀盐酸 2mL，加水使成 40mL，摇匀，即得对照溶液。于供试溶液与对照溶液中，分别加入 25% 氯化钡溶液 5mL，用水稀释至 50mL，充分摇匀，放置 10min，同置黑色背景上，从比色管上方向下观察、比较。

（3）氧化性物质　取本品 5.0mL，置碘量瓶中，加碘化钾试液 1.5mL 与稀硫酸 2mL，密塞，在暗处放置 15min，加淀粉指示液 2mL，如显蓝色，用硫代硫酸钠滴定液（0.005mol/L）滴定至蓝色消失，记录消耗硫代硫酸钠滴定液（0.005mol/L）的体积。

（4）还原性物质　取本品 1.0mL，加氨试液 1mL，在 60℃ 水浴中加热 5min，溶液应不显黄色；迅速加硝酸银试液 0.15mL，摇匀，放置 5min，观察溶液变化。

（5）水分

① 费休液的标定　取重蒸馏水 10～30mg，精密称定，置干燥的带橡皮塞玻璃瓶中，通过贮有无水甲醇的滴定装置加无水甲醇 2mL 后，立即用费休液滴定，在不断振摇下，溶液由浅黄色变为红棕色为终点，记录体积。另以 2mL 无水甲醇作空白对照。平行实验 3 次。

② 取适量的供试品（消耗费休试剂 1～5mL），精密称定，溶剂为无水甲醇，置于干

燥具塞玻璃瓶中，通过贮有无水甲醇的滴定装置加入无水甲醇 2mL，在不断振摇下用费休液滴定至溶液由浅黄色变为红棕色为终点，记录体积。另以 2mL 无水甲醇作空白对照。平行实验 2 次。计算水分含量。

（6）炽灼残渣　取本品 50g，加热至燃烧，即停止加热，使自然燃烧至干，在 700～800℃ 炽灼至恒重，称量遗留残渣。

4. 含量测定

色谱条件与系统适用性试验：以聚乙二醇 20M 为固定相；起始温度为 130℃，维持 1min，以每分钟 10℃ 的速度升温至 240℃，维持 1min，进样口温度 230℃，检测器温度 250℃。理论板数按丙二醇峰计算不低于 10000。

测定法：取本品，精密称定，用无水乙醇稀释制成每 1mL 中约含 1mg 的溶液，精密量取 1μL 注入气相色谱仪，记录色谱图；另取丙二醇对照品，同法测定，按外标法以峰面积计算，即得。

【结果记录】

药用辅料：丙二醇检验结果记录

样品名称			批号	
规格			有效期	
包装			生产单位或产地	
检验依据			检验日期	
项目		实验方法	标准要求	检验结果	检验人
性状	外观				
	相对密度				
	折射率				
鉴别	红外光谱				
检查	酸度				
	硫酸盐				
	氧化性物质				
	还原性物质				
	水分				
	炽灼残渣				
含量测定					

实验过程记录	
项　目	实验现象
【外观】	
【硫酸盐】	
【还原性物质】	

实验过程记录

【相对密度】

室　温：＿＿＿＿＿＿＿　　相对湿度：＿＿＿＿＿＿＿

采用方法：＿＿＿＿＿＿＿　测定温度：＿＿＿＿＿＿＿

次数	m_1	m_2	m_3	D
1				
2				

相对密度平均值＝＿＿＿＿＿＿＿＿＿

计算公式：

$$D = \frac{\text{供试品重量}}{\text{水重量}} = \frac{m_2 - m_1}{m_3 - m_1}$$

式中，D 为供试品的相对密度；m_1 为比重瓶的重量，g；m_2 为比重瓶与供试品的重量，g；m_3 为比重瓶与水的重量，g。

【折射率】

室　温：＿＿＿＿＿＿＿　　相对湿度：＿＿＿＿＿＿＿

仪器型号：＿＿＿＿＿＿＿　测定温度：＿＿＿＿＿＿＿

测定次数	1	2	3
折射率			
平均值			

【酸度】

滴定液名称＿＿＿＿＿＿＿＿＿，滴定液浓度 $c =$ ＿＿＿＿＿＿＿ mol/L

样品测定：①样品体积：＿＿＿＿＿＿＿＿＿mL，样品消耗滴定液体积＿＿＿＿＿＿＿＿＿mL

　　　　　②样品体积：＿＿＿＿＿＿＿＿＿mL，样品消耗滴定液体积＿＿＿＿＿＿＿＿＿mL

【氧化性物质】

滴定液名称＿＿＿＿＿＿＿＿＿，滴定液浓度 $c =$ ＿＿＿＿＿＿＿ mol/L

样品测定：①样品体积：＿＿＿＿＿＿＿＿＿mL，样品消耗滴定液体积＿＿＿＿＿＿＿＿＿mL

　　　　　②样品体积：＿＿＿＿＿＿＿＿＿mL，样品消耗滴定液体积＿＿＿＿＿＿＿＿＿mL

【水分】

实验室湿度＿＿＿＿＿＿＿＿＿＿＿＿＿＿＿％

1. 滴定度 F 测定

序号	重蒸馏水质量 m_0/g	消耗费休试剂体积 V/mL	空白消耗费休试剂体积 $V0$/mL
1			
2			
3			

计算公式：

$$F(\text{g/mL}) = \frac{m_0}{V - V_0}$$

2. 供试品含水量测定

序号	供试品质量 m/g	消耗费休试剂体积 V'/mL	空白消耗费休试剂体积 V'_0/mL
1			
2			

计算公式：$W(\%) = \dfrac{F \times (V' - V'_0)}{m} \times 100\%$

【炽灼残渣】

仪器型号：＿＿＿＿＿＿＿　　炽灼温度：＿＿＿＿＿＿＿

<table>
<tr><th colspan="4" style="text-align:center">实验过程记录</th></tr>
</table>

平行次数	坩埚恒重 m_0/g	炽灼前(供试品＋坩埚)重 m_1/g	炽灼后(供试品＋坩埚)恒重 m_2/g
1			
2			

计算公式:炽灼后残渣量＝炽灼前(供试品＋坩埚)质量－炽灼后(供试品＋坩埚)恒重

【含量测定】

仪器型号:＿＿＿＿＿＿＿＿　　理论板数计算结果为:＿＿＿＿＿＿＿＿

序号	对照品质量 m_R/g	对照品峰面积 A_R	供试品质量 m_S/g	供试品峰面积 A_X	含量/%
1					
2					

主成分含量:

$$W(\%)=\frac{m_R\times\dfrac{A_X}{A_R}}{m_S}\times100\%$$

式中,A_X 为供试品溶液的峰面积;A_R 为对照品溶液的主峰面积;m_R 为对照品质量;m_S 为供试品质量。

结论:本品按＿＿＿＿＿＿＿＿＿＿＿＿＿＿＿＿＿＿＿标准检验,结果＿＿＿＿＿＿＿＿＿

【注意事项】

(1) 卡尔费休法测定水分不适用于测定氧化剂、还原剂以及能与试液生成水的药物。一些羰基化合物如活泼的醛、酮可与试剂中的甲醇作用,生成缩醛和水,也会干扰测定。

(2) 炽灼残渣法检查同时做几份时,坩埚宜预先编码标记,盖子与坩埚应编码一致。坩埚从高温炉取出的先后次序、干燥器内的放冷时间以及称量顺序,均应前后一致;每一干燥器内同时放置坩埚最好不要超过 4 个,否则不易恒重。

(3) 纳氏比色管用后应立即用水冲洗,不应用毛刷刷洗,以免出现条痕损伤比色管。

【知识巩固】

一、单选题

1.糖类辅料对下列哪种定量方法可产生干扰 (　　)。

A.酸碱滴定法　　　B.非水溶液滴定法　　　C.氧化还原滴定法　　　D.配位滴定法

2.下列物质中不属于抗氧化剂的是 (　　)。

A.硫酸钠　　　　　B.亚硫酸氢钠　　　　　C.硫代硫酸钠　　　　　D.焦亚硫酸钠

3.下列物质中对配位滴定法产生干扰的是 (　　)。

A.硫代硫酸钠　　　B.硬脂酸镁　　　　　　C.滑石粉　　　　　　　D.乳糖

4.下列物质中对离子交换法产生干扰的是 (　　)。

A.葡萄糖　　　　　B.滑石粉　　　　　　　C.糊精　　　　　　　　D.氯化钠

二、简答题

1.请简要说明对药用辅料进行质量检验的重要性。

2.阐述药用辅料的分类,并举例说明。

第九章

药物制剂的检验

知识目标
◆了解制剂分析的特点。
◆理解片剂、注射剂和胶囊剂的常规检查项目及方法。
◆掌握片剂、注射剂和胶囊剂中常用附加剂的干扰和排除及含量计算方法。
能力目标
◆能够正确查阅和使用《中国药典》、其他国家标准及行业标准。
◆能够熟练排除辅料对制剂含量测定的干扰，规范进行药物制剂的质量检验操作。
◆能够对实验结果做出正确的判断和处理。
素质目标
◆培养学生动手能力和团队合作能力。
◆培养学生发现问题、解决问题的能力。
◆培养学生实验室安全意识。

第一节　药物制剂的检验概述

为了适应医疗的需要，更好地发挥药物的疗效，降低药物的毒性或副作用，或者是便于使用、贮藏和运输，药物在供临床使用时，通常将符合药物规格的原料药按照一定的生产工艺制成适当的剂型，成为药物制剂。《中国药典》（2015年版）中收录的药物剂型有片剂、注射剂、胶囊剂、软膏剂、颗粒剂、丸剂、栓剂、耳用制剂、贴剂、冲洗剂等38种剂型。

药物制剂检验就是利用化学、物理化学或生物学等方法对不同剂型的药物质量进行全面分析，以检验其是否符合药品质量标准的规定。

一、制剂检验的特点

从原料药制成制剂，要经过一定的生产工艺，并加入赋形剂、稀释剂和附加剂（如稳定剂、防腐剂）等，这些附加成分的存在，通常影响主药的测定，也使药物制剂的检验与原料药的检验相比具有自己的特点。

1. 样品处理不同

在附加成分有干扰的情况下，要考虑如何消除干扰，然后再进行鉴别、检查和含量测定。为了消除干扰，需要对样品进行前处理，如过滤、提取、分离等，或者选择灵敏度较高、专属性较强的检测方法。在复方制剂的检验中，还需考虑共存药物之间的相互干扰，应消除干扰后再进行鉴别、检查和含量测定。

2. 检验项目不同

制剂的检验首先应按照《中国药典》中"制剂通则"的要求进行检查，其次再进行鉴别、检查和含量测定。

制剂是由符合规定的原料药和辅料制备的，若某些原料药已经检查合格的项目，制剂中又不会进一步发生改变，则不必重复检验；而对制剂过程和贮藏中可能引入的杂质，应进行检验控制。

3. 检验方法不同

在制剂含量的测定中，有些制剂中主药的量占制剂总量的比例较小，适用于原料药的分析方法可能会因方法的定量范围或定量限等问题而无法用于制剂检验。由于制备制剂使用的是合格的原料药，故其中影响用药安全、有效或影响药物稳定性的杂质一般都已经得到有效的控制，而且制剂中主药的含量范围和应用的剂量范围一般较宽，故制剂检验方法的灵敏度和专属性就成为选择方法时优先考虑的因素。

4. 结果表示不同

原料药的含量测定结果以百分含量表示，即有效成分的量占总质量的百分数。为进一步控制原料的纯度，原料有效成分的允许含量范围和杂质的限度要求较制剂严格。

制剂有效成分（主药）的含量则多用百分标示量表示。标示量即为单位制剂中含有主药的质量或装量。百分标示量即平均单位制剂中含有主药的测得量与标示量的百分数。制剂的主药含量范围一般较原料药宽。这是因为在制备过程中，存在着主药与辅料混合的均匀程度的问题。由于制剂是用合格原料生产的，加上临床上应用药物的剂量范围较宽，所以制剂主药的含量范围宽不会影响到药物的安全、有效使用。

二、制剂检验的指导原则

根据制剂检验的特点，总结制剂检验应遵守以下原则。

（1）在设计和选择药物制剂的分析方法时，应注意考察附加剂或共存的其他药物对测定是否有干扰。一般的方法是制备阴性对照品在相同条件下试验，若呈负反应，则说明附加剂或共存的药物对测定没有干扰。

（2）在含量测定时，对药物含量较低的制剂，应选择灵敏度高的方法来测定；当辅料对测定有干扰时，则应选择专属性较强的方法。

第二节　片剂的检验

片剂系指原料药物或与适宜的辅料制成的圆形或异形的片状固体制剂。《中国药典》（2015年版）中收载的片剂类型以口服普通片为主，另有含片、舌下片、口腔贴片、咀嚼片、分散片、可溶片、泡腾片、阴道片、阴道泡腾片、缓释片、控释片、肠溶片与口崩片等。

片剂的检验步骤：首先对片剂进行外观色泽、臭、味等物理性状的检查；然后进行鉴别试验，鉴别药品的真伪；其次按制剂通则规定进行常规检查及杂质检查，以检查片剂在生产过程中是否有杂质带入，或在贮藏过程中有否变质；再对片剂进行细菌数、霉菌数及活螨等微生物限度的检查；最后进行含量或效价测定，判断是否符合药品质量标准。

一、常规检查

片剂的常规检查项目包括重量差异检查、崩解时限检查、含量均匀度检查和溶出度检查等几项。

（一）重量差异检查

重量差异系指按规定称量方法测得每片的重量与平均片重之间的差异程度。不同品种的片剂在生产时都制定有不同的规格，但在片剂的生产过程中，由于设备、工艺等原因，都可能引起片剂重量的差异，进而导致各片间主药含量的差异。为了保证片剂的质量，《中国药典》规定片剂应检查重量差异，符合重量差异限度者，该项目即为合格。

1. 检查方法

取供试品 20 片，精密称定总重量，求得平均片重后，再分别精密称定每片的重量，每片重量与平均片重比较（凡无含量测定的片剂或有标示片重的中药片剂，每片重量应与标示片重比较），按表 9-1 中的规定，超出重量差异限度的不得多于 2 片，并不得有 1 片超出限度 1 倍。

表 9-1　片剂重量差异限度要求

平均片重或标示片重	重量差异限度
0.30g 以下	±7.5%
0.30g 及 0.30g 以上	±5%

糖衣片的片芯应检查重量差异并符合规定，包糖衣后不再检查重量差异。薄膜衣片应在包薄膜衣后检查重量差异并符合规定。

凡规定检查含量均匀度的片剂，一般不再进行重量差异检查。

2. 注意事项

（1）糖衣片和肠溶衣片应在包衣前检查片芯的重量差异，符合规定后方可包衣，包衣后不再检查重量差异。

（2）操作过程中勿用手直接接触片剂，应戴手套或指套，用平头镊子拿取片剂。

（3）易吸潮的供试品要注意防潮，需置于密闭的称量瓶中，尽快称量。

（二）崩解时限检查

崩解时限是指固体制剂在规定的介质中，用规定的方法进行检查全部崩解溶散或成碎粒并通过筛网所需时间的限度。

片剂经口服进入胃肠首先要进行崩解，药物被释放人体才能吸收。如果片剂不被崩解或崩解不完全，都会影响药物被吸收的程度，直接影响治疗效果。因此，崩解时限是《中国药典》中片剂的常规检查项目。

1. 检查方法

采用升降式崩解仪，主要结构为一能升降的金属支架与下端镶有筛网的吊篮，并附有挡板（图 9-1、图 9-2）。升降的金属支架上下移动距离为 55mm±2mm，往返频率为每分钟 30～32 次。

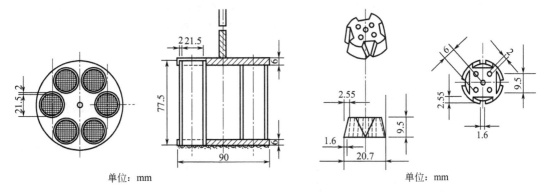

单位：mm

单位：mm

图 9-1 升降式崩解仪吊篮结构　　　图 9-2 升降式崩解仪挡板结构

将吊篮通过上端的不锈钢轴悬挂于支架上，浸入 1000mL 烧杯中，并调节吊篮位置使其下降至低点时筛网距烧杯底部 25mm，烧杯内盛有温度为 37℃±1℃的水，调节水位高度使吊篮上升至高点时筛网在水面下 15mm 处，吊篮顶部不可浸没于溶液中。

除另有规定外，取供试品 6 片，分别置上述吊篮的玻璃管中，启动崩解仪进行检查，各片均应在 15min 内全部崩解。如有 1 片不能完全崩解，应另取 6 片复试，均应符合规定。

2. 崩解时限要求

对于不同片剂类型，《中国药典》（2015 年版）中对崩解时限的要求不同，见表 9-2。

表 9-2 不同类型片剂的崩解时限规定

片剂类型	介质	使用仪器	时间限度
普通片	水		15min
中药全粉片	水		30min
重要浸膏片（半浸膏片）	水		60min
薄膜衣片	水或盐酸溶液（9→1000）		30min
糖衣片	水	能升降的金属支架与下端镶有筛网的吊篮,并附有挡板。升降的金属支架上下移动距离为 55mm±2mm,往返频率为每分钟 30～32 次	60min
肠溶片	盐酸溶液（9→1000）及磷酸盐缓冲溶液（pH6.8）		应符合规定
结肠定位肠溶片	盐酸溶液（9→1000）及磷酸盐缓冲溶液（pH6.8）		应符合规定
含片	水		不应在 10min 内全部崩解或溶化
舌下片	水		5min
可溶片	水温为 20℃±5℃		3min
泡腾片	水温为 20℃±5℃		5min

片剂类型	介质	使用仪器	时间限度
口崩片	水温为37℃±1℃	能升降的支架与下端镶有筛网的不锈钢管。升降的支架上下移动距离为10mm±1mm，往返频率为每分钟30次	60s

(三) 含量均匀度检查

含量均匀度系指小剂量或单剂量固体制剂、半固体制剂和非均相液体制剂中的每片（个）含量符合标示量的程度。它不仅要求单剂活性成分含量分布的均匀，而且要准确地集中分布在标示量附近，这对于保证用药的安全和有效有重要意义。含量均匀度是对药物制剂的一个基本要求，也是进行生物利用度研究和溶出度试验的前提。

片剂、硬胶囊剂、颗粒剂或散剂等，每一个单剂标示量小于25mg或主药含量小于每一个单剂重量25%者；药物间或药物与辅料间采用混粉工艺制成的注射用无菌粉末；内充非均相溶液的软胶囊；单剂量包装的口服混悬液、透皮贴剂和栓剂等品种项下规定含量均匀度应符合要求的制剂，均应检查含量均匀度。复方制剂仅检查符合上述条件的组分，多种维生素或微量元素一般不检查含量均匀度。

凡检查含量均匀度的制剂，不再检查重（装）量差异；当全部主成分均进行含量均匀度检查时，复方制剂一般亦不再检查重（装）量差异。

1. 检查方法

取供试品10个，照各品种项下规定的方法，分别测定每一个单剂以标示量为100的相对含量 x_i，求其均值 $\overline{X}$ 和标准差 S $\left[S = \sqrt{\dfrac{\sum\limits_{i=1}^{n}(x_i - \overline{X})^2}{n-1}} \right]$ 以及标示量与均值之差的绝对值 $A(A = |100 - \overline{X}|)$。

若 $A + 2.2S \leq L$，则供试品的含量均匀度符合规定；

若 $A + S > L$，则不符合规定；

若 $A + 2.2S > L$，且 $A + S \leq L$，则应另取供试品20个复试。

根据初、复试结果，计算30个单剂的均值 $\overline{X}$、标准差 S 和标示量与均值之差的绝对值 A。再按下述公式计算并判定。

当 $A \leq 0.25L$ 时，若 $A^2 + S^2 \leq 0.25L^2$，则供试品的含量均匀度符合规定；若 $A^2 + S^2 > 0.25L^2$ 则不符合规定。

当 $A > 0.25L$ 时，若 $A + 1.7S \leq L$，则供试品的含量均匀度符合规定；若 $A + 1.7S > L$，则不符合规定。

2. 注意事项

上述公式中 L 为规定值。除另有规定外，$L = 15.0$；单剂量包装的口服混悬液、内充非均相溶液的软胶囊、胶囊型或泡囊型粉雾剂、单剂量包装的眼用、耳用、鼻用混悬剂、固体或半固体制剂 $L = 20.0$；透皮贴剂、栓剂 $L = 25.0$。如该品种项下规定含量均匀度的限度为 $\pm 20\%$ 或其他数值时，$L = 20.0$ 或其他相应的数值。

二、含量测定

(一) 附加剂对含量测定的影响

片剂除主药外，还含有多种辅料，如淀粉、糖类、碳酸钙以及少量的硬脂酸镁、滑石粉等。当辅料对测定有干扰时，应根据主要、辅料的理化性质，采用适当的方法排除辅料的干扰。常见辅料的干扰及排除方法如下。

1. 糖类

片剂附加成分中如含有淀粉、糊精、蔗糖、乳糖等，它们的水解产物最终均为葡萄糖。因为葡萄糖为醛糖，它可被强氧化剂氧化成葡萄糖酸，所以当用氧化还原滴定法测定药物含量时，会使含量测定结果偏高。

排除干扰的方法可以采用：①提取分离法除去，糖类可溶于水，为水溶性，若主药为脂溶性，可用有机溶剂提取主药后测定；②改变氧化还原试验条件消除其影响。

2. 硬脂酸镁

本品主要用作片剂、胶囊剂等的润滑剂或抗黏剂。当硬脂酸镁含量高而主药含量较少时，就可能有干扰。可采用添加掩蔽剂、有机溶剂提取、通过水蒸气蒸馏等方法排除。

如果片剂中含有硬脂酸镁，采用配位滴定法测定主药含量时，用碱性溶液就会引起干扰，这是由于硬脂酸镁中的 Mg^{2+} 在 pH＝10 左右也能与滴定液 EDTA 形成稳定的配位化合物，但选用合适的指示剂或用掩蔽剂可以消除干扰。如在 pH6.0～7.5 条件下，酒石酸可与 Mg^{2+} 形成稳定的配位化合物而将其掩蔽。

当采用非水溶液滴定法测定制剂中主药含量时，若主药含量大、辅料的含量少，则硬脂酸镁的存在对测定的影响不大，可直接测定；反之，在主药含量少而硬脂酸镁含量较大时，因硬脂酸镁也要消耗高氯酸滴定液，如 25mL 经硬脂酸镁所饱和的冰醋酸要消耗高氯酸滴定液（0.1mol/L）0.2mL，故造成测定结果偏高，可用下列几种方法避免其干扰。

（1）用有机溶剂（如三氯甲烷、丙酮或乙醇等）进行提取，再将提取液蒸干或部分蒸去后进行非水溶液滴定。

（2）以水提取，用碱碱化后，再用三氯甲烷提取碱性物质，蒸去三氯甲烷并烘干进行重量法测定，或提取后加冰醋酸直接进行非水溶液滴定。

（3）加入干燥的草酸于醋酐溶剂中，使与片剂中硬脂酸镁的镁离子生成沉淀，生成的游离硬脂酸在醋酐溶剂中不干扰测定，以孔雀绿为指示剂，用高氯酸液进行测定，本法适用于叔胺类药物或含氮杂环类药物的片剂测定。

（4）有些含硬脂酸镁的药物，因原料中含有少量硬脂酸，它们的存在，对采用中和法和重量法测定主药的含量会有些影响，可用石油醚提取，以除去硬脂酸，再进行测定。

3. 滑石粉

滑石粉为优良的片剂助流剂，可将颗粒表面的凹陷处填满补平，降低颗粒表面的粗糙性，从而达到降低颗粒间的摩擦力、改善颗粒流动性的目的，在包衣过程中滑石粉也有抗黏着作用，防止包衣片、颗粒间的粘连。若片剂中含有滑石粉，则在水水液中不容易溶解，使溶液发生浑浊。当采用色谱法、光谱法、比浊法及旋光法测定片剂中主药的含量时，由于溶液浑浊而影响测定，可利用滑石不溶于水及有机溶剂的物理性质，滤过除去后，再进行测定。

总之，考虑辅料对片剂含量测定的干扰与排除时，应注意以下几个方面。

（1）辅料的理化性质；

（2）辅料与主药的配比，主药含量大，辅料量小时，干扰影响较少，甚至可以忽略不计；

（3）测定主药方法的选择，测定方法专属性强，辅料的干扰就小；

（4）主药含量很少时，可用微量测定法，如比色法、分光光度法等。

（二）含量计算

一般片剂取 20 片或按规定取样（糖衣片取 10 片或按规定取样，除去糖衣），精密称定，求得平均片重，经片重差异限度检查合格后，再将此 20 片研细，精密称取检验量（约相当于规定的主药含量），然后按药典规定方法测定含量。

片剂的含量测定结果与原料药不同，通常以标示量的百分含量表示。

$$标示量的百分含量 = \frac{实测的量(g) \times 平均片重(g)}{供试品质量(g) \times 标示量(g/片)} \times 100\%$$

技能训练　维生素C片的重量差异与崩解时限检查

【背景资料】

维生素 C（Vitamin C）又叫 L-抗坏血酸（Ascorbic Acid），是一种水溶性维生素，水果和蔬菜中含量丰富。在氧化还原代谢反应中起调节作用，缺乏维生素 C 可引起坏血病。

重量差异检查和崩解时限检查是片剂的两个重要的常规检查项目。

重量差异是指按规定称量方法测得片剂每片的重量与平均片重之间的差异程度。在片剂生产中，由于颗粒的均匀度和流动性，以及工艺、设备和管理等原因，都会引起片剂重量差异。检查的目的在于控制各片重量的一致性，保证用药剂量的准确。

崩解时限是指口服固体制剂在规定的条件下，以规定的方法进行检查全部崩解溶散或成碎粒并通过筛网所需要时间的限度。片剂口服后，需经崩散、溶解，才能被机体吸收而达到治疗目的，为控制产品质量、保证疗效，药典规定了崩解时限项目。

【质量要求】

《中国药典》（2015 年版）维生素 C 片检查项下规定：

其他　应符合片剂项下有关的各项规定（通则 0101）。

【实验准备】

仪器设备：电子天平、扁形称量瓶、镊子及烧杯、升降式崩解仪、烧杯、温度计等。

【实施过程】

1. 重量差异

（1）取出空扁形称量瓶，精密称定重量；再取供试品 20 片，置此扁形称量瓶中，精密称定。两次称量值之差即为 20 片供试品的总重量，除以 20，得平均片重。

（2）从已称定总重量的 20 片供试品中，依次用镊子取出 1 片，分别精密称定重量，得各片重量，称量准确至 0.001g。

2. 崩解时限

（1）将升降式崩解仪水浴槽中注入水，接通电源，并按下加温开关，开始加温。取纯化水装入 1000mL 烧杯内，至已标记的液面的位置，以纯化水为介质，将盛有介质的烧杯放入水浴槽的孔中，通过水浴加热，使烧杯内的水温维持在 37℃±1℃。

（2）将吊篮通过上端的不锈钢轴悬挂于金属支架上，浸入烧杯中，调节吊篮位置使其下降时筛网距烧杯底部 25mm，调节烧杯内液面高度使吊篮上升时筛网在水面下 15mm 处，支架上下移动的距离为 55mm±2mm，往返频率为每分钟 30～32 次。

（3）取维生素 C 片 6 片，分别置上述吊篮的玻璃管中，每管各加 1 片，然后将吊篮悬挂于金属支架上，浸入烧杯中，启动升降式崩解仪进行检查。

【结果记录】

维生素 C 片常规检查结果记录

样品名称		批号	
规格		有效期	
包装		生产单位或产地	
检验依据		检验日期	
项目	实验方法	标准要求	检验结果/结论	检验人
重量差异				
崩解时限				

实验过程记录

【重量差异】

20片总重：_____g 平均片重：_____g

序号	1	2	3	4	5	6	7	8	9	10	11	12	13	14	15	16	17	18	19	20
质量/g																				
重量差异/%																				

计算公式：

$$重量差异(\%)=\frac{每片质量(g)-平均片重(g)}{平均片重(g)}\times100\%$$

【崩解时限】

仪器型号：_____

序号	实验现象	崩解或溶散时间
1		
2		
3		
4		
5		
6		

判断标准：

①供试品 6 片,若每片均能在 15min 内溶散或崩解并通过筛网者,判为符合规定。

②初试结果,到规定时限后仍残存有小颗粒不能全部通过筛网者,另取 6 片复试,各片在 15min 内均能溶散或崩解并通过筛网者,可判为符合规定。

③复试结果,如有 1 片或 1 片以上不能通过筛网,即判为不符合规定。

结论:本品按_____标准检验,结果_____

【注意事项】

1. 重量差异检查法

（1）在称量前后，均应仔细查对药片数。试验过程中，应避免用手直接接触供试品。已取出的药片，不得再放回供试品原装容器内。

（2）称量瓶应预先洗净并干燥。

2. 崩解时限检查法

（1）烧杯内的水或其他溶液的温度应保持在 37℃±1℃。

（2）每测定完一次，吊篮的玻璃管内壁、筛网及挡板均应清洗干净，并重新更换水或规定的溶液。

第三节　注射剂的检验

注射剂系指原料药物或与适宜的辅料制成的供注入体内的无菌制剂。

注射剂可分为注射液、注射用无菌粉末与注射用浓溶液等。注射液系指原料药物或与适宜的辅料制成的供注入体内的无菌液体制剂，包括溶液型、乳状液型或混悬型等注射液。注射用无菌粉末系指原料药物或与适宜辅料制成的供临用前用无菌溶液配制成注射液的无菌粉末或无菌块状物，一般采用无菌分装或冷冻干燥法制得。注射用浓溶液系指原料药物与适宜辅料制成的供临用前稀释后静脉滴注用的无菌浓溶液。

注射剂的分析步骤：首先要观察注射液的色泽和澄明度（在性状项下描述），再进行鉴别试验、pH 值检查及杂质检查，然后按制剂通则规定进行常规检查，最后进行含量测定。

少数以植物油为溶剂的注射液，有时还需检查植物油的碘值、酸值、皂化值和过氧化值。另外为了保证注射剂的质量稳定，对充填惰性气体的品种均应测定其针剂空间的残余含氧率。

一、常规检查

注射剂的常规检查项目包括装量检查、装量差异检查、可见异物检查和不溶性微粒检查等几项。

（一）装量检查

为保证注射液的注射用量不少于标示量，《中国药典》制剂通则中规定，注射液及注射用浓溶液应检查装量。

检查法：供试品标示装量不大于 2mL 者，取供试品 5 支（瓶）；2mL 以上至 50mL 者，取供试品 3 支（瓶）。开启时注意避免损失，将内容物分别用相应体积的干燥注射器及注射针头抽尽，然后缓慢连续地注入经标化的量入式量筒内（量筒的大小应使待测体积至少占其额定体积的 40%，不排尽针头中的液体），在室温下检视。测定油溶液、乳状液或混悬液时，应先加温（如有必要）摇匀，再用干燥注射器及注射针头抽尽后，同前法操作，放冷（加温时），检视。每支（瓶）的装量均不得少于其标示量。

也可采用重量除以相对密度计算装量。准确量取供试品，精密称定，求出每 1mL 供试品的重量（即供试品的相对密度）；精密称定用干燥注射器及注射针头抽出或直接缓慢倾出供试品内容物的重量，再除以供试品相对密度，得出相应的装量。

（二）装量差异检查

注射用无菌粉末应检查装量差异，以保证含量的均匀性。《中国药典》规定，凡检查含量均匀度的注射用无菌粉末，一般不再检查装量差异。

检查法：取供试品5瓶（支），除去标签、铝盖，容器外壁用乙醇擦净，干燥，开启时注意避免玻璃屑等异物落入容器中，分别迅速精密称定；容器为玻璃瓶的注射用无菌粉末，首先小心开启内塞，使容器内外气压平衡，盖紧后精密称定。然后倾出内容物，容器用水或乙醇洗净，在适宜条件下干燥后，再分别精密称定每一容器的重量，求出每瓶（支）的装量与平均装量。每瓶（支）装量与平均装量相比较（如有标示装量，则与标示装量相比较），应符合表9-3所列之规定，如有1瓶（支）不符合规定，应另取10瓶（支）复试，应符合规定。

表9-3　注射剂装量差异限度要求

平均装量或标示装量	装量差异限度
0.05g 及 0.05g 以下	±15%
0.05g 以上至 0.15g	±10%
0.15g 以上至 0.50g	±7%
0.50g 以上	±5%

（三）可见异物检查

可见异物检查，又称澄明度检查，是指存在于注射剂、滴眼剂中，在规定条件下目视可以观测到的不溶性物质，其粒径或长度通常大于$50\mu m$。

可见异物检查法有灯检法和光散射法。一般常用灯检法，也可采用光散射法。灯检法不适用的品种，如用深色透明容器包装或液体色泽较深（一般深于各标准比色液7号）的品种可选用光散射法；混悬型、乳状液型注射液和滴眼液不能使用光散射法。

1. 第一法：灯检法

（1）装置仪器　见图9-3。

（2）检查方法

① 溶液型、乳状液及混悬型制剂　除另有规定外，取供试品20支（瓶），除去容器标签，擦净容器外壁，必要时将药液转移至洁净透明的适宜容器内，将供试品置遮光板边缘处，在明视距离（指供试品至人眼的清晰观测距离，通常为25cm），手持容器颈部，轻轻旋转和翻转容器（但应避免产生气泡），使药液中可能存在的可见异物悬浮，分别在黑色和白色背景下目视检查，重复观察，总检查时限为20s。供试品装量每支（瓶）在10mL及10mL以下的，每次检查可手持2支（瓶）。50mL或50mL以上大容量注射液按直、横、倒三步法旋转检视。供试品溶液中有大量气泡产生影响观察

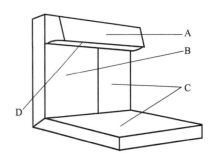

图9-3　灯检法示意
A—带有遮光板的日光灯光源（光照度可在1000～4000lx范围内调节）；B—不反光的黑色背景；C—不反光的白色背景和底部（供检查有色异物）；D—反光的白色背景（指遮光板内侧）

时，需静置足够时间至气泡消失后检查。

②注射用无菌粉末的检查　除另有规定外，取供试品5支（瓶），用适宜的溶剂和适当的方法使药粉完全溶解后，按上述方法检查。

③无菌原料药的检查　除另有规定外，按抽样要求称取各品种制剂项下的最大规格量5份，分别置洁净透明的适宜容器内，采用适宜的溶剂及适当的方法使药物全部溶解后，按上述方法检查。

用无色透明容器包装的无色供试品溶液，检查时被观察供试品所在处的光照度应为1000～1500lx；用透明塑料容器包装、棕色透明容器包装的供试品或有色供试品溶液，光照度应为2000～3000lx；混悬型供试品或乳状液，光照度应增加至约4000lx。

（3）结果判定　供试品中不得检出金属屑、玻璃屑、长度超过2mm的纤维、最大粒径超过2mm的块状物以及静置一定时间后轻轻旋转时肉眼可见的烟雾状微粒沉积物、无法计数的微粒群或摇不散的沉淀，以及在规定时间内较难计数的蛋白质絮状物等明显可见异物。

供试品中如检出点状物、2mm以下的短纤维和块状物等微细可见异物，生化药品或生物制品若检出半透明的小于约1mm的细小蛋白质絮状物或蛋白质颗粒等微细可见异物，除另有规定外，应分别符合表9-4、表9-5中的规定。

表9-4　溶液型、乳状液及混悬型制剂中微细可见异物限度结果判定

类　　别		细微可见异物限度	
		初试20支（瓶）	初、复试40支（瓶）
生物制品	注射液	装量50mL及以下，每支（瓶）中微细可见异物不得超过3个； 装量50mL以上，每支（瓶）中微细可见异物不得超过5个； 如仅有1支（瓶）超出，符合规定； 如检出2支（瓶）超出，复试； 如检出3支（瓶）及以上超出，不符合规定	2支（瓶）以上超出，不符合规定
	滴眼剂		3支（瓶）以上超出，不符合规定
非生物制品	注射液　静脉用	如1支（瓶）检出，复试； 如2支（瓶）或以上检出，不符合规定	超过1支（瓶）检出，不符合规定
	注射液　非静脉用	如1～2支（瓶）检出，复试； 如2支（瓶）以上检出，不符合规定	超过2支（瓶）检出，不符合规定
	滴眼剂	如1支（瓶）检出，符合规定； 如2～3支（瓶）检出，复试； 如3支（瓶）以上检出，不符合规定	超过3支（瓶）检出，不符合规定

表9-5　注射用无菌制剂结果判定

类　　别		每支（瓶）中微细可见异物限度
生物制品	复溶体积50mL及以下	≤3个
	复溶体积50mL以上	≤5个
非生物制品	冻干	≤3个
	非冻干	≤5个

2. 第二法：光散射法

（1）仪器装置　仪器主要由旋瓶装置、激光光源、图像采集器、数据处理系统和终端显

示系统组成。

（2）检查方法　除另有规定外，取供试品 20 支（瓶），除去不透明标签，擦净容器外壁，置仪器检测装置上，从仪器提供的菜单中选择与供试品规格相应的测定参数，并根据供试品瓶体大小对参数进行适当调整后，启动仪器，将供试品检测 3 次并记录检测结果。凡仪器判定有 1 次不合格者，可用灯检法确认。用深色透明容器包装或液体色泽较深等灯检法检查困难的品种不用灯检法确认。

（3）结果判定　同灯检法。

（四）不溶性微粒检查

在可见异物检查符合规定后，用本法检查溶液型静脉用注射液中不溶性微粒的大小和数量。

不溶性微粒检查法包括光阻法和显微计数法。当光阻法测定结果不符合规定或供试品不适于用光阻法测定时，应采用显微计数法进行测定，并以显微计数法的测定结果作为判定依据。光阻法不适用于黏度过高和易析出结晶的制剂，也不适用于进入传感器时容易产生气泡的注射剂。对于黏度过高，采用两种方法都无法直接测定的注射液，可用适宜的溶剂稀释后测定。

1. 第一法：光阻法

（1）仪器　通常包括取样器、传感器和数据处理器三部分。

（2）检查方法

① 标示装量为 25mL 或 25mL 以上的静脉用注射液或注射用浓溶液　除另有规定外，取供试品至少 4 个，分别按下法测定：用水将容器外壁洗净，小心翻转 20 次，使溶液混合均匀，立即小心开启容器，先倒出部分供试品溶液冲洗开启口及取样杯，再将供试品溶液倒入取样杯中，静置 2min 或适当时间脱气泡，置于取样器上（或将供试品容器直接置于取样器上）。开启搅拌，使溶液混匀（避免气泡产生），每个供试品依法测定至少 3 次，每次取样应不少于 5mL，记录数据，弃第一次测定数据，取后续测定数据的平均值作为测定结果。

② 标示装量为 25mL 以下的静脉用注射液或注射用浓溶液　除另有规定外，取供试品至少 4 个，分别按下法测定：用水将容器外壁洗净，小心翻转 20 次，使溶液混合均匀，静置 2min 或适当时间脱气泡，小心开启容器，直接将供试品容器置于取样器上，开启搅拌或以手缓缓转动，使溶液混匀（避免产生气泡），由仪器直接抽取适量溶液（以不吸入气泡为限），测定并记录数据，弃第一次测定数据，取后续测定数据的平均值作为测定结果。

③ 静脉注射用无菌粉末　除另有规定外，取供试品至少 4 个，分别按下法测定：用水将容器外壁洗净，小心开启瓶盖，精密加入适量微粒检查用水（或适宜的溶剂），小心盖上瓶盖，缓缓振摇使内容物溶解，静置 2min 或适当时间脱气泡，小心开启容器，直接将供试品容器置于取样器上，开启搅拌或以手缓缓转动，使溶液混匀（避免气泡产生），由仪器直接抽取适量溶液（以不吸入气泡为限），测定并记录数据；弃第一次测定数据，取后续测定数据的平均值作为测定结果。

④ 供注射用无菌原料药　取供试品适量（相当于单个制剂的最大规格量）4 份，分别置取样杯或适宜的容器中，按照静脉注射用无菌粉末检验方法检验。

（3）结果判定

① 标示装量为 100mL 或 100mL 以上的静脉用注射液　除另有规定外，每 1mL 中含 $10\mu m$ 及 $10\mu m$ 以上的微粒数不得过 25 粒，含 $25\mu m$ 及 $25\mu m$ 以上的微粒数不得过 3 粒。

② 标示装量为 100mL 以下的静脉用注射液、静脉注射用无菌粉末、注射用浓溶液及供

注射用无菌原料药　除另有规定外，每个供试品容器（份）中含 $10\mu m$ 及 $10\mu m$ 以上的微粒数不得过 6000 粒，含 $25\mu m$ 及 $25\mu m$ 以上的微粒数不得过 600 粒。

2. 第二法：显微计数法

（1）对仪器的一般要求　仪器通常包括洁净工作台、显微镜、微孔滤膜及其滤器、平皿等。

（2）检查方法

① 标示装量为 25mL 或 25mL 以上的静脉用注射液或注射用浓溶液　除另有规定外，取供试品至少 4 个，分别按下法测定：用水将容器外壁洗净，在洁净工作台上小心翻转 20 次，使溶液混合均匀，立即小心开启容器，用适宜的方法抽取或量取供试品溶液 25mL，沿滤器内壁缓缓注入经预处理的滤器（25mm）中。静置 1min，缓缓抽滤至滤膜近干，再用微粒检查用水 25mL，沿滤器内壁缓缓注入，洗涤并抽滤至滤膜近干，然后用平头镊子将滤膜移置平皿上（必要时，可涂抹极薄层的甘油使滤膜平整），微启盖子使滤膜适当干燥后，将平皿闭合，置显微镜载物台上。调好入射光，放大 100 倍进行显微测量，调节显微镜至滤膜格栅清晰，移动坐标轴，分别测定有效滤过面积上最长粒径大于 $10\mu m$ 和 $25\mu m$ 的微粒数。计算三个供试品测定结果的平均值。

② 标示装量为 25mL 以下的静脉用注射液或注射用浓溶液　除另有规定外，取供试品 4 个，用水将容器外壁洗净，在洁净工作台上小心翻转 20 次，使混合均匀，立即小心开启容器，用适宜的方法直接抽取每个容器中的全部溶液，沿滤器内壁缓缓注入经预处理的滤器（滤膜直径 13mm）中，照上述方法测定。

（3）结果判定

① 标示装量为 100mL 或 100mL 以上的静脉用注射液　除另有规定外，每 1mL 中含 $10\mu m$ 及 $10\mu m$ 以上的微粒数不得过 12 粒，含 $25\mu m$ 及 $25\mu m$ 以上的微粒数不得过 2 粒。

② 标示装量为 100mL 以下的静脉用注射液、静脉注射用无菌粉末、注射用浓溶液及供注射用无菌原料药　除另有规定外，每个供试品容器（份）中含 $10\mu m$ 及 $10\mu m$ 以上的微粒数不得过 3000 粒，含 $25\mu m$ 及 $25\mu m$ 以上的微粒数不得过 300 粒。

二、含量测定

（一）附加剂对含量测定的影响

注射液常用的附加剂可分为助溶剂、抗氧剂、金属配合剂、惰性气体、缓冲剂、抑菌剂、止痛剂、等渗调节剂等。常见的附加剂及其干扰的排除方法如下。

1. 抗氧剂

为保证注射剂的稳定性，注射剂中常加入亚硫酸钠、亚硫酸氢钠、焦亚硫酸钠和硫代硫酸钠作为抗氧剂。这些物质的存在，对以氧化还原反应为测定原理的定量分析有干扰，可分别用以下方法处理。

① 加入掩蔽剂：常用的掩蔽剂有丙酮与甲醛。亚硫酸氢钠和硫代硫酸钠可用丙酮掩蔽，排除它们在用碘量法、银量法、铈量法或重氮化法测定主药中的干扰；焦亚硫酸钠对碘量法或溴量法等的干扰可加入甲醛掩蔽。

② 加酸分解：亚硫酸钠、焦亚硫酸钠和硫代硫酸钠作为抗氧剂，可加酸并加热，使其分解来消除干扰。

③ 用分光光度法测定时，可选择对主药无干扰的波长测定。

2. 酸或碱

酸、碱为注射液常用的助溶剂，为增加主药溶解度，可加酸、碱生成可溶性的盐，或加入酸或碱来调节酸碱度，这样对含量测定有时会产生干扰。一般可针对具体品种通过调节pH值来排除，但注意不要引入新杂质。

3. 溶剂油

脂溶性药物需配成油溶液，我国多采用麻油、茶油或核桃油作为注射用的植物油。由于注射用油常含有甾醇及三萜类物质，有可能对测定产生干扰，常采用以下方法来排除干扰。

① 有机溶剂稀释法：即当主药含量高，分析时取样量小的注射液，可用有机溶剂稀释后再测定，以减少溶剂油的干扰。

② 若稀释不能排除溶剂油的干扰，则可采用提取分离手段，先使溶剂油与主药分离，再测定。

4. 等渗溶液

注射液中往往加入氯化钠、葡萄糖等，使成等渗，由于等渗溶液的存在，有时会干扰主药的含量测定，当等渗液干扰主药的含量测定时，应设法予以排除。

5. 助溶剂

注射液中常添加有帮助主药溶解而使注射液比较稳定的助溶剂。助溶剂的存在也会影响主药的含量测定。如二硫丙醇注射液加入苯甲酸苄酯为助溶剂，由于本品为油溶液，黏度大，所以药典规定需用三氯甲烷-无水乙醇（1∶3）稀释减小黏度后，用碘量法测定。

（二）含量计算

常用的注射剂因为主药含量较大，虽有附加成分使分析变得困难，但因并非对所有测定均发生干扰，所以相对的测定方法比较简单，一般有以下方法。

（1）直接蒸干后用重量法或按原料药相同的方法测定。

（2）当主药遇热不稳定而易于分解时，可采用有机溶剂提取法、分光光度法或高效液相色谱法测定。

注射剂的含量以标示量表示，计算公式如下：

$$标示量（\%）=\frac{实际测得量}{标示量}\times100\%$$

技能训练 氯化钠注射液中可见异物和不溶性微粒的检查

【背景资料】

氯化钠注射液为无色的澄明液体；味微咸。静脉滴注，应用于各种原因所致的失水，包括低渗性、等渗性和高渗性失水；高渗性非酮症糖尿病昏迷，应用等渗或低渗氯化钠可纠正失水和高渗状态；低氯性代谢性碱中毒；外用生理盐水冲洗眼部、洗涤伤口等。

可见异物是指存在于注射液、滴眼液中，在规定条件下目视可以观察到的不溶性物质，注射液中若有不溶性微粒，使用后可能引起静脉炎、过敏反应，较大的微粒甚至可以堵塞毛细血管。因此，可见异物检查是注射液的常规检查项目之一。静脉滴注用注射液在通过可见异物检查后，还需进行不溶性微粒检查。

【质量要求】

《中国药典》（2015 年版）氯化钠注射液检查项下规定：

其他　应符合注射剂项下有关的各项规定（通则 0102）。

【实验准备】

仪器装置：灯检仪、取样器、不溶性微粒测定仪等。

【实施过程】

1. 可见异物

取供试品 20 支（瓶），除去容器标签，擦净容器外壁，必要时将药液转移至洁净透明的适宜容器内，将供试品置遮光板边缘处，在明视距离（指供试品至人眼的清晰观测距离，通常为 25cm），手持容器颈部，轻轻旋转和翻转容器（但应避免产生气泡），使药液中可能存在的可见异物悬浮，分别在黑色和白色背景下目视检查，光照度应为 1000～1500lx，重复观察，总检查时限为 20s。供试品装量每支（瓶）在 10mL 及 10mL 以下的，每次检查可手持 2 支（瓶）。50mL 或 50mL 以上大容量注射液按直、横、倒三步法旋转检视。供试品溶液中有大量气泡产生影响观察时，需静置足够时间至气泡消失后检查。

2. 不溶性微粒

取供试品至少 4 个，用水将容器外壁洗净，小心翻转 20 次，使溶液混合均匀，立即小心开启容器，先倒出部分供试品溶液冲洗开启口及取样杯，再将供试品溶液导入取样杯中，静置 2min 或适当时间脱气泡，置于取样器上（或将供试品容器直接置于取样器上）。开启搅拌，使溶液混匀（避免气泡产生），每个供试品依法测定至少 3 次，每次取样应不少于 5mL，记录数据，弃第一次测定数据，取后续测定数据的平均值作为测定结果。

【结果记录】

氯化钠注射液常规检查结果记录

样品名称			批号	
规格			有效期	
包装			生产单位或产地	
检验依据			检验日期	
项　目	实验方法	标准要求	检验结果/结论	检验人
可见异物				
不溶性微粒				

实验过程记录

【可见异物】

序号	1	2	3	4	5	6	7	8	9	10	11	12	13	14	15	16	17	18	19	20
检验结果																				

判断标准：

①初试 20 支（瓶）：如 1 支（瓶）检出，复试；如 2 支（瓶）或以上检出，不符合规定。

②初试、复试 40 支（瓶）：超过 2 支（瓶）检出，不符合规定。

【不溶性微粒】

序号	取样量/mL	微粒大小/μm	微粒数/粒
1			
2			
3			

判断标准：

①标示装量为 100mL 或 100mL 以上的静脉用注射液，每 1mL 中含 10μm 及 10μm 以上的微粒数不得过 12 粒，含 25μm 及 25μm 以上的微粒数不得过 2 粒。

②标示装量为 100mL 以下的静脉用注射液，每个供试品容器（份）中含 10μm 及 10μm 以上的微粒数不得过 3000 粒，含 25μm 及 25μm 以上的微粒数不得过 300 粒。

结论：本品按＿＿＿＿＿＿＿＿＿＿＿＿＿＿＿＿＿＿＿＿标准检验，结果＿＿＿＿＿＿＿＿＿＿＿＿＿＿

【注意事项】

(1) 可见异物检查时需在暗室中进行，要求检查人员具备远距离和近距离视力检测均应为 4.9 及以上（矫正后视力应为 5.0 及以上），无色盲的视力条件。

(2) 不溶性微粒检查时搅拌速度不应过快，进样针头应尽量接近样品容器底部，与液面距离不少于 1cm，以免产生气泡影响测试数据。

第四节　胶囊剂的检验

胶囊剂系指原料药物或与适宜辅料充填于空心胶囊或密封于软质囊材中制成的固体制剂，可分为硬胶囊、软胶囊（胶丸）、缓释胶囊、控释胶囊和肠溶胶囊，主要供口服用。

胶囊一般以明胶为主要原料，有时为改变其溶解性或达到肠溶等目的，也采用甲基纤维素、海藻酸钙、变性明胶、PVA 及其他高分子材料。胶囊剂可掩盖药物的不良气味，易于吞服；能提高药物的稳定性及生物利用度；还能定时定位释放药物，并能弥补其他固体剂型的不足，应用广泛。凡药物易溶解囊材、易风化、刺激性强者，均不宜制成胶囊剂。

胶囊剂的分析步骤：首先要观察胶囊剂的外观形状，再进行鉴别试验、杂质检查及溶出度/释放度检查，然后按制剂通则规定进行常规检查，最后进行含量测定。

一、常规检查

胶囊剂的常规检查项目主要包括装量差异检查、崩解时限和溶出度与释放度检查等几项。其中崩解时限已在片剂的检验中详细阐述。

（一）装量差异检查

除另有规定外，取供试品 20 粒（中药取 10 粒），分别精密称定重量，倾出内容物（不得损失囊壳），硬胶囊囊壳用小刷或其他适宜的用具拭净；软胶囊或内容物为半固体或液体的硬胶囊囊壳用乙醚等易挥发性溶剂洗净，置通风处使溶剂挥尽，再分别精密称定囊壳重量，求出每粒内容物的装量与平均装量。每粒装量与平均装量相比较（有标示装量的胶囊剂，每粒装量应与标示装量比较），超出装量差异限度（见表 9-6）的不得多于 2 粒，并不得有 1 粒超出限度 1 倍。

表 9-6　胶囊剂装量差异限度要求

平均装量或标示装量	装量差异限度
0.30g 以下	±10%
0.30g 及 0.30g 以上	±7.5%（中药±10%）

凡规定检查含量均匀度的胶囊剂，一般不再进行装量差异的检查。

（二）溶出度与释放度检查

溶出度系指活性药物从片剂、胶囊剂或颗粒剂等普通制剂在规定条件下溶出的速度和程度，在缓释制剂、控释制剂、肠溶制剂及透皮贴剂等制剂中也称释放度。它是评价药物固体制剂质量的一个指标，是一种模拟口服固体制剂在胃肠道中的崩解和溶出的体外简易试验方法。药物在体内吸收的速度通常由溶解的快慢决定，固体制剂中的药物只有溶解之后，才能被机体吸收，而崩解只是药物溶出的最初阶段，不能客观反映药物在体内溶出的全过程。因此溶出度/释放度是评价药物制剂质量的一个内在指标。

凡检查溶出度、释放度的制剂，不再进行崩解时限的检查。

1. 普通制剂溶出度的测定

（1）第一法：转篮法

① 仪器装置　仪器由转篮、溶出杯、篮轴与电动机组成。一般配有 6 套测定装置，可一次测定 6 份供试品。见图 9-4。

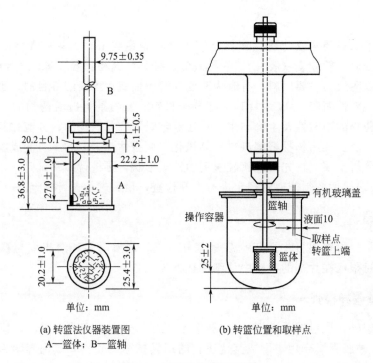

单位：mm

(a) 转篮法仪器装置图
A—篮体；B—篮轴

单位：mm

(b) 转篮位置和取样点

图 9-4　转篮法仪器装置图

② 检查方法　测定前，应对仪器装置进行必要的调试，使转篮或桨叶底部距溶出杯的内底部 25mm±2mm。分别量取溶出介质置各溶出杯内，实际量取的体积与规定体积的偏差应在±1％范围内，待溶出介质温度恒定在 37℃±0.5℃后，取供试品 6 片（粒、袋），分别投入 6 个干燥的转篮内，将转篮降入溶出杯中。注意避免供试品表面产生气泡，立即按各品种项下规定的转速启动仪器，计时；至规定的取样时间（实际取样时间与规定时间的差异不得过±2％），吸取溶出液适量（取样位置应在转篮或桨叶顶端至液面的中点，距溶出杯内壁10mm 处；需多次取样时，所量取溶出介质的体积之和应在溶出介质的 1％之内，如超过总体积的 1％时，应及时补充相同体积的温度为 37℃±0.5℃的溶出介质，或在计算时加以校正），立即用适当的微孔滤膜滤过，自取样至滤过应在 30s 内完成。取澄清滤液，照该品种项下规定的方法测定，计算每片（粒、袋）的溶出量。

（2）第二法：桨法

① 仪器装置　除将转篮换成搅拌桨外，其他装置与转篮法相似。见图 9-5。

② 检查方法　与第一法转篮法类似。供试品应分别投入 6 个溶出杯内（当品种项下规

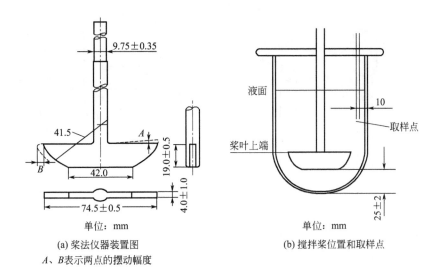

(a) 桨法仪器装置图
A、B表示两点的摆动幅度

(b) 搅拌桨位置和取样点

图 9-5　桨法仪器装置图

定需要使用沉降篮时，可将胶囊剂先装入规定的沉降篮内；品种项下未规定使用沉降篮时，如胶囊剂浮于液面，可用一小段耐腐蚀的细金属丝轻绕于胶囊外壳。沉降篮的形状尺寸如图9-6所示。

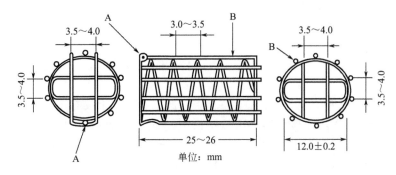

图 9-6　沉降篮示意图
A—耐酸金属卡；B—耐酸金属支架

（3）第三法：小杯法

① 仪器装置　本法容器为 250mL、内径为（62±3）mm、高为（126±6)mm 的溶出杯，其余要求与第一法相同。见图 9-7、图 9-8。

② 检查方法　测定前，应对仪器装置进行必要的调试，使桨叶底部距溶出杯的内底部 15mm±2mm。分别量取溶出介质置各溶出杯内，介质的体积为 150～250mL，实际量取的体积与规定体积的偏差应在±1%范围内（当品种项下规定需要使用沉降装置时，可将胶囊剂先装入规定的沉降装置内；品种项下未规定使用沉降装置时，如胶囊剂浮于液面，可用一小段耐腐蚀的细金属丝轻绕于胶囊外壳）。以下操作同第一法。取样位置应在桨叶顶端至液面的中点，距溶出杯内壁 6mm 处。

（4）结果判定　测得供试品溶出量后，采用紫外-可见分光光度法/荧光分光光度法记录测定波长与吸光度/荧光强度，或者采用高效液相色谱法记录色谱条件与峰面积比值、对照品的称取量与稀释倍数，计算出溶出度。

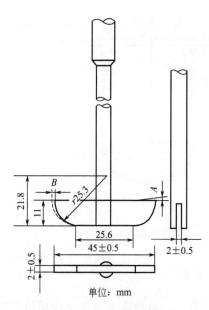

图 9-7　小杯法搅拌桨装置
A、B 表示两点摆动幅度

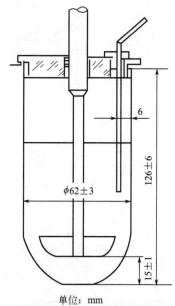

图 9-8　小杯法溶出杯装置

符合下述条件之一者，可判为符合规定：

① 6 片（粒、袋）中，每片（粒、袋）的溶出量按标示量计算，均不低于规定限度（Q）；

② 6 片（粒、袋）中，如有 1～2 片（粒、袋）低于 Q 但不低于 Q-10%，且其平均溶出量不低于 Q；

③ 6 片（粒、袋）中，有 1～2 片（粒、袋）低于 Q，其中仅有 1 片（粒、袋）低于 Q-10%，但不低于 Q-20%，且其平均溶出量不低于 Q 时，应另取 6 片（粒、袋）复试；初、复试的 12 片（粒、袋）中有 1～3 片（粒、袋）低于 Q，其中仅有 1 片（粒、袋）低于 Q-10%，但不低于 Q-20%，且其平均溶出量不低于 Q。

以上结果判断中所示的 10%、20% 是指相对于标示量的百分率（%）。

2. 缓释制剂或控释制剂的缓释度检查

（1）检查方法　按照溶出度测定的第一法和第二法进行操作，但至少采用三个取样时间点，在规定取样时间点，吸取溶液适量，及时补充相同体积的温度为 37℃±0.5℃ 的溶出介质，滤过，自取样至滤过应在 30s 内完成。照各品种项下规定的方法测定，计算每片（粒）的溶出量。

（2）结果判定　除另有规定外，符合下述条件之一者，可判为符合规定：

① 6 片（粒）中，每片（粒）在每个时间点测得的溶出量按标示量计算，均未超出规定范围；

② 6 片（粒）中，在每个时间点测得的溶出量，如有 1～2 片（粒）超出规定范围，但未超出规定范围的 10%，且在每个时间点测得的平均溶出量未超出规定范围；

③ 6 片（粒）中，在每个时间点测得的溶出量，如有 1～2 片（粒）超出规定范围，其中仅有 1 片（粒）超出规定范围的 10%，但未超出规定范围的 20%，且其平均溶出量未超出规定范围，应另取 6 片（粒）复试；初、复试的 12 片（粒）中，在每个时间点测得的溶出量，如有 1～3 片（粒）超出规定范围，其中仅有 1 片（粒）超出规定范围的 10%，但未

超出规定范围的 20%，且其平均溶出量未超出规定范围。

3. 肠溶制剂的缓释度检查

（1）检查方法

① 方法 1

Ⅰ.酸中溶出量　除另有规定外，分别量取 0.1mol/L 盐酸溶液 750mL 置各溶出杯内，实际量取的体积与规定体积的偏差应在±1％范围内，待溶出介质温度恒定在 37℃±0.5℃，取供试品 6 片（粒）分别投入转篮或溶出杯中（当品种项下规定需要使用沉降篮时，可将胶囊剂先装入规定的沉降篮内；品种项下未规定使用沉降篮时，如胶囊剂浮于液面，可用一小段耐腐蚀的细金属丝轻绕于胶囊外壳），注意避免供试品表面产生气泡，立即按各品种项下规定的转速启动仪器，2h 后在规定取样点吸取溶出液适量，滤过，自取样至滤过应在 30s 内完成。

按各品种项下规定的方法测定，计算每片（粒）的酸中溶出量。

其他操作同第一法和第二法项下普通制剂。

Ⅱ.缓冲液中溶出量　上述酸液中加入温度为 37℃±0.5℃的 0.2mol/L 磷酸钠溶液 250mL（必要时用 2mol/L 盐酸溶液或 2mol/L 氢氧化钠溶液调节 pH 值至 6.8），继续运转 45min，或按各品种项下规定的时间，在规定取样点吸取溶出液适量，滤过，自取样至滤过应在 30s 内完成。按各品种项下规定的方法测定，计算每片（粒）的缓冲液中溶出量。

② 方法 2

Ⅰ.酸中溶出量　除另有规定外，量取 0.1mol/L 盐酸溶液 900mL，注入每个溶出杯中，照方法 1 酸中溶出量项下进行测定。

Ⅱ.缓冲液中溶出量　弃去上述各溶出杯中酸液，立即加入温度为 37℃±0.5℃的磷酸盐缓冲液（pH6.8）（取 0.1mol/L 盐酸溶液和 0.2mol/L 磷酸钠溶液，按 3：1 混合均匀，必要时用 2mol/L 盐酸溶液或 2mol/L 氢氧化钠溶液调节 pH 值至 6.8）900mL，或将每片（粒）转移入另一盛有温度为 37℃±0.5℃的磷酸盐缓冲液（pH6.8）900mL 的溶出杯中，照方法 1 缓冲液中溶出量项下进行测定。

（2）结果判定　除另有规定外，符合下述条件之一者，可判为符合规定。

① 酸中溶出量

Ⅰ.6 片（粒）中，每片（粒）的溶出量均不大于标示量的 10%；

Ⅱ.6 片（粒）中，有 1～2 片（粒）大于 10%，但其平均溶出量不大于 10%。

② 缓冲液中溶出量

Ⅰ.6 片（粒）中，每片（粒）的溶出量按标示量计算均不低于规定限度（Q）；除另有规定外，Q 应为标示量的 70%；

Ⅱ.6 片（粒）中仅有 1～2 片（粒）低于 Q，但不低于 Q-10%，且其平均溶出量不低于 Q；

Ⅲ.6 片（粒）中如有 1～2 片（粒）低于 Q，其中仅有 1 片（粒）低于 Q-10%，但不低于 Q-20%，且其平均溶出量不低于 Q 时，应另取 6 片（粒）复试；初、复试的 12 片（粒）中有 1～3 片（粒）低于 Q，其中仅有 1 片（粒）低于 Q-10%，但不低于 Q-20%，且其平均溶出量不低于 Q。

以上结果判断中所示的 10%、20% 是指相对于标示量的百分率（%）。

二、含量测定

由于胶囊剂的辅料与片剂的辅料十分相似，故在含量测定中排除胶囊剂辅料干扰的方法也与片剂分析中所采用的方法相似。二者含量测定所用的分析方法也相似。

含量计算公式：

$$标示量(\%) = \frac{测得量(g) \times 平均装样量(g/粒)}{供试品质量(g) \times 标示量(g/粒)} \times 100\%$$

技能训练　双氯芬酸钠肠溶胶囊的装量差异与释放度检查

【背景资料】

双氯芬酸钠肠溶胶囊为硬胶囊，内含白色或类白色微粒，用于治疗以下症状：①急慢性风湿性或类风湿关节炎、急慢性关节炎、急慢性强直性脊椎炎；②肩周炎、滑囊炎、肌腱炎及腱鞘炎；③腰背痛、扭伤、劳损及其他软组织损伤；④急性痛风；⑤痛经、牙痛和术后疼痛。

装量差异检查的目的在于保证胶囊剂用药剂量的准确。释放度是评价药物质量的一个指标，是模拟体内消化道条件，用规定的仪器，在规定的温度、介质、搅拌速率等条件下，对制剂进行药物释放速率试验，用以监测产品的生产工艺，以达到控制产品质量的目的。

【质量要求】

《中国药典》（2015 年版）双氯芬酸钠肠溶胶囊检查项下规定：

其他　应符合胶囊剂项下有关的各项规定（通则 0103）。

【实验准备】

（1）仪器　电子天平、扁式称量瓶、镊子、溶出度仪、高效液相色谱仪、量瓶、移液管等。

（2）药品　双氯芬酸钠标准品、盐酸、磷酸二氢钠及氢氧化钠等。

（3）试液的制备

① 盐酸溶液（0.1mol/L）　取盐酸 9mL，加水稀释至 1000mL，摇匀即得。

② 磷酸盐缓冲液（pH6.8）　取 0.2mol/L 磷酸二氢钾溶液 250mL，加 0.2mol/L 氢氧化钠溶液 118mL，用水稀释至 1000mL，摇匀。

【实施过程】

1. 装量差异

（1）取出空扁形称量瓶，精密称定重量；再取供试品 20 粒，置此扁形称量瓶中，精密称定。两次称量值之差即为 20 粒供试品的总重量。

（2）从已称定总重量的 20 粒供试品中，依次用镊子取出 1 粒，分别精密称定重量，得各粒重量，称量准确至 0.001g。

（3）倾出每粒胶囊中内容物（不得损失囊壳），用小刷或其他适宜的用具拭净，精密称定 20 个囊壳总重量，供试品的总重量与囊壳总重量之差，除以 20，得平均装量。再分别精密称定每个囊壳重量，每粒供试品重量与囊壳重量之差为每粒内容物的装量。

2. 释放度检查

（1）篮杆与篮网的安装　检查仪器水平及转动轴的垂直度与偏心度（使用水平仪检查仪器是否处于水平状态）；转轴的垂直程度应与容器中心线相吻合，用直角三角板检查转动轴与溶出杯平面的垂直度；检查转篮底部距溶出杯的内底部 25mm±2mm。

（2）溶出仪的调试　将 6 个操作溶出杯安装在溶出仪水浴中，在水浴中加水至离上沿约5cm，开启控温开关，调节水温至37.0℃±0.5℃。用1000mL量筒分别量取750mL的盐酸溶液（0.1mol/L）倒入6个溶出杯内，溶出杯固定在溶出仪水槽的6个孔中，盖上杯盖，调温使释放介质温度达到37.0℃±0.5℃。将转篮轴装入轴孔内，拧紧，将转篮卡入转篮盖的3个弹簧片内，将转篮降入操作溶出杯中，使转篮底部与溶出杯内底部的距离为25mm±2mm。用调速开关调节转篮转速为每分钟100转。

（3）酸中释放　取6粒供试品分别投入转篮内，开始计时。经2h时，取溶液10mL，滤过，取续滤液作为供试品溶液A。

（4）缓冲液中释放　立即加入预热至37.0℃±0.5℃的0.2mol/L磷酸盐缓冲液（pH＝6.8）250mL，混匀（必要时用2mol/L的氢氧化钠溶液或2mol/L的盐酸溶液调节pH值至6.8），转速不变，继续依法操作。经45min时，取溶液适量，滤过，取续滤液作为供试品溶液B。

（5）释放量的测定

① 另取双氯芬酸钠对照品10mg，精密称定，置50mL量瓶中。加水溶解并稀释至刻度，摇匀，作为对照品贮备溶液。精密量取对照品贮备溶液5mL，置200mL量瓶中，加0.1mol/L盐酸溶液稀释至刻度，摇匀，作为对照品溶液A′。

② 另精密量取对照品贮备溶液5mL，置20mL量瓶中，用溶出介质（0.1mol/L盐酸溶液和0.2mol/L磷酸钠溶液，按3：1混合均匀，必要时用2mol/L的氢氧化钠溶液或2mol/L的盐酸溶液调节pH值至6.8）稀释至刻度，摇匀，作为对照品溶液B′。

③ 采用色谱条件：十八烷基硅烷键合硅胶为填充剂，以甲醇-4％冰醋酸溶液（70：30）为流动相；检测波长为276nm，精密量取供试品溶液A、B和对照品溶液A′、B′各50μL，分别注入液相色谱仪，按外标法以峰面积计算。

【结果记录】

双氯芬酸钠肠溶胶囊常规检查结果记录

样品名称			批号	
规格			有效期	
包装			生产单位或产地	
检验依据			检验日期	
项　目	实验方法	标准要求	检验结果/结论	检验人
装量差异				
释放度				

实验过程记录

【装量差异】

序号	1	2	3	4	5	6	7	8	9	10	11	12	13	14	15	16	17	18	19	20
质量/g																				
囊壳质量/g																				
装量/																				

20粒总质量：_____g；20粒囊壳总质量：_____g；平均装量：_____g

实验过程记录

计算公式:

$$装量差异(\%)=\frac{每个装量(g)-平均装量(g)}{平均装量(g)}\times100\%$$

【释放度】

仪器型号:_____ 室温:_____

序号	酸中释放		缓冲液中释放	
	供试品 A 峰面积	对照品 A′峰面积	供试品 B 峰面积	对照品 B′峰面积
1				
2				
3				

①计算公式:

$$溶出度=\frac{SVFW_r}{S_rV_rF_rW}\times100\%$$

式中,S 为供试品溶液的峰面积;V 为供试品溶液的体积;F 为供试品溶液稀释倍数;S_r 为对照品溶液的峰面积;V_r 为对照品溶液的体积;F_r 为对照品溶液稀释倍数;W_r 为对照品的取用量,mg;W 为供试品规格,mg。

②判断标准:每粒在酸中的溶出量应小于标示量的 10%,每粒在缓冲液中的溶出量,限度为 80%,应符合规定。

结论:本品按_____标准检验,结果_____

【注意事项】

溶出度与释放度检查中:

(1)滤膜应浸在纯化水中,至少浸泡 1 天以上。

(2)水浴中的水应保持清洁,定期更换;水浴液面应略高于溶出杯内溶出介质的液面。

(3)检查每个溶出杯内溶出介质的温度应为 37.0℃±0.5℃,为保证恒温,试验时应加有机玻璃盖,各杯之间温差最大不超过 0.5℃。

【知识巩固】

一、单选题

1.在片剂溶出度测定法中,一般规定限度 Q 为标示量的(　　)。

A. 95%　　　　　B. 90%　　　　　C. 65%　　　　　D. 70%

2.某药品含量均匀度的限度为 20%,若初试合格需满足(　　)。

A. $A+1.80S\leq20.0$ 　　　　　B. $A+S>15.0$

C. $A+1.45S\leq15.0$ 　　　　　D. $A+1.45S>15.0$

3.平均装样量在 0.3g 以下的胶囊剂,装量差异限度为(　　)。

A. ±10.0%　　　B. ±7.5%　　　　C. ±5.0%　　　　D. ±2.5%

4.凡检查含量均匀度的制剂,不再做(　　)检查。

A.重量差异　　　B.溶出度　　　　C.释放度　　　　D.崩解时限

5.药物制剂含量测定结果的表示方法为(　　)。

A. 百分含量　　　　　　　　　　　　B. 百万分之几

C. 主成分的百分含量　　　　　　　　D. 标示量的百分含量

6. 为了消除注射液中抗氧剂焦亚硫酸钠对测定的干扰，可在测定前加入一种物质使焦亚硫酸钠分解，这种物质是（　　　）。

A. 丙酮　　　　　　B. 中性乙醇　　　　C. 甲醛　　　　　　D. 盐酸

7. 片剂崩解时限的检查操作中，介质的温度应控制为（　　　）。

A. 室温　　　　　B. (37±0.5)℃　　　C. 30℃　　　　　D. (37±1)℃

8. 单剂量固体制剂含量均匀度的检查是为了（　　　）。

A. 控制小剂量的固体制剂、单剂中含药量的均匀程度

B. 严格重量差异的检查

C. 严格含量测定的可信程度

D. 控制药物在体外的溶出程度

二、多选题

1. 注射剂中含有亚硫酸钠、焦亚硫酸钠等抗氧剂时，可对（　　　）产生干扰。

A. 碘量法　　　　　B. 银量法　　　　　C. 铈量法　　　　　D. 重氮化法

2.《中国药典》(2015年版)规定注射剂的常规检查项目有（　　　）。

A. 可见异物检查法　B. 无菌试验　　　　C. 热原试验　　　　D. 装量限度

3. 片剂中常对含量测定产生干扰的辅料是（　　　）。

A. 淀粉　　　　　　B. 硬脂酸镁　　　　C. 滑石粉　　　　　D. 亚硫酸钠

4. 规定检查崩解时限的制剂为（　　　）。

A. 普通片剂　　　　B. 糖衣片剂　　　　C. 肠溶片剂　　　　D. 咀嚼片

5. 关于含量均匀度的检查，下列说法中正确的是（　　　）。

A. 对于小剂量的制剂，需要进行含量均匀度检查

B. 含量均匀度是指制剂每片（个）含量偏离标示量的程度

C. 凡是测定含量均匀度的制剂可不再进行重量差异检查

D. 含量均匀度检查所用方法和含量测定方法必须相同

6. 用非水溶液滴定法测定片剂中主药含量时，排除硬脂酸镁的干扰可采用（　　　）。

A. 有机溶剂提取法　B. 加入还原剂法　　C. 加入掩蔽剂法　　D. 加入氧化剂法

7.《中国药典》(2015年版)采用的溶出度测定法按测定装置分有（　　　）。

A. 崩解仪法　　　　B. 搅拌桨法　　　　C. 转篮法　　　　　D. 循环法

8. 胶囊剂常规检查项目有（　　　）。

A. 粒度　　　　　　B. 装量差异　　　　C. 崩解时限　　　　D. 溶出度

三、简答题

1. 片剂及注射剂分析中，常见的附加剂的干扰有哪些？如何排除？

2. 简述注射剂中抗氧剂的干扰机理和排除方法。

3. 装量差异的判断标准是什么？

4. 为什么不能用崩解时限检查来代替溶出度测定？

第十章

药品包装材料的检验

> **知识目标**
> ◆了解药品包装材料的分类及质量标准。
> ◆熟悉玻璃类、纸类、塑料类和金属类药品包装材料的检验项目。
> ◆掌握钠钙玻璃、铝箔、聚乙烯等药品包装材料的质量检验方法。
> **能力目标**
> ◆能够熟练查阅药品包装材料质量检验的相关标准。
> ◆能够按照要求进行玻璃类药品包装材料的质量检验。
> **素质目标**
> ◆培养学生动手能力和团队合作能力。
> ◆培养学生实事求是、严谨的科学态度。

第一节　药品包装材料的概述

一、药品包装材料的定义

药品包装材料（以下简称药包材），即直接与药品接触的包装材料和容器，系指药品生产企业生产的药品和医疗机构配制的制剂所使用的直接与药品接触的包装材料和容器。作为药品的一部分，药包材本身的质量、安全性、使用性能以及药包材与药物之间的相容性对药品质量有着十分重要的影响。

药包材是由一种或多种材料制成的包装组件组合而成，应具有良好的安全性、适应性、稳定性、功能性、保护性和便利性，在药品的包装、贮藏、运输和使用过程中起到保护药品质量、安全、有效、实现给药目的的作用。具体表现为：①能保护药品在贮藏、使用过程中不受环境影响，保持药品原有属性；②自身在贮藏、使用过程中性质有一定的稳定性；③在包裹药品时不能污染药品生产环境；④不得带有在使用过程中不能消除的对所有包装药物有影响的物质；⑤与所包装的药品不能发生化学、生物意义上的反应。

二、药品包装材料的分类及特点

药包材可以按材质、形制和用途进行分类。

（1）按材质分类　可分为塑料类、金属类、玻璃类、陶瓷类、橡胶类和其他类（如纸、干燥剂）等，也可以由两种或两种以上的材料复合或组合而成（如复合膜、铝塑组合盖等）。常用的塑料类药包材如药用低密度聚乙烯滴眼剂瓶、口服固体药用高密度聚乙烯瓶、聚丙烯输液瓶等；常用的玻璃类药包材有钠钙玻璃输液瓶、低硼硅玻璃安瓿、中硼硅管制注射剂瓶等；常用的橡胶类药包材有注射液用氯化丁基橡胶塞、药用合成聚异戊二烯垫片、口服液体药用硅橡胶垫片等；常用的金属类药包材如药用铝箔、铁制的清凉油盒。

（2）按用途和形制分类　可分为输液瓶（袋、膜及配件）、安瓿、药用（注射剂、口服或者外用剂型）瓶（管、盖）、药用胶塞、药用预灌封注射器、药用滴眼（鼻、耳）剂瓶、药用硬片（膜）、药用铝箔、药用软膏管（盒）、药用喷（气）雾剂泵（阀门、罐、筒）、药用干燥剂等。

下面列举出几种不同材质的包装材料的特点。

（1）玻璃类药包材　主要优点：①化学稳定性高，耐药物腐蚀，与药物相容性较好；②卫生安全，无毒无异味，吸附小；③阻隔性能优良、不透气、不透湿；④光洁透明，造型美观；⑤棕色玻璃能阻挡470nm的光透过；⑥可回收利用，成本低。但玻璃药包材的缺点是质重、质脆、能耗大；需注意耐酸耐碱性和耐水性能，质量较差的玻璃易析出游离碱和产生脱片现象，可能改变药液pH，影响澄明度，玻璃脱片也是形成血栓的隐患，危害人们的健康。

（2）塑料类药包材　主要优点：①密度小，质量轻；②可透明，也可不透明；③阻隔性能良好，耐水耐油；④化学性质优良，耐腐蚀；⑤有适当的机械强度，韧性好，结实耐用；⑥易热封和复合，便于成型、加工；⑦价格较便宜。但塑料类药包材的缺点是耐热性差，在高温下易变形，易于磨损或变脆，废弃物不宜分解或处理，易造成对环境的污染。

（3）金属类药包材　主要优点：①机械性能优良，具有良好的强度和刚性，其容器可薄壁化或大型化，并适合危险品的包装；②阻隔性能优良，密闭性好，货架期长；③加工成型性能好，金属药包材具有良好的延展性，可轧成各种板材、箔材，制备各种形状的容器，可与纸、塑料复合应用；④具有特殊的金属光泽，装潢华贵美观，适印性好，各种金属箔和镀金属薄膜可作理想的商标材料。但金属药包材的缺点是耐腐蚀性低，金属材料中含有铅、锌等重金属离子可影响药品质量、危害人体健康，金属药包材需镀层或涂层，且材料价格较高。

（4）纸类药包材　主要优点有：①原料广泛、价格低廉；②安全卫生，纸和纸板包装材料无毒、无味、无污染；③加工性能好，纸和纸板的成型性和折叠性优良，便于剪裁、折叠、黏合、钉接，易于手工、机械化和自动化生产；④易制成复合材料，与塑料、金属箔等制成复合包装材料改善性能；⑤装潢适应性好，纸和纸板具有良好的印刷性能，字迹、图文清晰牢固；⑥绿色环保，纸可自然降解，不污染环境和可再生利用，是一种典型的绿色包装材料。纸的缺点在于透过性大、防潮防湿性能差、易燃、力学强度不高。

第二节　药品包装材料的质量检验

药品的包装属于专用包装范畴，它具有包装的所有属性，并有其特殊性，需要对药品的功效有足够的保护功能和体现较低的毒性。药物制剂选用不当的包材或不适宜的包装形式的现象屡有发生，常常导致最稳定的药物制剂失效。药品包装材料的管理相对于药品的管理比较滞后，但人们对药品包装材料的认识和重视程度正在不断提高，已经逐步认识到包装材料对药品质量有较大的影响。由于药品包装材料（容器）组成配方、所选择的原料及生产工艺的不同，导致不恰当的材料引起活性成分的迁移、吸附，甚至发生化学反应，使药物失效或产生严重的副作用，因此必须加以严格管理和控制。

一、药品包装材料质量检验标准

为确保药品的安全、有效使用，各国均对药品包装材料和容器进行了质量控制，标准体系主要有如下方面。①药典体系：各发达国家药典附录均收载有药品包装材料的技术要求；②ISO体系：根据材料及形状制定标准（如铝盖、玻璃输液瓶）；③各国工业标准体系：如英国工业标准BS等，已逐渐向ISO标准转化；④国内标准体系：工业标准形式上与ISO标准相同，安全项目略少于先进国家药典。国际标准、各国药典都是药品包装国际市场共同遵循的技术依据，其中，药典侧重于材料、容器的安全性评价，国际标准侧重于产品使用性能的评价。

为了加强直接接触药品的包装材料和容器的监督管理，《中华人民共和国药品管理法》已将药包材纳入药品监督管理的范畴，并明确规定了监督管理内容。国家食品药品监督管理总局（CFDA）根据《中华人民共和国药品管理法》及我国药包材发展的实际情况，参考国际上药包材同类标准，组织药典委员会及有关专家启动了药包材国家标准的制定和修订工作。自2002年7月至2006年2月，共颁布6辑CFDA药包材标准汇编。

在《中国药典》（2015年版）中新增的"药包材通用要求指导原则（9621）"指出：药包材标准是为保证所包装药品的质量而制定的技术要求。国家药包材标准由国家颁布的药包材标准（YBB标准）和产品注册标准组成。药包材产品标准的内容主要包括三部分。①物理性能：主要考察影响产品使用的物理参数、机械性能及功能性指标。②化学性能：考察影响产品性能、质量和使用的化学指标。③生物性能：考察项目应根据所包装药物制剂的要求制定。

药包材标准是国家为保证药包材质量、保证药品安全有效的法定标准，是我国药品生产企业使用药包材、药包材企业生产药包材和药品监督部门检验药包材的法定标准，为安全合理选择药品包装材料和容器提供了基本的保证，也为国家对药品包装容器实施国家注册制度提供了技术支持。

二、玻璃类药包材的检验

1. 鉴别

玻璃材质鉴别主要有线热膨胀系数和B_2O_3含量两个指标。线热膨胀系数是玻璃的主要物理性能之一，它决定了玻璃的热稳定性，即玻璃能承受温度聚变的能力；硼硅玻璃还应检查B_2O_3含量，它是提高玻璃热稳定性和化学稳定性的主要成分，而且在一定范围内，随着其含量的提高，玻璃的性能越好。

2. 理化性能

理化性能是药用玻璃重要的质量指标，是产品内在质量的反映和体现，直接影响药品的质量。主要检验项目有影响化学稳定性的耐水性、耐酸耐碱性能，影响热稳定性的抗热震性、耐冷冻性和有关力学性质的内应力、耐内压力、折断力等，按规定检查应符合要求。

3. 规格尺寸

规格尺寸是药用玻璃主要成型工艺质量，一致性及良好的规格尺寸是药品包装生产的基础，对药品的灌装、密封及贮存使用均有很大影响，高精度的规格尺寸将会给药品大规模的生产配套带来极大的便利。检验的项目主要有容器各部位的尺寸精度，按规定检查应符合要求。

4. 外观

外观质量是产品制造工艺水平的综合体现，产品外观质量的优劣，不仅会影响美观，而且会影响药品的质量，检验的项目主要有气泡、结石、条纹、裂纹、合缝线等表面缺陷，按规定检查应符合要求。

5. 化学成分及有害物质含量

化学成分及有害物质含量的检验是提高药用玻璃容器的质量水平，与国际水平接轨的重要检验项目。药用玻璃生产的原料中常以 As_2O_3、Sb_2O_3 作为澄清剂，所以有些玻璃中含有 As、Sb。氧化物 PbO、CdO 有时也被作为成分引入玻璃中，因此要求分别对玻璃材料成分的有害元素 As、Sb、Pb、Cd 进行限定，以确保盛装各类药品的安全、有效。

三、纸类药包材的检验

1. 外观

外观检验是纸张的重要检测项目之一，纸张的外观缺陷，不仅影响纸张的外观，而且影响到纸张的使用。外观检验包括现场取样检验和实验室检验，有迎光检验、平视检验、斜视检验和手摸检验等。要求纸面平整洁净，不允许有褶子。

2. 物理性能

检验项目包括水分、定量、厚度、紧度、抗张强度、伸长率、耐破度、挺度、环压强度、平压强度、纸板戳穿强度等，不同的纸质所需进行的检验项目不一样，按规定检查应符合要求。

其中，抗张强度是指纸或纸板所能承受的最大张力。伸长率是指纸张受拉伸至断裂时的长度与原来长度的百分比，又称断裂伸长率。伸长率用于衡量纸和纸板在拉力作用下的形变能力，伸长率越大，形变能力越强，韧性越好。纸的挺度是指纸支持自重能力的尺度，是纸箱刚度的重要性能指标，与纸箱或纸盒的抗压强度有密切的关系。环压强度是指将一定尺寸的纸板试样插在试样座内，形成圆环形，在两测量板之间进行压缩，至压溃前所能承受的最大力。环压强度是箱纸板、白纸板、瓦楞纸芯等纸板类的重要物理性能之一，环压强度越高，其纸箱的耐压强度越大。纸板戳穿强度是指用一定形状的角锥穿过纸板所需做的功，包括开始穿刺及使纸板撕裂弯折成孔所需的功。戳穿强度检验可反映纸板制成容器后对带角物料戳穿的抵抗能力。

3. 安全性

直接接触药品的食品包装纸等应做铅、砷、荧光性物质、脱色试验、大肠杆菌、致病菌等卫生标准检查，按规定检查应符合要求。

四、塑料类药包材的检验

塑料类药包材的质量要求包括材料的鉴别（红外光谱和密度测定）、外观、理化性质（阻隔性能、密封性能、机械性能、适应性试验、溶出物测定等）和生物性质（微生物限度、异常毒性）等。

塑料容器外观应具有均匀一致的色泽，不得有明显的色差，表面光洁、平整，不允许有变形和明显的擦痕，不允许有砂眼、油污、气泡。材料不同、用途不同、要求不同，如聚酯瓶系列需进行乙醛项检验，液体制剂包装容器需考察抗跌性，固体制剂包装容器需考察振荡试验，着色瓶需考察脱色试验，塑料输液容器应透明，需考察不溶性微粒、悬挂强度等，塑料药包材品种繁多、应用广泛，具体检验需要参阅 CFDA 药包材标准。

五、金属类药包材的检验

不同的材料与不同的包材形式有不同的质量要求与检验项目，主要检验项目包括外观、理化性质（阻隔性能、密封性能、机械性能、规定物质检测等）和生物性质（微生物限度、异常毒性等），具体项目可参阅 CFDA 药包材标准，如 YBB 00152002 药品包装用铝箔，YBB 00162002 铝质药用软膏管标准等。

第三节　几种典型药包材的质量检验实例

一、钠钙玻璃的质量检验

钠钙玻璃质量检测方法适用于盛装注射用药液的钠钙玻璃输液瓶。

1. 外观

取输液瓶适量，在自然光线明亮处，正视目测，输液瓶应无色透明，瓶口应呈光滑圆角，瓶口封合面及瓶口内壁应光滑、平整；瓶身应光洁、饱满，不得有皱纹、橘皮、剪刀印、冷斑等缺陷；输液瓶内、外不得有玻璃搭丝、飞翅尖刺；不得有贯穿瓶身或宽度较大、触摸时有手感的条纹；任何部位不得有裂纹。

2. 线热膨胀系数

取输液瓶适量，按照《玻璃平均线热膨胀系数的测定方法》（GB/T 16920—2015）进行测定，应为 $7.6 \times 10^{-6} \sim 9.0 \times 10^{-6} K^{-1}$（20～300℃）。

3. 气泡

取输液瓶适量，在自然光线明亮处，正视目测，输液瓶不得有表面气泡和破气泡。用精度为 0.02mm 的游标卡尺进行检测，瓶口封合面不得有直径≥1mm 的气泡；其他部位不得有直径≥3mm 的气泡；直径＞1mm 且＜3mm 的气泡，每瓶不得多于 2 个（大于 500mL 的输液瓶，每瓶不得多于 3 个）；直径＜1mm 能目测的气泡，其密集程度不得超过 4 个/cm²。

4. 结石

取输液瓶适量，在自然光线明亮处，正视目测，输液瓶口封合面上不得有结石。其他部位用精度为 0.02mm 的游标卡尺进行检测，不得有直径≥1mm 的结石，直径＜1mm、周围无裂纹的结石，每瓶不得多于 1 个（大于 500mL 的输液瓶，每瓶不得多于 2 个）。

合缝线：取输液瓶适量，用精度为 0.02mm 的游标卡尺进行检测。输液瓶口合缝线按凸出测量不得过 0.3mm；其他部位合缝线按凸出测量不得过 0.5mm。

5. 刻度线、字、标记

取输液瓶适量，在自然光线明亮处，正视目测，刻度线、字、标记应清晰可见，刻线度与外凸用精度为 0.02mm 的游标卡尺进行检测。A 型瓶的刻线度宽不得超过 0.6mm，外凸不得超过 0.03mm；B 型瓶的刻线度宽不得超过 0.8mm，外凸不得超过 0.4mm。瓶底应标明玻璃类型。

6. 输液瓶内表面耐水性

取输液瓶适量，按照《121℃内表面耐水性测定方法和分级》（YBB 00242003—2015）标准测定，应符合 HC2 级的要求。

7. 热稳定性

取输液瓶适量，往输液瓶内灌装清水至公称容量标线处，塞上胶塞，用铝盖压紧，置高压灭菌器内，在 15～20min 内由室温均匀升温至 121℃，保温 30min。放气至常压，微开盖，自然冷却至灭菌器内的温度低于 42℃与室温之和时，开盖冷却取出，不得有破裂。

抗热震性：取输液瓶适量，按照《玻璃容器 抗热震性和热震耐久性试验方法》（GB/T 4547—2007）测定，输液瓶经受 42℃温差的热震试验后不得破裂。

8. 耐内压力

取输液瓶适量，按照《玻璃容器 耐内压力试验方法》（GB/T 4546—2008）测定，输液瓶经受 0.6MPa 的内压力试验后不得破裂。

退火质量：取输液瓶适量，按照《药用玻璃容器内应力检验方法》（GB/T 12415—2015）测定，退火后的最大永久应力造成的光程差不得超过 40nm/mm。

9. 垂直轴偏差

取输液瓶适量，按照《玻璃瓶罐垂直轴偏差试验方法》（GB/T 8452—2008）的规定测试，应符合表 10-1 的规定。

表 10-1　垂直轴偏差允许的最大值

规格/mL	50	100	250	500	1000
垂直轴偏差/mm	≤1.8	≤2.0	≤2.0	≤2.5	≤3.0

10. 标线容量

取干燥、清洁的输液瓶适量，注入水至量瓶的标线处，再将量瓶中的水注入被测试样中，得 V_0（mL）。置于水平台上观察液面线与标线是否一致，不一致时用分度吸管吸出或注入水，至试样中的水液面与标线一致，记下吸出或注入的水量 V_1（mL）。注入为正值 [$+V_1$（mL）]，吸出为负值 [$-V_1$（mL）]。被测试样的容量 V 按下式计算：$V=V_0 \pm V_1$。

二、铝箔的质量检验

铝箔的质量检测方法适用于与聚氯乙烯（PVC）、聚偏二氯乙烯（PVDC）等硬片黏合，用于固体药品（片剂、胶囊剂等）包装用的铝箔。本品涂有保护层和黏合层。

1. 外观

取本品适量，在自然光线明亮处，正视目测。表面应洁净、平整、涂层均匀。文字、图案印刷应正确、清晰、牢固。

2. 针孔度

取长 400mm、宽 250mm（当宽小于 250mm 时，取卷幅宽）试样 10 片，逐张置于针孔检查台（800mm×600mm×300mm 或适当体积的木箱，木箱内安装 30W 日光灯，木箱上面放一块玻璃板，玻璃板衬黑纸并留有 400mm×250mm 空间以检查试样的针孔）上，在暗处检查针孔，不应有密集的、连续性的、周期性的针孔；每 $1mm^2$ 中，不允许存在直径大于 0.3mm 的针孔；直径为 0.1～0.3mm 的针孔数不得过 1 个。

3. 阻隔性能

水蒸气透过量照《塑料薄膜和片材透水蒸气性试验方法（杯式法）》（GB 1037—88）规定进行检测。

4. 黏合层热合强度

除另有规定外，取 100mm×100mm 的本品 2 片，另取 100mm×100mm 的标准聚氯乙烯固体药用硬片 2 片。将试样的黏合层面向 PVC 面进行叠合，置于热封仪进行热合，热合条件为：温度（155±5）℃，压力 0.2MPa，时间 1s。热合后取出放至室温，用标准裁切器切成 15mm 宽的试样，取中间 3 条试验，试样应在温度（23±2）℃、相对湿度 50%±5% 的环境中放置 4h 以上，并在上述条件下进行试验。调整好拉力试验机并使记录器指针为零点。设定拉伸速度（200±20）mm/min。将 PVC 片夹在试验机的上夹，铝箔夹在试验机的下夹，开动拉力试验机进行 180°方向剥离，PVC 不得低于 7.0N/15mm，PVDC 不得低于 6.0N/15mm。

5. 保护层黏合性

取一张纵向长 90mm、宽为全幅的试样（注意试样不应有皱折）。将试样平放在玻璃板上，保护层向上，取聚酯胶黏带（与铝箔的剥离力不小于 2.94N/20mm）1 片，横向均匀地贴压试样表面，以 160°～180°方向迅速地剥离，保护层表面应无明显脱落。

6. 保护层耐热性

取 100mm×100mm 试样 3 片，分别将试样的保护层面与铝箔原材叠合，置于热封仪中热封（热封条件：温度 200℃，压力 0.2MPa，时间 1s）后，放至室温，将试样与铝箔原材分开，观察保护层的耐热情况，保护层表面应无明显脱落。

7. 黏合剂涂布量差异

取 100mm×100mm 试样 5 片，分别精密称定（质量 m_1），用乙酸乙酯或其他溶剂擦去黏合剂，再精密称定（质量 m_2）。m_1 与 m_2 之差即为黏合剂的涂布量，同时计算 5 片涂布量的平均值，各片涂布量与平均值之间的差异均应在 ±10.0% 以内。

8. 开卷性能

取 100mm×100mm 试样 4 片，将试样黏合层与保护层叠合，置于一块大小适宜的平板上，依次在试样上放置 20mm×20mm 的小平板与 1.0kg 砝码，而后于 40℃烘箱中保温 2h，取出观察，黏合层面与保护层面不得黏合。

9. 破裂强度

取 40mm×40mm 试样 3 片，分置破裂强度仪上，测定，结果均不得低于 98kPa。

10. 荧光物质

取 100mm×100mm 试样 5 片，分别置于紫外灯下，在 254nm 和 365nm 波长处观察，其保护层及黏合层的荧光均不得呈片状。

11. 挥发物

取 100mm×100mm 试样 2 片，精密称定（质量 m_a），130℃干燥 20min 后，置干燥器中，放置 30min 后，再精密称定（质量 m_b），干燥前后试样质量之差（$m_a - m_b$）不得过 4mg。

12. 溶出物试验

取本品内表面积 300cm²，切成 3cm×0.3cm 的小片，水洗，室温干燥后，置于 500mL 锥形瓶中，加水 200mL，以适当的方法封口后，置高压蒸汽灭菌器内，（110±2）℃、30min，放冷至室温，作为供试液；另取水，同法操作，作为空白液，对照试验。

13. 易氧化物

精密量取水浸液 20mL，精密加入高锰酸钾液（0.002mol/L）20mL 与稀硫酸 1mL，煮沸 3min，迅速冷却，加入碘化钾 0.1g，在暗处放置 5min，用硫代硫酸钠液（0.01mol/L）滴定，滴定至近终点时，加入淀粉指示液 0.25mL，继续滴定至无色，另取水空白液同法操作，二者消耗滴定液之差不得过 1.5mL。

14. 重金属

依法检查（《中国药典》2015 年版通则 0821 第一法），重金属不得过 0.25/1000000。

15. 微生物限度

照微生物限度法（《中国药典》2015 年版通则 1105）测定。细菌数不得过 1000 个/100cm²，霉菌、酵母菌数不得过 100 个/100cm²，大肠杆菌不得检出。

16. 异常毒性

依法测定（《中国药典》2015 年版通则 1141），应符合规定。

17. 贮藏

内包装用低密度聚乙烯固体药用袋密封，保持于清洁、通风处。

三、聚乙烯的质量检验

聚乙烯质量检验方法适用于 50mL 及 50mL 以上输液用低密度聚乙烯。

1. 外观

取输液瓶适量，在自然光线明亮处目测，应透明、光洁，内外应无肉眼可见的异物。

2. 鉴别

（1）红外光谱　取样品适量敷于微热的溴化钾晶片上，按照分光光度法（《中国药典》2015 年版通则 0402）测定，应与对照图谱基本一致。

（2）密度　取输液瓶 2g，加水 100mL，回流 2h，冷却，80℃干燥 2h，精密称定（W_a）。再置适宜的溶剂（密度为 ρ）中，精密称定（W_s）按下式计算：$[W_a/(W_a-W_s)]\times\rho$，低密度聚乙烯的密度应为 0.910～0.935g/cm³。

3. 适应性试验

取输液瓶数个，用经 0.45μm 孔径滤膜过滤的注射用水灌装并封口，另有规定的除外，采用湿热灭菌法灭菌后（标准灭菌 F_0 值≥8，热灭菌 115℃、30min），进行温度适应性、抗跌落、透明度、不溶性微粒检查，应符合规定。

4. 穿刺力

除另有规定外，取输液瓶数个，用符合《一次性使用输液器，重力输液式》（GB 8368—2005）的穿刺器，在（200±50）mm/min 的穿刺速度下穿刺输液瓶上的穿刺部位，塑料穿刺器穿刺力不得超过 100N，金属穿刺器穿刺力不得超过 80N。

5. 穿刺部位不渗透性

除另有规定外，取装液输液瓶数个，先用符合《一次性使用输液器，重力输液式》（GB 8368—2005）的穿刺器穿刺输液瓶上的穿刺部位，然后将容器与穿刺器置于两个平行平板之间，施加 20kPa 内压，维持 15s，穿刺部位不得有液体泄漏。压力试验完成后，从穿刺部位以（200±50）mm/min 的速度拔下穿刺器，塑料穿刺器分离力不得低于 5.0N，金属穿刺器分离力不得低于 1.0N。拔出穿刺器后，再将容器置于两个平行平板之间，施加 20kPa 内压，维持 15s，穿刺部位不得有液体泄漏。

6. 悬挂力

除另有规定外，取输液瓶数个，对吊环施加拉力，60min 内不得断裂。

7. 水蒸气渗透

除另有规定外，取装液输液瓶数个，置于恒温湿箱，在温度（20±5）℃、相对湿度 65%±5% 的条件下，放置 14 天，每个输液瓶减少的质量不得过 0.2%。

8. 透光率

取输液瓶平整部位，切成 5 个 0.9cm×4cm 的切片，分别沿与入射光垂直的方向放入比色池中，加满水，并以水作为空白，按照分光光度法（《中国药典》2015 年版通则 0401），在 450nm 波长处测定透光率，透光率均不得低于 55.0%。

9. 炽灼残渣

取输液瓶 5.0g，剪碎，置于已恒重的坩埚中，先在 100℃干燥 1h，再在 550℃灼烧至恒重，残渣含量不得超过 0.05%。

10. 添加剂

取本品加氯仿制成每 1mL 中含 400mg 的溶液，作为供试品溶液；取二十八基二硫化物和 3,3-二（3-叔丁基-4-羟苯基）丁酯 20mg 溶解于 10mL 氯仿中，作为对照溶液。按照薄层色谱法（《中国药典》2015 年版通则 0502）试验，吸取上述两种溶液各 10μL，分别点于同一硅胶 G 板上，以正己烷为展开剂，展开至 13cm，空气中晾干。再用甲醇-二氯甲烷（5：95）为展开剂，展开后晾干，喷显色剂（4% 的磷钼酸乙醇液），120℃加热至显色，供试品溶液不得显现杂质斑点，对照溶液应显现 2 个斑点。

11. 金属元素

除另有规定外，取炽灼残渣项下的残渣，加盐酸（1→2）25mL 溶解后，按照原子吸收分光光度法（《中国药典》2015 年版通则 0406）测定，检测铜、锡、铬、铅、钡应符合规定。

12. 溶出物试验

取输液瓶平整部分内表面积 600cm^2，切成 5cm×0.5cm 的小块，水洗，室温干燥后放于 300mL 的玻璃瓶中，加水 200mL，密塞，置于高压蒸汽灭菌器中，（121±2）℃维持 30min（若加热至 121℃会导致材料破坏，可采用 100℃±2℃维持 2h），放至室温，作为供试液；另取水同法操作，作为空白液，进行澄清度、颜色、pH 值、紫外吸光度、不挥发物、易氧化物、铵离子、铜离子、镉离子、铬离子、铅离子、锡离子、钡离子、铝离子、重金属等项检测试验，应符合规定。

13. 细菌内毒素

依法（《中国药典》2015 年版通则 1143）检查，本品含细菌内毒素的量不得超过 0.25EU/mL。

14. 细胞毒性

按照《医用输液、输血、注射器具检验方法 第 2 部分：生物学试验方法》（GB/T 14233.2—2005）测定，应符合规定。

技能训练　中性硼硅玻璃安瓿的质量检验

【背景资料】

安瓿是一种可熔封的硬质玻璃小瓶，常用于存放注射用的药物以及疫苗、血清等，常用的有直颈和曲颈两种，容量一般为 1～25mL。合格的安瓿瓶应具备以下特点：①安瓿玻璃应无色透明；②膨胀系数小，耐热性好；③要有足够的物理强度以耐受在热压灭菌时所产生的较高的压力差；④化学稳定性高，不改变溶液的 pH 值；⑤熔点较低、易于熔封；⑥无气泡、麻点和砂粒。

安瓿瓶在使用过程中存在一定的缺点：有缺陷的安瓿或错误操作可导致在开启安瓿时将瓶体弄碎，导致医务人员受伤及可能将玻璃碎片落入药液中造成污染；安瓿开启过程中玻璃及砂轮的微粒也会导致药液污染；直颈安瓿被护士掰断时，会有很多肉眼不可见的玻璃碎屑掉入药剂，导致接受注射者产生血小板破裂，一旦有微粒随血液进入心脏，甚至会引发死亡。曲颈安瓿易折且切口整齐，玻璃碎屑少，成为目前唯一被允许使用的医用安瓿。

【质量要求】

《国家食品药品监督管理局 国家药用包装容器（材料）标准》规定中性硼硅玻璃安瓿的检验项目及要求如下。

（1）外观（略）

（2）鉴别：线热膨胀系数应为（4～5）×$10^{-6}$$K^{-1}$（20～300℃）；$B_2O_3$的含量应为8%～12%（g/g）。

（3）121℃颗粒法耐水性：应符合1级的要求。

（4）98℃颗粒法耐水性：应符合HGB 1级的要求。

（5）内表面耐水性：应符合HC 1级的要求。

（6）耐酸性：碱性氧化物的浸出量应小于或等于100μg/dm^2。

（7）耐碱性：应符合2级的要求。

（8）内应力：光程差不得过40nm/mm。

（9）砷、锑、铅、镉浸出量：As≤0.2mg/L；Sb≤0.7mg/L；Pb≤1.0mg/L；Cd≤0.25mg/L。

依据国家标准要求，本训练项目选取部分检验项目进行实验。

【实验准备】

1. 仪器

偏光应力仪、马弗炉、铂坩埚、定量滤纸、压力蒸汽灭菌器、滴定管、烧杯、烧瓶等。

2. 药品

碳酸钠、盐酸、甲基红指示剂、碳酸钙、氢氧化钠滴定液（0.1mol/L）、盐酸滴定液（0.01mol/L）、甘露醇、酚酞指示剂等。

【实施过程】

1. 外观

取本品适量，在自然光线明亮处，正视目测。应为无色透明或棕色透明；不应有明显的玻璃缺陷；任何部位不得有裂纹；点刻痕易折安瓿的色点应标记在刻痕上方中心，与中心线的偏差不得过±1.0mm。

2. 三氧化二硼的含量

取供试品粉碎、研磨至细粉，在110℃干燥2h，取细粉约0.5g，精密称定，置铂坩埚中，加无水碳酸钠4g，在850～900℃熔融，放冷，加水30mL浸出，铂坩埚用盐酸（1→2）3mL和水10mL洗净，洗液并入烧杯中，加甲基红指示液2滴，缓缓加盐酸（1→2）至溶液显红色再过量1滴，摇匀，加碳酸钙至溶液显黄色再过量3g，加热至微沸15min，趁热用定量滤纸过滤，用热水洗涤8～10次，最终体积不超过150mL，弃去沉淀，取滤液，滴加盐酸（1→2）至溶液显红色，加氢氧化钠滴定液（0.1mol/L）至溶液显黄色（体积不计数），加酚酞指示剂10滴，加甘露醇1g，用氢氧化钠滴定液（0.1mol/L）滴定，至溶液显微红色，再加甘露醇1g，用氢氧化钠滴定液（0.1mol/L）滴定，至溶液显微红色，如此反复加甘露醇至溶液的红色不褪。每1mL氢氧化钠滴定液（0.1mol/L）相当于3.481mg的B_2O_3。

3. 内表面耐水性

（1）取样量　见表 10-2。

表 10-2　用滴定法测定耐水性时所需容器的数量

容器的表示容量/mL（相当于灌装体积）	一次滴定所需容器的最少数量/个	一次滴定所需浸蚀液的体积/mL	滴定次数
≤3	10	25.0	1
>3～30	5	50.0	2
>30～100	3	100.0	2
>100	1	100.0	3

（2）供试品测定　供试容器的清洗过程应在 20～25min 内完成，清除其中的碎屑或污物。在环境温度下用纯化水彻底清洗每个容器至少 2 次，灌满纯化水以备用。临用前倒空容器，再依次用纯化水和试验用水各冲洗 1 次，然后使容器完全排干。

取清洗干净后的供试容器，加试验用水至瓶身缩肩处，用倒置烧杯（需老化处理）或惰性材料铝箔盖住口部，将供试品放入高压蒸汽消毒器，开放排气阀，匀速加热，使蒸汽从排气阀喷出持续 10min，关闭排气阀，继续加热，在 19～33min 内，将温度升至 121℃，到达该温度时开始计时。在 121℃保持（60±1）min 后，缓缓冷却和减压后，在 38～46min 内将温度降至 100℃（防止形成真空）。从消毒器中取出供试品，冷却至室温。

将若干个容器中的浸蚀液合并于一个洁净干燥的烧杯中，用移液管吸取浸蚀液至锥形烧瓶中，同时做平行样。对每份浸蚀液，以每 25mL 为单位，加入甲基红指示液 2 滴，用盐酸滴定液（0.01mol/L）滴定至微红色，以水为参比溶液，同时做空白实验。

4. 内应力

供试品应为退火后未经其他试验的产品，须预先在实验室内放置 30min 以上，检定时应戴手套，避免用手直接接触供试品。

（1）供试品底部的检验　将 1/4 波片置入视场，调整偏光应力仪零点，使之呈暗视场。把供试品放入视场，从口部观察底部，这时视场中会出现暗十字，如果供试品应力小，则这个暗十字便会模糊不清。旋转检偏镜，使暗十字分离成两个沿相反方向移动的圆弧，随着暗区的外移，在圆弧的凹侧便出现蓝灰色，凸侧便出现褐色。如测定某选定点的应力值，则旋转检偏镜直至该点蓝灰色刚好被褐色取代为止。绕轴线旋转供试品，找出最大应力点，旋转检偏镜，直至蓝灰色被褐色取代，记录此时的检偏镜旋转角度及该点的厚度。

（2）供试品侧壁的检验　将 1/4 波片置入视场，调整偏光应力仪零点，使之呈暗视场。把供试品放入视场中，使供试品的轴线与偏振平面成 45°，这时侧壁上出现亮暗不同的区域。旋转检偏镜直至侧壁上暗区聚会，刚好完全取代亮区为止。绕轴线旋转供试品，借以确定最大应力区。记录测得最大应力区的检偏镜放置角度及该处的厚度（为两侧壁壁厚之和）。

【结果记录】

中性硼硅玻璃安瓿的检验结果记录

样品名称			批号	
规格			有效期	
包装			生产单位或产地	
检验依据			检验日期	
项　目	实验方法	标准要求	检验结果/结论	检验人
外观				
B_2O_3 的含量				
内表面耐水性				
内应力				

实验过程记录

【B_2O_3 的含量】

滴定液名称_____,滴定液浓度 $c=$ _____ mol/L

样品测定:①样品质量_____ g,样品消耗滴定液体积_____ mL;

②样品质量_____ g,样品消耗滴定液体积_____ mL

计算公式:
$$w_{B_2O_3}(\%)=\frac{T\times F'\times V}{m}\times100\%$$

式中,$w_{B_2O_3}$ 为 B_2O_3 的含量,%;T 为滴定度,每 1mL 氢氧化钠滴定液(0.1mol/L)相当于 3.481mg 的 B_2O_3;F' 为滴定液浓度校正因子($F'=c_{实际}/c_{规定}$);V 为消耗滴定液体积,mL;m 为试样质量,g。

【内表面耐水性】

空白实验:消耗滴定液体积 V_0 _____ mL

样品测定:①浸蚀液体积_____ mL,消耗滴定液体积_____ mL;

②浸蚀液体积_____ mL,消耗滴定液体积_____ mL

计算公式:$X(\text{mL/mL})=\dfrac{V_{HCl}-V_0}{V}\times100$

式中,V 为供试品浸蚀液体积,mL。

附参考:玻璃容器内表面试验耐水性 HCl 级标准

容器的标识容量/mL	≤1	>1~2	>2~5	>5~10	>10~20	>20~50
每 100mL 浸蚀液消耗 HCl (0.01mol/L)的最大值/mL	2.0	1.8	1.3	1.0	0.80	0.60

【内应力】

①供试品底部检验:$\theta=$ _____;$t=$ _____ mm;

②供试品侧部检验:$\theta=$ _____;$t=$ _____ mm。

计算公式:
$$\delta=T/t=\theta\times3.14/t$$

式中,δ 为供试品的应力,nm/mm;T 为供试品被测部位的光程差,nm;t 为供试品被测部位通光处的总厚度,mm;θ 为检偏镜旋转角度(在测得最大应力时);3.14 为采用白光光源(有效波长约为 565nm)时的常数,检偏镜每旋转 1°约相当于光程差 3.14nm($T=\theta\times3.14$)。

结论:本品按_____标准检验,结果_____

【注意事项】

（1）内表面耐水性检验中试验用水不得含有重金属，必要时可用双硫腙极限试验法检验之，其电导率在（25±1）℃时，不得超过 0.1mS/m。试验用水应在经过老化处理的烧杯中煮沸 15min 以上以除去二氧化碳之类的溶解气体。试验用水对甲基红应呈中性，即在 50mL 水中加入 4 滴甲基红指示剂时，产生一种相当于 pH＝5.5±0.1 的橙红色。试验用水通常可在具有磨口玻璃塞的烧杯中贮存 24h 而不改变其 pH。

（2）内应力检验中，当没有明显的蓝色和褐色以及玻璃透过率较低时，较难确定检偏镜的旋转终点，深色供试品尤为严重，这时可以采用平均的方法来确定准确的终点。即以暗区取代亮区的旋转角度与再使亮区刚好重新出现的总旋转角度之和的平均值表示之。

【知识巩固】

一、多选题

1.药品包装材料的主要检验项目包括（　　）。

A.化学性能　　　　　B.使用性能　　　　　C.安全性能　　　　　D.治疗性能

2.需要对药品包装材料进行全检的情况包括（　　）。

A.产品注册　　　　　　　　　　　B.出现重大质量事故后重新生产

C.监督抽查　　　　　　　　　　　D.产品停产后重新恢复生产

二、简答题

1.简述药品包装材料的分类。

2.请查阅资料举例说明药品包装材料质量的重要性。

第十一章
药物分析新技术

```
知识目标
◆了解药物分析新技术。
◆熟悉药物分析新技术的原理、方法及应用。
能力目标
◆能够运用本章相关知识进行药物检验工作。
素质目标
◆培养学生自主学习能力和创新能力。
```

　　传统的药物分析，大多是应用化学方法分析药物分子，控制药品质量。然而，现代药物分析，无论是分析领域、还是分析技术都已经大大拓展。随着分析化学的进步，特别是近年来仪器分析和计算机技术的发展，为药物分析的发展提供了坚实的基础。随着科学技术的发展，药物分析新技术也在不断涌现。本章就近年来药物分析领域中发展起来的新技术做一概述。

第一节　高效毛细管电泳技术

　　高效毛细管电泳（high performance capillary electrophresis，HPCE），又称为毛细管电泳（capillary electrophresis，CE），是在 20 世纪 80 年代后期发展起来的一种分离分析方法，也是一项将电泳技术和色谱理论相结合的分离技术，包含了色谱、电泳及其交叉内容，是分离分析科学中继高效液相色谱后的又一重大进展。高效毛细管电泳是以毛细管为分离通道，以高压电场产生驱动力的液相分离分析技术，具有高效分离、快速分析和微量进样等特点，适用于从无极离子到生物大分子，从荷电粒子到中性分子的分离分析，已成为化学化工、药物分析、生命科学及环境化学等领域常用的分析方法。

一、基本原理

高效毛细管电泳是以高压电场为驱动力、以毛细管为分离通道，依据样品中各组分间电泳淌度或分配系数的差异而实现分离的一类液相分离分析技术。该仪器装置是由高压电源、毛细管柱、检测器、电极和两个连接毛细管与电源电极的缓冲液槽组成（图11-1）。工作时，毛细管和缓冲液槽内充有相同浓度和相同组分的背景缓冲液，从毛细管的一端导入样品，给毛细管的两端加上一定的电压后，不同的带电粒子在电场作用下，以不同的速度向其所带电荷相反的电极方向移动，依次以不同的速度到达检测器被检出，然后得到按时间分布的电泳图谱。

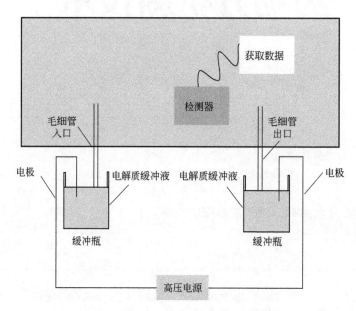

图 11-1　高效毛细管电泳仪器结构示意图

毛细管电泳所用的毛细管柱为石英毛细管，在 pH＞3 的情况下，毛细管壁内表面带负电荷，固体与液体接触时，由于固体表面分子自身离解或吸附溶液中的离子，在接触界面上形成了一双电层。在高压电场作用下，双电层中的水合阳离子，引起流体整体朝负极方向移动的现象叫电渗。电解质溶液中，带电粒子在电场的作用下，以不同的速度朝其所带电荷相反的方向迁移的现象叫电泳。粒子在电解质中的迁移速度为电泳速度和电渗流速度的矢量和，正离子的运动方向和电渗流的运动方向一致，故最先流出；中性粒子的电泳速度为零，其迁移速度等于电渗流速度；负离子的运动方向与电渗流方向相反，但由于电渗流速度一般都大于电泳速度，所以它将在中性粒子之后流出，最后各种粒子由于其迁移速度的不同而实现分离。

二、分离模式

高效毛细管电泳的分离模式有多种，一般可分为两类：电泳模式和电泳加色谱模式。利用试样中各种离子在电场中电泳淌度的差异是毛细管电泳分离带电荷离子的最基本模式，根据试样性质不同，毛细管电泳分离中还可以选择采用不同的分离类型。由于每种分离类型的机理和选择性不尽相同，这使得毛细管电泳的应用范围大大扩展，表11-1归纳了多种不同类型的毛细管电泳。下面介绍常见的几种分离模式。

表 11-1　毛细管电泳的类型

类型（缩写）	说　明
1. 单根管	
毛细管区带电泳（CZE）	毛细管和缓冲液槽内充有相同的缓冲溶液
胶束电动毛细管色谱（MECC）	在缓冲溶液中加入胶束
高分子离子交换毛细管电动色谱（PICEC）	在缓冲溶液中加入可以微观分相的高分子离子
毛细管等电聚焦（CIEF）	毛细管内充有 pH 梯度介质
毛细管等速电泳（CITP）	用两种不同的缓冲溶液
微乳液毛细管电动色谱（MEEKC）	缓冲溶液中加入水包油微乳液
开管毛细管电色谱（OTCEC）	使用涂层毛细管，分为正反向与离子交换
非胶毛细管电泳（NGCE）	缓冲溶液中加入高分子形成筛分网络
亲和毛细管电泳（ACE）	在缓冲溶液中加入亲和试剂
2. 单根填充管	
毛细管凝胶电泳（CGE）	管内充满凝胶介质
填充毛细管电色谱（PCCEC）	毛细管内充入色谱填料
聚丙烯酰胺凝胶电泳（PA-CGE）	管内充满聚丙烯酰胺凝胶
琼脂糖毛细管凝胶电泳（Agar-CGE）	管内充满琼脂糖凝胶
3. 阵列毛细管电泳（CAE）	用多根毛细管进行操作
4. 芯片式毛细管（CCE）	用刻在载玻片上的毛细管通道进行电泳
5. 联用	
毛细管电泳-质谱（CE-MS）	用电喷雾接口，需要挥发性缓冲溶液
毛细管电泳-核磁共振（CE-NMR）	采用停顿式法扫描样品峰
毛细管电泳-激光诱导荧光（CE-LIF）	分析单细胞、单分子

1. 毛细管区带电泳

毛细管区带电泳（CZE），也称为自由溶液毛细管电泳，是毛细管电泳中最简单的一种分离形式，也是其他分离模式的基础。其分离机理是各被分离物质不同的荷质比、结构和体积，影响被测物质在溶液中淌度的差异，使不同离子以不同的速度在电解质中移动，而导致分离。毛细管区带电泳要求毛细管内各处具有恒定的电场强度，缓冲液具有均一性。CZE 是最简单也是应用最普遍的一种分离模式。

2. 胶束电动毛细管色谱法

胶束电动毛细管色谱（MECC）是将色谱技术和电泳技术很好地结合在一起的一种分离模式，是毛细管电泳中同时既能分离带电组分又能分离中性化合物的分离模式。它是在电解质溶液中加入离子型表面活性剂形成的胶束，因此电解质中的溶质会在水相和胶束相（可称为准固定相）之间进行分配，中性物质因为分配进胶束相而带上与胶束相同的正、负电荷，从而能在电场作用下产生电泳现象，又因为不同的中性分子其疏水性不同，在两相中的分配有差异，如疏水性强的分子更容易分配进胶束相，因此最终中性分子按照其疏水性的不同在 MECC 中得以分离。可见，MECC 克服了 CZE 只能分离带电荷或能够带电荷的物质的不足，可以用于电中性物质的分离，这也是 HPCE 中唯一一种既能分离中性物质也能分离带电物质的电泳模式。

3. 毛细管凝胶电泳

毛细管凝胶电泳（CGE），是将凝胶充入毛细管中作为支持物进行分离的区带电泳。凝胶具有多孔性，类似于分子筛的作用，不同体积的溶质按分子体积大小在凝胶中逐一分离。凝胶黏度大、抗对流、能减少溶质扩散，有极高的柱效。但其制备麻烦，寿命短，易产生空泡。后来用黏度较低的聚合物代替黏度高的聚丙烯酰胺，形成有筛分作用但无凝胶的无胶筛分，其制备简单、寿命长、能避免空泡的形成，但分离能力不及凝胶柱，柱效略差。CGE已广泛应用于 DNA 序列的分析。

4. 毛细管等速电泳

毛细管等速电泳（CITP）是一种"移界"电泳模式。在该模式中，需采用先导电解质和后继电解质两种不同的缓冲溶液，前者含有与溶质离子电荷相同且淌度更高的离子，后者则相反，被测离子的淌度介于这两者之间。在电场作用下，被测离子首先按其淌度和电离度的大小得到分离，形成不同的样品区带，然后不同的区带因电位梯度的扩展作用最终以互相连接而又不重叠的区带按相同的速度迁移。

5. 毛细管等电聚焦

毛细管等电聚焦（LIEF）是依据试样组分（两性化合物）的等电点不同而实现分离的一种分离模式。分离时需将待分离的两性化合物与能在毛细管内形成一定 pH 梯度的两性电解质同时引入毛细管，并以酸性溶液作阳极缓冲液、碱性溶液作阴极缓冲液，施加电场后，毛细管中的两性电解质能在一定的 pH 范围内迅速建立起稳定的 pH 梯度，与此同时，具有不同的 pI（等电点）的两性组分开始聚焦，即在电场作用下，向着各自的 pH＝pI 处移动，迁移至其等电点的 pH 区域时，组分的净电荷为零，在电场中不再移动，这样各组分被分别聚焦在柱内很窄的 pH 区域内。聚焦完成后，通过向毛细管一端施加压力或在电极槽中加入电解质，破坏已形成的 pH 梯度，使试样重新带电，在电场作用下依次迁移流出柱子，进行检测。

6. 毛细管电色谱

毛细管电色谱（CEC）是将液相色谱中使用的固定相微粒填充到毛细管中作为固定相，然后以电渗流为驱动力，使样品和洗脱剂通过毛细管得到分离。显然，在 CEC 中，分离的产生既是由于不同的分析物具有不同的电泳速度，也是由于不同的分析物在固定相和流动相之间有不同的分配系数。所以，CEC 具有很高的分离柱效与分辨率，具有广阔的发展前景，尤其适用于药物小分子的分离。

三、高效毛细管电泳的特点

高效毛细管电泳使用内径为 $25\sim100\mu m$ 的弹性聚酰亚胺涂层熔融石英管，它的特点是：容积小（一根管子的容积仅为几微升）；侧面积与表面积比大，散热快，可以承受 $100\sim1000V/cm$ 的高电场；使用自由溶液、凝胶等作为支持介质；能产生平面形状的电渗流。这些特点使毛细管具备如下优点：①高分离效率，柱效在 $10^5\sim10^6$ 片/m，凝胶电泳的柱效可达 10^7 片/m 以上；②快速分离，在几秒到十几分钟之内完成；③多模式，可以在一台仪器上根据需要选用不同的分离模式；④微量，进样的样品体积为纳升级；⑤分析范围广，从小分子到生物大分子、带电物质到中性物质的分离分析；⑥经济，试剂消耗可用分（人民币）来计算；⑦自动，它是目前自动化程度较高的分离方法；⑧环保，水相分离体系，对人和环境无危害。

四、高效毛细管电泳在药物分析中的应用

在药物的研究和生产过程中，始终离不开药物的分析与检验，它是保证药品质量与安全

用药的关键之一。因此，药物分析与检验在药物研究、开发、生产与使用中都占有重要地位。毛细管电泳因为具有高效、快速等优点，因此在药物分析研究领域一向被广泛应用。

1. 一般药物的分析

药物制剂中组成成分复杂，除含有有效成分外，还含有有效成分的保护剂和稳定剂，CE 具有样品预处理简单、能排除杂质干扰、检测痕量成分的能力，被广泛应用于片剂、复方制剂、乳膏、注射剂等各种剂型中有效成分和杂质的含量测定。MariaRambla-Alegrea 等用毛细管电泳法测定了血清和药物中的乙二胺、乙醇胺、丙胺、哌嗪及其衍生物。Ahmed Alnajjar 等用毛细管电泳法测定了药物中的诺氟沙星和磺甲硝咪唑。

2. 中药的分析

中药的特点是种类繁多、药材产地很广、成分复杂，特别是中药复方制剂是由多种中药材组成的，成分更为复杂，因此普通的分离分析方法效果差。高效毛细管电泳兼有电泳和色谱的双重优势，其高速、高效、高灵敏度、高自动化等特点为中药的成分分析以及质量控制包括真伪、产地识别等提供了有效手段，因此成为中药分析及质量控制的最有效手段之一，相关文献报道较多。Valeria Cianchin 等用毛细管电泳法分析测定了中药和膳食补品中的掺假成分。Laksarnee Muensritharam 等用毛细管区带电泳法分析测定了中药藤黄属植物中的羟基柠檬酸和羟基柠檬酸内酯。

3. 手性药物的分离

手性药物的两个对映体具有不同的药理和毒理作用，有时甚至会产生完全不同的作用。为了能准确地了解药效和安全用药，发展和建立简单快速的手性药物对映体的分离分析方法，并用于临床研究和医药质量控制，显得日益迫切。毛细管电泳所具有的一系列优点特别适合应用于药物的手性分离。Leliever 等以羟丙基-β-CD 作流动相添加剂，分离了氯噻酮及苯肾上腺素对映体。王荣等用 HPCE 测定头孢他啶对映体，在优化的实验条件下得到了基线分离，所建立的方法可为药品质量控制及临床有效地选择抗菌药物提供理论依据。

如今 HPCE 正逐步成为各个生命科学实验室中一种必备的分析仪器，除可用于分离生物大分子（蛋白质、核苷酸和 DNA 片段及序列）外，还可以用于分析氨基酸、各类药物、无机离子、有机酸、表面活性剂、染料、手性药物、糖类等，甚至可分离整个细胞、病毒颗粒和硅胶等其他颗粒，其在生命科学、食品分析与医药分析和环境检测等领域的应用将日益向深度和广度发展。

第二节　高效液相色谱-质谱联用技术

高效液相色谱-质谱（LC-MS）联用技术是以 HPLC 为分离手段，MS 为检测器的一门综合性分离分析技术。它集 HPLC 的高分离能力与 MS 的高灵敏度、极强的定性专属特征于一体，成为有机合成和药物研发中不可缺少的有效工具。

一、　LC-MS 仪器

LC-MS 主要由四部分组成：液相色谱部分、接口部分、质谱部分和数据处理系统。色谱部分一般和液相色谱仪基本相同。LC 和 MS 之间的接口装置是 LC-MS 联用技术的关键所在，必须通过一个特殊的接口，在试样进入质谱前将 LC 流动相中的大量溶剂除去，并使分离出的试样离子化，这样才能有效地将色谱分离和质谱检测相结合。因此，可以说 LC-MS 联用技术的发展就是接口技术的发展。20 世纪 90 年代大气压离子化技术（API）的出现，才使液相色谱-质谱联用技术有了突破性的进展，API 接口的商业化使得 LC-MS 成为"真正的联用技术"。几乎所有的 LC-MS 联用仪都使用大气压电离源（atmospheric pressure ionization，API）作为接口装置和离子源。大气压电离源包括电喷雾电离源（electrospray ionization，ESI）和大气压化学电离源（atmospheric pressure chemical ionization，APCI）两种，并且两者之中以电喷雾源应用最广泛。

LC-MS 联用仪由于接口装置同时就是离子源，因此质谱仪部分只包括质量分析器。作为 LC-MS 联用仪的质量分析器种类很多，最常用的是四级杆分析器（简写为 Q），其次是离子阱分析器（Trap）和飞行时间分析器（TOF）。因为 LC-MS 主要提供分子量信息，为了增加结构信息，LC-MS 大多采用具有串联质谱功能的质量分析器。

二、 LC-MS 分析条件的选择

LC-MS 分析条件的选择要考虑两个因素：①使分析试样得到最佳分离条件；②得到最佳电离条件。如果二者发生矛盾，则要寻求折中条件。

液相色谱（LC）可选择的条件主要有流动相的组成和流速。在 LC 和 MS 联用的情况下，由于要考虑喷雾雾化和电离，因此要尽量选择与液质联用系统相匹配的色谱条件。有些溶剂不适合作流动相，例如无机酸、不挥发的盐（磷酸盐）和表面活性剂等。在 LC-MS 分析中常用的溶剂有水、甲醇、甲酸、乙酸、氢氧化铵和乙酸铵等。对于变动的溶剂体系，通过调整溶剂比例和流量以实现好的分离。值得注意的是对于 LC 分离的最佳流量，往往超过电喷雾允许的最佳流量，此时需要采用柱后分流，以达到好的雾化效果。很多情况下，对已有的色谱分离条件进行优化后，仍不能得到较为满意的联机效果，这时，可采用柱后修饰技术加以解决。

质谱条件的选择主要是为了改善雾化和电离状况，提高灵敏度。调节雾化器流量和干燥器流量可以达到最佳雾化条件，改变喷嘴电压和透镜电压等可以得到最佳灵敏度。对于多级质谱仪，还要调节碰撞气流量和碰撞电压及多级质谱的扫描条件。

三、 LC-MS 的主要信息

LC-MS 可以把采集到的每个组分质谱的所有离子相加得到总离子色谱图。此时得到的总离子色谱图可能与由紫外检测器得到的色谱图不同。因为有些化合物如果没有紫外吸收，在采用普通液相色谱分析时不出峰，但用 LC-MS 分析时会出峰。由于电喷雾是一种软电离源，通常很少或没有碎片，谱图中只有准分子离子，因而只能提供未知化合物的分子量信息，不能提供结构信息，很难用于定性分析。为了得到未知化合物的结构信息，必须使用串联质谱仪，将准分子离子碰撞活化得到其子离子谱，然后解释子离子谱来推断结构。

用 LC-MS 进行定量分析的基本方法与普通液相色谱法相同，但 LC-MS 所分析的经常是体系十分复杂的试样，比如血液、尿液等。试样中有大量的保留时间相同、分子量也相同的干扰组分存在。为了消除干扰，LC-MS 定量的最好办法就是采用串联质谱的多反应监测（MRM）技术。

四、 LC-MS 的特点

LC-MS 除了能分析强极性、难挥发、热不稳定性的化合物之外，还具有以下几个方面的优点：①分析范围广，MS 几乎可以检测所有的化合物，比较容易地解决了分析热不稳定化合物的难题；②分离能力强，即使被分析混合物在色谱上没有完全分离开，但通过 MS 的特征离子质量色谱图也能分别给出它们各自的色谱图来进行定性定量；③定性分析结果可靠，可以同时给出每一个组分的分子量和丰富的结构信息；④检测限低，MS 具备高灵敏度，通过选择离子（SIM）检测方式，其检测能力还可以提高一个数量级以上；⑤分析时间快，LC-MS 使用的液相色谱柱为窄径柱，缩短了分析时间，提高了分离效果；⑥自动化程度高，LC-MS 具有高度的自动化。

五、 LC-MS 在药物分析中的应用

1. 中药成分的分析

中药药物成分复杂多样，分离提纯难度大，液-质联用技术对样品不需要进行繁琐和复杂的前处理，因此在中药成分分析研究中得到广泛应用，包括对已知成分的定性定量分析，在对未知成分的研究中，质谱检测器可以给出大量的结构信息，结合已知结构化合物的裂解规律，或结合其他方法，即可对未知成分进行定性或是定量。袁杰等采用 HPLC/ESI-MS 联用的方法对朝鲜淫羊藿的化学成分进行分析，以 ESI-MS 获得的准分子离子峰确定化合物的分子量，根据多级质谱所得的碎片峰，结合紫外光谱、液相色谱的保留时间等信息鉴定了 9 个黄酮苷类化合物。Kite G C 等采用 HPLC/ESI-MS 分析了皂树中 100 多种皂苷类成分的结构。

2. 抗生素药物成分的分析

许多抗生素品种尤其产生菌绝大多数都是产生结构相似的多组分复合物，用常规分析方法对其进行快速鉴别和相关物质分析比较困难，药品质量难以控制。液-质联用技术以其强有力的分离和分析能力，在这类抗生素药物成分分析和相关物质的鉴定上显示了巨大的优势。牛长群等用 LC/ESI-MS 分析了氨苄西林、阿莫西林中相关物质，确定了其结构，为氨苄西林、阿莫西林相关物质的质量控制提供了重要证据。史向国等用 LC-MS 法鉴定抗生素新药必特螺旋霉素中的多组分，实验结果得到 10 种螺旋霉素类衍生物，并推断出化学结构，通过与对照品的色谱、质谱对比得到验证。

3. 体内药物的分析

体内药物分析是利用现代化的技术和仪器进行体内药物分析，主要是分析药物在体内的数量和质量的变化，获得的各种信息如药物在体内的代谢方式、代谢动力学参数、代谢途径等，都为药品生产和实验研究等方面评估药物，和为药物改进做出了一定的贡献。所以，只要是体内药物能够到达的地方，都是体内药物分析的对象，比如各种体液、器官和排泄物等，最经常用到的生物样品就是血液。体内药物分析的手段和方式很多，液相色谱串联质谱技术是目前体内药物分析最重要的分离分析方法之一，由于其高的选择性和灵敏度，已经在体内药物分析中逐渐占据主导地位。

4. 药代动力学和生物等效性研究

药物通过各种途径进入体内，之后的药物代谢过程包括吸收、分布、代谢和排泄，当中存在"量时"变化或"血药浓度经时"变化，药代动力学研究的基本任务就是定量描述这一动态变化过程的规律。

早期，GC-MS 在定量分析生物体液当中的药物及其代谢物和鉴定药物代谢产物结构等方面都有很广泛的应用。HPLC/MS 联用技术的成功使用，使质谱在药代动力学和药物代谢方面的应用范围大大地拓宽了。由于 ESI 电离技术的迅速发展，20 世纪 80 年代后期，液质联用技术在药代动力学和药物代谢研究中的使用出现了极大的发展。

第三节　高速逆流色谱技术

高速逆流色谱（high speed counter-current chromatography，HSCCC）是 20 世纪 70 年代发展起来的一种新型的液-液分配色谱技术。经过 30 多年的发展，已经成为一种先进的工程分离技术手段，它可以在较短时间内实现高效分离和制备，与其他色谱技术不同的是它不需任何固态载体，固定相和流动相均为液体，利用溶质分子在液液两相间的连续不断分配而实现分离纯化，它既有分离度高、重现性好、分离量大等优点，又具备了现代色谱法的自动、连续、快速和高效等特点，随着其理论和技术的不断发展和完善，HSCCC 被越来越广泛地应用于生化、生物工程、医药、有机合成、环境分析、食品、天然药物化学、地质和材料等领域。

一、高速逆流色谱的工作原理

高速逆流色谱是从离心式螺旋管逆流色谱发展而来的一项新技术，它是以两种不同的逆流色谱的基本系统为基础建立起来的，分别是流体静力学平衡系统（HSES）和流体动力学平衡系统（HDES）。

1. 流体静力学平衡系统

流体静力学平衡系统（hydrostatics equilibrium system，HSES）是在静止不动的离心式螺旋管中，先注满两相系统中平衡后的下相，然后把另一相从螺旋管的一端以较低流速泵入，此时，流动相中的上相推着螺旋管中的下相，直到两相到达螺旋管的底部。此时，上相开始在重力场的作用下穿过下相而向上升起，上述过程在每一个螺旋单元里重复进行，使整个管柱形成上下两相交替分段分布的状态，即建立了流体静力平衡的状态。如果继续注入上相，那么，新注入的上相就会取代原有在各个螺旋管中的上相，让占螺旋管各单元容积一半的下相留在螺旋管中。

2. 流体动力学平衡系统

流体动力学平衡系统（hydrodynamics equilibrium system，HDES）是在慢速旋转的离心式螺旋管中，先注入两相溶剂系统中已经平衡的一相作为固定相，然后将另一相作流动相从螺旋管的一端慢慢泵入，当流动相进入第一螺旋管单元时，两相相互作用，进而建立流体动力平衡。

高速逆流色谱是以单向性流体动力平衡的逆流色谱系统为主，利用聚四氟乙烯（PTEA）螺旋管行星式运动，产生离心力场的作用，在高速逆流色谱仪工作时，重力和螺旋管转动组合形成阿基米德螺线力促使固定相移向螺旋管的入端，使得固定相得以保留，两相溶剂反复剧烈混合和分层，这样就使溶剂中溶解的溶质快速分配，分配频率高达每秒 13 次以上，由于样品中各组分在两相溶剂体系中的溶解度不同，各组分在两相中的分配能力就会有所不同，导致在螺旋管中的迁移速度也不同，组分的分离依赖于组分在两相间分配系数 K 的大小，当 $K=0$ 时，表示样品完全分配在流动相中，在固定相中没有保留；K 越大，组分的保留时间越长；K 越小，组分的保留时间越短。决定两组分是否达基线分离是以分离因子 α 为依据的，$\alpha = K_2 / K_1$，若 $\alpha \geq 1.5$，则两组分可达基线分离。

二、高速逆流色谱溶剂体系的选择

溶剂体系的选择和优化是逆流色谱分离工作的难点，也是样品能否成功分离的关键，通常会占去整个分离工作 40%～90% 的时间。由于选择不同的溶剂相体系的组成、同一溶剂相体系组成的不同的上相和下相体积比，会使其黏度、极性和密度差等参数相差甚远，这对相同成分会形成溶解和分配能力的不同，从而形成分配系数的差异，直接影响到被分离组分的分离效果。

一般情况下，HSCCC 溶剂体系的选择应符合以下原则：①能够形成稳定的两相溶剂体系即溶剂不相容和可分为两层；②不造成样品的分解或变性；③足够高的样品溶解度；④目标分离物在溶剂体系中有合适的分配系数（K）值（0.5～2.5）；⑤固定相能实现足够高的保留；⑥溶剂易挥发以便后续处理。

选取一个合适的溶剂体系的步骤如下：①预测要分离物质的极性和溶解度，设计或通过文献选取分离相似化合物所用过的溶剂体系进行预实验；②建立目标化合物的薄层色谱分析（TLC）或 HPLC 分析条件，应用 TLC 分析，可以大致了解目标化合物在上下相的分配情况；而应用 HPLC 分析，可准确测定各目标化合物在备选溶剂体系中的 K 值；③采用通过上述方法获得的溶剂体系，进行 HSCCC 分离，根据实验结果，再对体系进行相应调整，最终选定理想的分离溶剂体系。

三、影响高速逆流色谱分离的因素

影响 HSCCC 分离的因素主要包括溶剂体系和仪器操作参数两个方面。溶剂体系是影响 HSCCC 分离的关键；而 HSCCC 仪的转速、流动相流速和进样量也是影响分离的重要因素。具体情况如下：①转速越高，越易产生乳化现象。螺旋管柱的旋转速度对两相的混合程度和固定相的保留具有决定性的影响。高界面张力的溶剂体系使用较高的转速，以使两相之间有剧烈的混合而促进分配和减少质点传递的阻力。低界面张力的溶剂体系使用较低的转速，避免过分的混合作用引起样品区带沿螺旋管长度的展宽和乳化作用带来的固定相流失。②流动相流速越大，固定相流失加重。③进样量太大，峰间距变窄，峰形变宽。在选定了溶剂体系后，有时需要对三个仪器运行参数（转速、流动相流速和进样量）进行正交试验，以确定最佳分离条件。

四、高速逆流色谱的特点

HSCCC 作为一种常用的分离纯化技术，具有以下优点：①它不需要固态支撑物作载体，因此不存在样品组分的吸附、变性、失活和拖尾现象；②应用范围广，适应性好，可用于各种极性化合物的分离；③仪器操作简单；④分离效率高、回收率高、分离时间短；⑤产品纯度高，HSCCC 仪装置的理论板数可达到几千个，色谱峰容易达到基线分离，且一般为纯度大于 90% 的纯物质；⑥HSCCC 进样量较大，且流动相和固定相均为液体，样品可全部回收，分离纯化与制备可同步完成，特别适于制备性分离。

五、高速逆流色谱在药物分析中的应用

1. 分离天然产物的有效成分

HSCCC 具有两大突出优点：①分离过程中不需要固相载体，因而消除了固液色谱中由于使用固相载体而带来的吸附现象，特别适用于分离极性物质和具有生物活性的物质；②由于其与一般色谱的分离方式不同，使其特别适用于制备性分离。最近的研究结果表明，一台普通的 HSCCC 仪一次进样量可达几十毫升，一次可分离近 10g 样品。因此，在 20 世纪 80 年代后期本法被广泛地应用于各类植物化学成分，如生物碱、黄酮类、菇类、木脂素、香豆素等的有效成分的分离制备研究。

2. 分离抗生素

由于可以直接向 HSCCC 中进粗品，因此抗生素的分析和制备分离也可采用 HSCCC。美国 FDA 及世界卫生组织（WHO）也引用此项技术作为抗生素成分的分离检定。HSCCC 分离制备抗生素时，进样量通常为 1mg～5g，溶剂系统一般采用疏水性体系。用 HSCCC 分离的抗生素实例有环孢素、WAP-8294A、伊维菌素、螺旋霉素、子囊霉素及依罗霉素、道诺红菌素衍生物、普那霉素、放线菌素、尼达霉素等。

3. 分离手性化合物

随着 HSCCC 技术的发展，其应用范围逐步拓展。已有用 HSCCC 分离外消旋对映体手性化合物的报道。如已用于分离撷氨酸、亮氨酸、苯丙氨酸等手性氨基酸对映体，也有报道从紫胶染料、喹啉黄、食品红等染料中分离手性化合物。随着高选择性的手性添加剂的发现，相信将有更多的手性物质通过 HSCCC 拆分。

4. HSCCC 与其他色谱技术联用进行中药的定性、定量分析

分析型 HSCCC 与各种检测器联用可以用于中药化学成分的定性、定量分析，或者将分析型与制备型 HSCCC 联用。还可以将 HSCCC 技术与其他色谱如 HPLC、MS 和 NMR 联用，从而充分发挥 HSCCC 高速、高效的优点与其他色谱灵敏度高的优点，更好地用于中药的分析鉴定。

5. 利用 HSCCC 建立中药指纹图谱

对于中药或者中药复方里每个成分及其之间的相互作用机理不是十分清楚的情况下，中药材及中成药指纹图谱质控技术对于保证中药的质量，促进中药的现代化有着十分重要的作用。指纹图谱已成为牵动中药业全面进步的关键技术，它对保证中药功效、提高中药工业整体水平、带动中药产业现代化、推进中药走向世界具有非常重要的意义。

目前，中药和天然药物指纹图谱多采用 HPLC 法进行研究。鉴于 HSCCC 技术具有很好的分辨率，且重现性好，中药提取物经 HSCCC 分离一般都有两个以上的组分峰，不但可以用于中药有效成分的定性或半定量分析，而且若能进一步深入研究，整理出某一中药材的特征峰和指纹图谱，制定标准图谱，则可以用于中药的质量控制和测定。

第十二章

药品检验综合训练

药品检验综合训练主要模拟药品检验的工作过程，完全按照实际药品检验工序进行，依据药品质量标准独立完成一个药品的全检任务。本章综合训练内容包括对乙酰氨基酚片、维生素 E 软胶囊、葡萄糖酸锌口服液、注射用头孢西丁钠的质量全检。项目的选取涵盖了片剂、胶囊剂、口服溶液剂、注射剂的质量检验。通过本章的综合项目训练学生综合操作技能，使学生对未来的实际工作岗位有初步的认识，为将来的工作打下良好的基础。

综合训练项目一　对乙酰氨基酚片的质量检验

【项目目标】

1. 能正确查阅《中国药典》（2015 年版）中对乙酰氨基酚片质量检验的相关内容。

2. 掌握片剂质量检验内容。

3. 能根据对乙酰氨基酚结构，理解药品鉴别的原理。

4. 能正确操作溶出度仪，进行片剂溶出度的检查。

5. 理解紫外-可见分光光度法的原理，并能熟练运用其进行药品的含量测定。

6. 能正确判断检验结果及处理检验过程中的异常情况。

7. 能正确记录检验原始记录，并完成检验报告。

8. 养成严谨踏实的工作作风，增强环保意识。

【项目任务】

《中国药典》（2015 年版）规定的对乙酰氨基酚片主要检验项目及要求如下。

（1）性状　白色片、薄膜衣或明胶包衣片，除去包衣后显白色。

（2）鉴别　与对乙酰氨基酚特征反应相同；红外光谱。

（3）检查

① 重量差异　平均片重 0.3g 以下，重量差异限度 ±7.5%；0.3g 及以上，重量差异限度 ±5%。

② 溶出度　依法检查，限度为标示量的 80%。

③ 对氨基酚　依法检查，对氨基酚不得过对乙酰氨基酚标示量的 0.1%。

（4）含量测定　依法检查，含对乙酰氨基酚（$C_8H_9NO_2$）应为标示量的 95.0%～105.0%。

【项目准备】

1. 仪器与药品

（1）仪器　溶出度仪、紫外-可见分光光度计、高效液相色谱仪、红外光谱仪、电子天平、称量瓶、试管、小烧杯、量筒、胶头滴管、移液管、量瓶、漏斗、注射器、干燥器、玛瑙乳钵、微孔滤膜及滤纸等。

（2）药品　氢氧化钠、盐酸、三氯化铁、亚硝酸钠、β-萘酚、乙醇、对氨基酚标准品、对乙酰氨基酚标准品、甲醇、磷酸氢二钠、磷酸二氢钠、四丁基氢氧化铵等。

2. 溶液配制

（1）稀盐酸　取盐酸 234mL，加水稀释至 1000mL，即得。

（2）三氯化铁试液　取三氯化铁 9g，加水使溶解成 100mL，即得。

（3）亚硝酸钠试液　取亚硝酸钠 1g，加水使溶解成 100mL，即得。

（4）碱性 β-萘酚试液　取 β-萘酚 0.25g，加氢氧化钠溶液（1→10）10mL 使溶解，即得。本液应临用新制。

【项目实施】

1. 性状

取一定量供试品，置白色纸上用肉眼仔细观察其颜色、形状，是否外观光洁、无缺陷、无松片、无裂片、无麻面、无斑点等。

2. 鉴别

（1）取本品的细粉适量（约相当于对乙酰氨基酚 0.5g），用乙醇 20mL 分次研磨使对乙酰氨基酚溶解，滤过，合并滤液，蒸干，残渣按下面方法鉴别。

① 残渣的水溶液加三氯化铁试液，观察颜色变化。

② 取残渣适量（约相当于对乙酰氨基酚 0.1g），加稀盐酸 5mL，置水浴中加热 40min，放冷；取 0.5mL，滴加亚硝酸钠试液 5 滴，摇匀，用水 3mL 稀释后，加碱性 β-萘酚试液 2mL，振摇，观察颜色变化。

（2）取本品细粉适量（约相当于对乙酰氨基酚 100mg），加丙酮 10mL，研磨溶解，滤过，滤液水浴蒸干，残渣经减压干燥，取干燥品 1～1.5mg，加入干燥的溴化钾细粉 200～300mg，置于玛瑙乳钵中，研磨均匀，置于压片架中压片，取出制成的供试片，按红外分光光度法测定本品的红外光吸收图谱，与标准图谱（光谱集 131 图）对照。

3. 检查

（1）重量差异　取本品 20 片，精密称定总重量，求得平均片重后，再分别精密称定每片的重量，每片重量与平均片重相比较，计算出每片的重量差异。

（2）溶出度

① 准备溶出度仪。检查仪器水平及转动轴的垂直度与偏心度，转轴的垂直程度应与溶出杯中心线相吻合，用直角三角板检查转动轴与溶出杯平面的垂直度，检查转篮底部距溶出杯内底部应为 25mm±2mm。

② 将 6 个操作溶出杯安装在溶出仪水浴中，在水浴中加水至离上沿约 5cm，开启控温开关，调节水温至 37.0℃±0.5℃。以稀盐酸 24mL 加水至 1000mL 为溶出介质倒入 6 个溶出杯内，盖上杯盖，调温使溶出介质温度达到 37.0℃±0.5℃。将转篮轴装入轴孔内拧紧，降入操作溶出杯中，使转篮底部与溶出杯底部的距离为 25mm±2mm，设定仪器转速为每分钟 100 转。

③ 取供试品 6 片，每一转篮中分别装入 1 片，将转篮安在篮杆上，降入操作溶出杯中，注意观察转篮底部与溶出介质接触时有无气泡存在，如有，可提出溶出介质液面，再重新放入，以转篮底部和盖下面无气泡为准。启动转速电机，转篮开始旋转，立即开始计时。同法

投第二片、第三片直至第六片，每投一片的时间间隔为30s。

④ 取0.8μm的微孔滤膜，浸湿后，安装在滤器内，备过滤用。取干燥、干净的10mL注射器，将取样针装在注射器上，备取样用。取干燥、干净的10mL小烧杯6个，备用。

⑤ 第一片检验时间到30min时，开始取样，吸取溶液10mL，取下取样针，安上过滤器，过滤，弃去初滤液，取续滤液至干燥、干净的10mL小烧杯中备用，自取样至滤过应在30s内完成。第二片时间到30min时，同法操作取第二片，依次取完6片。分别精密量取续滤液1mL至6个50mL量瓶中，加0.04％氢氧化钠溶液稀释至刻度，摇匀，作为供试品溶液备测定用。

⑥ 照紫外-可见分光光度法，以0.04％氢氧化钠溶液为空白，在257nm的波长处测定吸光度，按$C_8H_9NO_2$的吸收系数（$E_{1cm}^{1\%}$）为715计算出每片的溶出量，限度为标示量的80％，应符合规定。

（3）对氨基酚　取本品细粉适量（约相当于对乙酰氨基酚0.2g），精密称定，置10mL量瓶中，加溶剂［甲醇-水（4∶6）］适量，振摇使对乙酰氨基酚溶解，加溶剂稀释至刻度，摇匀，滤过，取续滤液作为供试品溶液；另取对氨基酚对照品与对乙酰氨基酚对照品各适量，精密称定，加上述溶剂制成每1mL中各约含20μg混合的溶液，作为对照品溶液。

色谱条件：用辛烷基硅烷键合硅胶为填充剂；以磷酸盐缓冲液（取磷酸氢二钠8.95g、磷酸二氢钠3.9g，加水溶解至1000mL，加10％四丁基氢氧化铵12mL)-甲醇（90∶10）为流动相；检测波长为245nm；柱温为40℃（理论板数按对乙酰氨基酚峰计算不低于2000，对氨基酚与对乙酰氨基酚峰的分离度应符合要求）。

精密量取供试品溶液与对照品溶液各20μL，分别注入液相色谱仪，记录色谱图至主峰保留时间的4倍。按外标法以峰面积计算对氨基酚的含量。

4. 含量测定

取本品10片，精密称定，研细，精密称取细粉适量（约相当于对乙酰氨基酚40mg）置250mL量瓶中，依次加入0.4％氢氧化钠溶液50mL及水50mL，振摇15min，加水至刻度。用干燥滤纸滤过，精密量取续滤液5mL，置100mL量瓶中，加0.4％氢氧化钠溶液10mL，加水至刻度，摇匀。照紫外-可见分光光度法，在257nm的波长处测定吸光度，按$C_8H_9NO_2$的吸收系数（$E_{1cm}^{1\%}$）为715计算。平行两份。

【项目报告】

对乙酰氨基酚片质量检验报告

样品名称		批号		
规格		有效期		
包装		生产单位或产地		
检验依据		检验日期		
项　目	实验方法	标准要求	检验结果/结论	检验人
性状 外观				
鉴别 显色反应				
鉴别 红外光谱				
检查 重量差异				
检查 溶出度				
检查 对氨基酚				
含量测定				

实验过程记录

【外观】实验现象：＿＿＿＿＿＿＿＿

【显色反应】实验现象：＿＿＿＿＿＿＿＿

【重量差异】

20 片总重：＿＿＿＿＿＿＿g										平均片重：＿＿＿＿＿＿＿g									
序号	1	2	3	4	5	6	7	8	9	10	11	12	13	14	15	16	17	18	19	20
质量/g																				
重量差异/%																				

计算公式：

$$重量差异(\%)=\frac{每片质量(g)-平均片重(g)}{平均片重(g)}\times100\%$$

【溶出度】

室温：＿＿＿＿＿＿＿ 仪器型号：＿＿＿＿＿＿＿

序号	1	2	3	4	5	6
吸光度 A						
溶出度/%						
平均溶出度/%						

①计算公式：

$$溶出度(\%)=\frac{\dfrac{A}{E_{1cm}^{1\%}}\times\dfrac{1}{100}\times D\times1000}{S}\times100\%$$

式中,A 为吸光度;D 为稀释倍数;S 为标示量;$E_{1cm}^{1\%}$ 为百分吸收系数。

②判断标准：每片的溶出度均不低于 80%；或 6 片中仅有 1～2 片低于 80%,但不低于 70%,且平均溶出度不低于 80%,判为符合规定。如 6 片中有 1 片低于 70%,但不低于 60%,且平均溶出度不低于 80%,应另取 6 片复试；初、复试的 12 片中仅有 1～3 片低于 80%,其中仅有 1 片低于 70%,但不低于 60%,且平均溶出度不低于 80%,亦可判为符合规定。

【对氨基酚】

室　　温：＿＿＿＿＿＿＿ 仪器型号：＿＿＿＿＿＿＿

理论板数：＿＿＿＿＿＿＿ 分离度：＿＿＿＿＿＿＿

序号	对照品质量 m_R/g	对照品浓度 c_R/(g/mL)	对照品峰面积 A_R	供试品质量 m_S/g	供试品峰面积 A_X	含量/%
1						
2						

计算公式：

$$w(\%)=\frac{c_R\times\dfrac{A_X}{A_R}\times V\times D}{m}\times100\%$$

式中,A_X 为供试品溶液峰面积;A_R 为对照品溶液峰面积;D 为供试品稀释倍数;V 为供试品初次配制的体积;m 为样品质量,g。

【含量测定】

室　　温：＿＿＿＿＿＿＿ 仪器型号：＿＿＿＿＿＿＿

比色皿规格：＿＿＿＿＿＿＿ 最大吸收波长：＿＿＿＿＿＿＿

比色皿配对：$A_1=$ ＿＿＿＿＿＿＿ $A_2=$ ＿＿＿＿＿＿＿

序号	供试品质量 m/g	吸光度 A	含量/%
1			
2			

计算公式：

$$片剂标示量(\%)=\frac{\dfrac{A}{E_{1cm}^{1\%}\times l}\times\dfrac{1}{100}\times V\times D\times\overline{W}}{m\times S}\times100\%$$

式中,A 为测定的吸光度;$E_{1cm}^{1\%}$ 为供试品的百分吸收系数;l 为液层厚度;V 为供试品初次配制的体积;D 为供试品的稀释倍数;m 为供试品的质量;$\overline{W}$ 为平均片重;S 为片剂的标示量。

结论：本品按＿＿＿＿＿＿＿标准检验,结果＿＿＿＿＿＿＿

复核人		报告日期	

综合训练项目二　维生素 E 软胶囊的质量检验

【项目目标】

1. 能正确查阅《中国药典》(2015 年版) 中维生素 E 软胶囊质量检验的相关内容。
2. 掌握胶囊剂质量检验内容。
3. 能正确进行胶囊剂装量差异检查。
4. 能正确操作崩解仪，进行胶囊剂崩解时限的测定。
5. 理解气相色谱法的原理，并能熟练运用其进行药品的含量测定。
6. 能正确判断检验结果及处理检验过程中的异常情况。
7. 能正确记录检验原始记录，并完成检验报告。
8. 养成严谨踏实的工作作风，增强环保意识。

【项目任务】

《中国药典》(2015 年版) 规定的维生素 E 软胶囊主要检验项目及要求如下。

(1) 性状　内容物为白色球形小丸。

(2) 鉴别　特征反应，显橙红色；供试品溶液主峰的保留时间应与对照品溶液主峰的保留时间一致。

(3) 检查

① 比旋度　按生育酚计，不得低于 +24°（天然型）。

② 装量差异　平均装量 0.3g 以下，装量差异限度 ±10%；平均装量 0.3g 及以上，装量差异限度 ±7.5%。

③ 崩解时限　依法检查，符合要求。

(4) 含量测定　依法检查，含合成型或天然型维生素 E ($C_{31}H_{52}O_3$) 应为标示量的 90.0%～110.0%。

【项目准备】

1. 仪器

升降式崩解仪、气相色谱仪、旋光仪、电子天平、量瓶、称量瓶、小烧杯、试管、量筒、圆底烧瓶、水浴锅等。

2. 药品

乙醇、硝酸、乙醚、铁氰化钾、氢氧化钠、硫酸、乙醇、无水硫酸钠、异辛烷、正三十二烷、正己烷、维生素 E 对照品等。

【项目实施】

1. 外观

取一定量供试品，用肉眼仔细观察。外观应整洁，不得有黏结、变形、渗漏或囊壳破裂现象，并应无异臭，观察内容物形态。

2. 鉴别

(1) 取本品约 30mg，加无水乙醇 10mL 溶解后，加硝酸 2mL，摇匀，在 75℃ 加热约 15min，观察溶液颜色。

(2) 根据下面 "4.含量测定" 中气相色谱图，供试品主峰的保留时间应与对照品溶液主峰的保留时间一致。

3. 检查

(1) 比旋度（需避光操作）　取本品的内容物适量（约相当于维生素 E 400mg），精密称定置 150mL 具塞圆底烧瓶中，加无水乙醇 25mL 使溶解，加硫酸乙醇溶液（1→7）20mL，置水浴上回流 3h，放冷，用硫酸乙醇溶液（1→72）定量转移至 200mL 量瓶中并稀释至刻度，摇匀。精密量取 100mL，置分液漏斗中，加水 200L，用乙醚提取 2 次（75mL，25mL），合并乙醚液，加铁氰化钾氢氧化钠溶液［取铁氰化钾 50g，加氢氧化钠溶液（1→125）溶解并稀释至 500mL］50mL，振摇 3min；取乙醚层，用水洗涤 4 次，每次 50mL，弃去洗涤液，乙醚液经无水硫酸钠脱水后，置水浴上减压或在氮气流下蒸干至 7～8mL 时，停止加热，继续挥干乙醚，残渣立即加异辛烷溶解并定量转移至 25mL 量瓶中，用异辛烷稀释至刻度，摇匀。

于 20.0℃±0.5℃，以钠光灯作光源（通常以 D 表示），测定溶液的旋光度，重复 3 次，取其平均值，计算比旋度。

（2）装量差异

① 取出空扁形称量瓶，精密称定重量；再取供试品 20 粒，置此扁形称量瓶中，精密称定。两次称量值之差即为 20 粒供试品的总重量。

② 从已称定总重量的 20 粒供试品中，依次用镊子取出 1 粒，分别精密称定重量，得各粒重量，称量准确至 0.001g。

③ 用剪刀或刀片划破囊壳，倾出每粒胶囊中内容物（不得损失囊壳），用乙醚等易挥发性溶剂洗净，置通风处使溶剂自然挥尽，精密称定 20 个囊壳总重量，供试品的总重量与囊壳总重量之差，除以 20，得平均装量。再分别精密称定每个囊壳重量，每粒供试品重量与囊壳重量之差为每粒内容物的装量。

（3）崩解时限

① 将升降式崩解仪水浴槽中注入水，接通电源，并按下加温开关，开始加温。取纯化水装入 1000mL 烧杯内，至已标记的液面的位置，以纯化水为介质，将盛有介质的烧杯放入水浴槽的孔中，通过水浴加热，使烧杯内的水温维持在 37℃±1℃。

② 将吊篮通过上端的不锈钢轴悬挂于金属支架上，浸入烧杯中，调节吊篮位置使其下降时筛网距烧杯底部 25mm，调节烧杯内液面高度使吊篮上升时筛网在水面下 25mm 处，支架上下移动的距离为 55mm±2mm，往返频率为每分钟 30～32 次。

③ 取维生素 E 软胶囊 6 粒，分别置上述吊篮的玻璃管中，每管各加 1 粒，然后将吊篮悬挂于金属支架上，浸入烧杯中（如胶囊漂浮于液面，可加挡板一块），启动升降式崩解仪进行检查。

4. 含量测定

（1）色谱条件与系统适用性试验　用硅酮（OV-17）为固定液，涂布浓度为 2% 的填充柱，或用 100% 二甲基聚硅氧烷为固定液的毛细管柱；柱温为 265℃［理论板数按维生素 E 峰计算不低于 500（填充柱）或 5000（毛细管柱），维生素 E 峰与内标物质峰的分离度应符合要求］。

（2）校正因子的测定　取正三十二烷适量，加正己烷溶解并稀释成每 1mL 中含 1.0mg 的溶液，作为内标溶液。另取维生素 E 对照品约 20mg，精密称定，置棕色具塞瓶中，精密加内标溶液 10mL，密塞，振摇使溶解，作为对照品溶液，取 1～3μL 注入气相色谱仪，计算校正因子。

（3）测定　取装量差异项下的内容物，混合均匀，取适量（约相当于维生素 E 20mg），精密称定，置棕色具塞瓶中，精密加内标溶液 10mL，密塞，振摇使溶解，作为供试品溶液；取 1～3μL 注入气相色谱仪，测定，计算，即得。

【项目报告】

维生素 E 软胶囊质量检验报告

样品名称			批号	
规格			有效期	
包装			生产单位或产地	
检验依据			检验日期	

项 目		实验方法	标准要求	检验结果/结论	检验人
性状					
鉴别	显色反应				
	对照法				
检查	比旋度				
	装量差异				
	崩解时限				
含量测定					

实验过程记录

【性状】实验现象:＿＿＿＿＿＿＿＿＿＿＿＿

【显色反应】实验现象:＿＿＿＿＿＿＿＿＿＿＿＿＿

【比旋度】

室　温:＿＿＿＿＿＿＿　　　　仪器型号:＿＿＿＿＿＿＿

旋光管长度:＿＿＿＿＿＿＿　　　α_0:＿＿＿＿＿＿＿

样品质量:＿＿＿＿＿＿＿　　　样品浓度:＿＿＿＿＿＿＿＿＿＿＿

测定次数	1	2	3
α			
α 平均值			
$[\alpha]_D^t$			

计算公式:

$$[\alpha]_D^{20} = \frac{100 \times (\alpha - \alpha_0)}{l \times c}$$

式中,α 为测得溶液的旋光度值,(°);α_0 为仪器的测定零点,(°);c 为供试品溶液的质量浓度,g/100mL;l 为旋光管的长度,dm。

【装量差异】

序号	1	2	3	4	5	6	7	8	9	10	11	12	13	14	15	16	17	18	19	20
质量/g																				
囊壳质量/g																				
装量/g																				

20 粒总质量:＿＿＿＿＿＿＿g;20 粒囊壳总质量:＿＿＿＿＿＿＿g;平均装量:＿＿＿＿＿＿＿g

计算公式:

$$装量差异(\%) = \frac{每个装量(g) - 平均装量(g)}{平均装量(g)} \times 100\%$$

<table>
<tr><th colspan="3">实验过程记录</th></tr>
</table>

【崩解时限】

仪器型号：_____

序号	实验现象	崩解或溶散时间
1		
2		
3		
4		
5		
6		

判断标准：软胶囊应在 1h 内全部崩解，以明胶为基质的软胶囊可改在人工胃液中进行检查。如有 1 粒不能完全崩解，应另取 6 粒复试，均应符合规定。

【含量测定】

室温：_____　仪器型号：_____

理论板数：_____　分离度：_____

校正因子：

序号	内标溶液 c_S/(g/mL)	内标溶液 A_S	对照品溶液 c_R/(g/mL)	对照品溶液 A_R
1				
2				

计算公式：

$$f = \frac{\dfrac{A_S}{c_S}}{\dfrac{A_R}{c_R}}$$

序号	供试品质量 m/g	供试品峰面积 A_X	内标物浓度 c_S/(g/mL)	内标物峰面积 A_S	含量/%
1					
2					

主成分含量：

$$W(\%) = \frac{f \times c_S \times \dfrac{A_X}{A_S} \times V \times D}{m} \times 100\%$$

式中，f 为校正因子；D 为供试品稀释倍数；V 为供试品初次配制的体积，mL。

结论：本品按_____标准检验，结果_____

复核人		报告日期	

综合训练项目三　葡萄糖酸锌口服液的质量检验

【项目目标】

1. 能正确查阅《中国药典》（2015 年版）中葡萄糖酸锌口服液质量检验的相关内容。
2. 掌握口服溶液剂质量检验内容。
3. 能正确操作密度瓶、酸度计，进行相关指标的测定。

4. 掌握口服溶液制剂中微生物限度的检查方法。

5. 理解配位滴定的原理，并能熟练运用其进行药品的含量测定。

6. 能正确判断检验结果及处理检验过程中的异常情况。

7. 能正确记录检验原始记录，并完成检验报告。

8. 养成严谨踏实的工作作风，增强环保意识。

【项目任务】

《中国药典》（2015年版）规定的葡萄糖酸锌口服液主要检验项目及要求如下。

（1）性状　无色至淡黄色的澄清液体。

（2）鉴别　显色反应。

（3）检查

① 相对密度　依法检查，不低于1.02。

② pH　依法检查，pH应为3.0～4.5。

③ 装量　依法检查，不得少于标示量。

④ 微生物限度　依法检查，符合要求。

（4）含量测定　依法检查，含葡萄糖酸锌（$C_{12}H_{22}O_{14}Zn$）应为标示量的93.0%～107.0%。

【项目准备】

1. 仪器与药品

（1）仪器　量瓶、锥形瓶、滴管、滴定管、烧杯、密度瓶、pH计、电子天平、玻璃电极、水浴锅、高温灭菌锅、吸管、平皿、恒温培养箱、研钵、量入式量筒、酒精灯、超净台等。

（2）药品　基准氧化锌、铬黑T、氯化铵、浓氨水、盐酸、乙二胺四醋酸二钠、营养琼脂、氯化钠、蛋白胨、葡萄糖、磷酸二氢钾、硫酸镁、玫瑰红钠、琼脂、牛肉浸出粉、缓冲溶液标准品、乙醇、氟化铵等。

2. 溶液配制

（1）三氯化铁试液　取三氯化铁9g，加水使溶解成100mL，即得。

（2）亚铁氰化钾试液　取亚铁氰化钾1g，加水10mL使溶解，即得。本液应临用新制。

（3）硫化钠试液　取硫化钠1g，加水使溶解成10mL，即得。本液应临用新制。

（4）稀释液（pH7.0氯化钠-蛋白胨缓冲液）　称取磷酸二氢钾3.56g、磷酸氢二钠7.23g、氯化钠4.30g、蛋白胨1.0g，加水1000mL，使各成分混合，微温溶解，滤清，分装，包扎、灭菌。

（5）玫瑰红钠琼脂培养基　取蛋白胨5.0g、磷酸二氢钾1.0g、硫酸镁0.5g、琼脂14.0g、水1000mL，混合，微温溶解，加入葡萄糖10.0g、玫瑰红钠0.0133g，摇匀，分装，灭菌。

（6）营养琼脂培养基　取蛋白胨10.0g、氯化钠5.0g、牛肉浸出粉3.0g、琼脂14.0g、水1000mL，混合，加热熔化，调节pH，使灭菌后为7.2±0.2，分装，灭菌。

（7）氨-氯化铵缓冲溶液（pH10.0）　取氯化铵5.4g，加水20mL溶解后，加浓氨溶液35mL，再加水稀释至100mL，即得。

（8）乙二胺四醋酸二钠滴定液（0.05mol/L）　取乙二胺四醋酸二钠19g，加适量的水使溶解成1000mL，摇匀。使用前用基准氧化锌进行标定。

【项目实施】

1. 性状

取一定量供试品，用肉眼仔细观察。

2. 鉴别

（1）取本品 5mL，加三氯化铁试液 1 滴，观察溶液颜色变化。

（2）锌盐

① 取供试品溶液，加亚铁氰化钾试液，观察实验现象；分离沉淀，观察沉淀在稀盐酸中溶解情况。

② 取供试品制成中性或碱性溶液，加硫化钠试液，观察实验现象。

3. 检查

（1）相对密度　取洁净、干燥并精密称定重量的比重瓶，装满供试品（温度应低于 20℃）后，装上温度计（瓶中应无气泡），于水浴中放置若干分钟，使内容物的温度达到 20℃，用滤纸除去溢出侧管的液体，立即盖上罩。然后将比重瓶自水浴中取出，再用滤纸将比重瓶的外面擦净，精密称定，减去比重瓶的重量，求得供试品的重量后，将供试品倾去，洗净比重瓶，装满新沸过的冷水，再照上法测得同一温度时水的重量，计算得到相对密度值。

（2）pH　取本品适量，用酸度计测定 pH。

（3）装量　取供试品 10 袋（支），将内容物分别倒入经标化的量入式量筒内，检视，每支装量与标示装量相比较，均不得少于其标示量。

（4）微生物限度

① 供试液的制备　用吸管吸取供试品 10mL，加至含无菌 pH7.0 氯化钠-蛋白胨缓冲液 90mL 的锥形瓶中，摇匀，即为 1∶10 的供试品溶液。取 1∶10 供试液 1mL，加入装有 9mL pH7.0 氯化钠-蛋白胨缓冲液的试管中，混匀，得到 1∶100 的供试品溶液，以此类推可以得到 1∶1000 的稀释液。

② 吸样、注皿　取 1mL 灭菌吸管（每个稀释级用 1 支）分别吸取不同稀释度的稀释液 1mL，置于每个无菌平皿中（每个稀释级做 2 个平皿）。再于每个平皿中倾注约 15mL 的不超过 45℃的营养琼脂培养基或玫瑰红钠琼脂培养基，混合摇匀，凝固。

③ 做阴性对照检查　另取稀释剂各 1mL，分别置于 4 个无菌平皿中，注入营养琼脂和玫瑰红钠琼脂培养基各 2 份，混合待凝固后培养做阴性对照检查。

④ 培养　将凝固后的营养琼脂培养基皿倒置于 30～35℃、玫瑰红钠琼脂培养基皿于 24～28℃恒温培养箱培养。细菌培养 3 天，分别在 24h 及第 3 天点计菌落数，一般以 3 天的菌落数报告；霉菌、酵母菌培养 5 天，分别在第 3 天及第 5 天点计菌落数，一般以 5 天的菌落数报告。

4. 含量测定

精密量取本品适量（约相当于葡萄糖酸锌 0.35g），加水 10mL，加氨-氯化铵缓冲液（pH 10.0）5mL，再加氟化铵 1g 与铬黑 T 指示剂少许，用乙二胺四醋酸二钠滴定液（0.05mol/L）滴定至溶液由紫红色转变为蓝绿色，并持续 30s 不褪色。每 1mL 乙二胺四醋酸二钠滴定液（0.05mol/L）相当于 22.78mg 的 $C_{12}H_{22}O_{14}Zn$。

【项目报告】

葡萄糖酸锌口服液质量检验报告

样品名称		批号	
规格		有效期	
包装		生产单位或产地	
检验依据		检验日期	

项 目		实验方法	标准要求	检验结果/结论	检验人
性状					
鉴别	显色反应				
	锌盐反应				
检查	相对密度				
	pH				
	装量				
	微生物限度				
含量测定					

实验过程记录

【性状】实验现象：_____

【显色反应】实验现象：_____

【锌盐反应】实验现象：_____

【相对密度】

采用方法：_____ 测定温度：_____

次数	m_1/g	m_2/g	m_3/g	D
1				
2				

相对密度平均值＝_____

计算公式：

$$D = \frac{供试品重量}{水重量} = \frac{m_2 - m_1}{m_3 - m_1}$$

式中，D 为供试品的相对密度；m_1 为比重瓶的重量，g；m_2 为比重瓶与供试品的重量，g；m_3 为比重瓶与水的重量，g。

【装量】

序号	1	2	3	4	5	6	7	8	9	10
装量/mL										

【微生物限度】

名称		细菌总数 30～35℃ 3 天			霉菌(酵母菌)总数 24～28℃ 5 天		
培养基	稀释级	10^{-2}	10^{-3}	阴性对照	10^{-2}	10^{-3}	阴性对照
营养琼脂	1						
	2						
玫瑰红钠琼脂	1						
	2						
平均							
结果		cfu/g(mL)			cfu/g(mL)		

注：按照菌数报告规则，宜选取细菌、酵母菌平均菌落数小于 300cfu，霉菌平均菌落数小于 100cfu 的稀释级，作为菌数报告(取两位有效数字)的依据。以最高的平均菌落数乘以稀释倍数的值报告供试品中所含的菌数。

【含量测定】

EDTA-2Na 滴定液浓度为：_____

实验过程记录			
项 目	1#	2#	3#
供试品质量 m_s/g			
V(EDTA-2Na)/mL			
V_0(EDTA-2Na)/mL			
样品含量/%			
平均含量/%			
相对标准偏差/%			

计算公式:

$$W(\%)=\frac{(V-V_0)\times T\times F}{m_s}\times100\%$$

式中,F 为 EDTA-2Na 滴定液校正因子;T 为滴定度。

结论:本品按_____标准检验,结果_____

复核人		报告日期	

综合训练项目四　注射用头孢西丁钠的质量检验

【项目目标】

1. 能正确查阅《中国药典》(2015 年版) 中注射用头孢西丁钠质量检验的相关内容。
2. 掌握注射剂质量检验内容。
3. 能正确操作卡尔费休水分测定仪、pH 计,进行相关指标的测定。
4. 掌握注射剂中可见异物、不溶性微粒的检查方法。
5. 理解高效液相色谱法的原理,并能熟练运用其进行药品的含量测定。
6. 能正确判断检验结果及处理检验过程中的异常情况。
7. 能正确记录检验原始记录,并完成检验报告。
8. 养成严谨踏实的工作作风,增强环保意识。

【项目任务】

《中国药典》(2015 年版)规定的注射用头孢西丁钠主要检验项目及要求如下。

(1) 性状　白色或类白色粉末,吸湿性强。

(2) 鉴别　色谱对照、红外光谱、钠盐反应。

(3) 检查

① 溶液的澄清度与颜色　依法检查,符合要求。

② pH　依法检查,pH 应为 4.0~7.2。

③ 水分　依法检查,水分不得过 1.0%。

④ 不溶性微粒　依法检查,符合要求。

(4) 含量测定　依法检查,按无水物计算,含头孢西丁 ($C_{16}H_{17}N_3O_7S_2$) 不得少于 89.5%;按平均装量计算,含头孢西丁 ($C_{16}H_{17}N_3O_7S_2$) 应为标示量的 90.0%~110.0%。

【项目准备】

1. 仪器与药品

(1) 仪器　高效液相色谱仪、红外光谱仪、酒精灯、试管、水分测定仪、灯检仪、取样器、不溶性微粒测定仪等。

（2）药品 盐酸、碳酸钾、氢氧化钾、焦锑酸钾、溴化钾、卡尔费休试剂、吡啶、乙二醇、乙腈、冰醋酸、磷酸氢二钠、磷酸二氢钾、磷酸、氢氧化钠、头孢西丁钠对照品等。

2. 溶液配制

（1）焦锑酸钾试液 取焦锑酸钾 2g，在 85mL 热水中溶解，迅速冷却，加入氢氧化钾溶液（3→20）10mL；放置 24h，滤过，加水稀释至 100mL，即得。

（2）磷酸盐缓冲液 取磷酸二氢钾 1.0g 和磷酸氢二钠 1.8g，加水 900mL 溶解，用磷酸或 10mol/L 的氢氧化钠溶液调节 pH 值至 7.1±0.1，用水稀释至 1000mL。

（3）1 号浊度标准溶液 称取于 105℃ 干燥至恒重的硫酸肼 1.00g，置 100mL 量瓶中，加水适量使溶解，必要时可在 40℃ 的水浴中温热溶解，并用水稀释至刻度，摇匀，放置 4～6h；取此溶液与等容量的 10% 乌洛托品溶液混合，摇匀，于 25℃ 避光静置 24h，即得浊度标准贮备液。取浊度标准贮备液 15.0mL，置 1000mL 量瓶中，加水稀释至刻度，摇匀。从中取 5.0mL 加 95.0mL 的水混合得 1 号浊度标准溶液。

（4）黄色 8 号标准比色液 取对照溶液（取比色用氯化钴液 4.0mL、比色用重铬酸钾液 23.3mL，加水稀释成 100mL）6.0mL 置 25mL 纳氏比色管中，加水 4.0mL。

【项目实施】

1. 性状

取一定量供试品，置白色纸上用肉眼仔细观察其颜色、晶型等。

2. 鉴别

（1）在含量测定项下记录的色谱图中，供试品溶液主峰的保留时间应与对照品溶液主峰的保留时间一致。

（2）取干燥品 1～1.5mg，加入干燥的溴化钾细粉 200～300mg，置于玛瑙乳钵中，研磨均匀，置于压片架中压片，取出制成的供试片，按红外分光光度法测定本品的红外光吸收图谱，与标准图谱（光谱集 1123 图）对照。

（3）钠盐

① 取铂丝，用盐酸湿润后，蘸取供试品，在无色火焰中燃烧，观察火焰颜色。

② 取供试品约 100mg，置 10mL 试管中，加水 2mL 溶解，加 15% 碳酸钾溶液 2mL，加热至沸，观察实验现象；加焦锑酸钾试液 4mL，加热至沸；置冰水中冷却，必要时，用玻棒摩擦试管内壁，观察实验现象。

3. 检查

（1）溶液的澄清度与颜色 取本品 5 份，按标示量分别加水制成每 1mL 中约含 0.1g 的溶液，溶液应澄清无色；如显浑浊，与 1 号浊度标准液比较，均不得更浓；如显色，与黄色或黄绿色 8 号标准比色液比较，均不得更深。

（2）pH 取本品适量，加水制成每 1mL 中含 0.1g 的溶液，用酸度计测定 pH。

（3）水分

① 费休试液的标定 取重蒸馏水 10～30mg，精密称定，置干燥的带橡皮塞玻璃瓶中，通过贮有无水甲醇的滴定装置加无水甲醇 2mL 后，立即用费休液滴定，在不断振摇下，溶液由浅黄色变为红棕色为终点，记录体积。另以 2mL 无水甲醇作空白对照。平行实验 3 次。

② 取适量的供试品，精密称定，以乙二醇-吡啶（3:1）为溶剂，置于干燥具塞玻璃瓶中，通过贮有溶剂的滴定装置加入乙二醇-吡啶（3:1）2mL，在不断振摇下用费休试液滴定至溶液由浅黄色变为红棕色为终点，记录体积。另以 2mL 乙二醇-吡啶（3:1）作空白对照。平行实验 2 次。计算水分含量。

（4）不溶性微粒　取本品 3 份，加微粒检查用水溶解制成每 1mL 中含 50mg 的溶液，用水将容器外壁洗净，小心翻转 20 次，使溶液混合均匀，立即小心开启容器，先倒出部分供试品溶液冲洗开启口及取样杯，再将供试品溶液导入取样杯中，静置 2min 或适当时间脱气泡，置于取样器上（或将供试品容器直接置于取样器上）。开启搅拌，使溶液混匀（避免气泡产生），每个供试品依法测定至少 3 次，每次取样应不少于 5mL，记录数据，弃第一次测定数据，取后续测定数据的平均值作为测定结果。

4. 含量测定

用十八烷基硅烷键合硅胶为填充剂；以水-乙腈-冰醋酸（81∶19∶1）为流动相；检测波长为 254nm。精密称取头孢西丁对照品适量，加磷酸盐缓冲液溶解并稀释制成每 1mL 中约含 0.3mg 的溶液，精密量取 $10\mu L$ 注入液相色谱仪，记录色谱图，头孢西丁峰拖尾因子应不大于 1.8，头孢西丁峰与相邻杂质峰间的分离度应符合要求。

取本品，精密称定，加上述磷酸盐缓冲液溶解并定量稀释制成每 1mL 中约含头孢西丁 0.3mg 的溶液，作为供试品溶液，精密量取 $10\mu L$ 注入液相色谱仪，记录色谱图；另取头孢西丁对照品适量，同法测定。按外标法以峰面积计算供试品中 $C_{16}H_{17}N_3O_7S_2$ 的含量。

【项目报告】

注射用头孢西丁钠质量检验报告

样品名称			批号	
规格			有效期	
包装			生产单位或产地	
检验依据			检验日期	
项　　目	实验方法	标准要求	检验结果/结论	检验人
性状				
鉴别　色谱对照				
红外光谱				
锌盐反应				
检查　溶液的澄清度与颜色				
pH				
水分				
不溶性微粒				
含量测定				

实验过程记录

【性状】实验现象：_____

【锌盐反应】实验现象：_____

【溶液的澄清度与颜色】

序号	实验现象
1	
2	
3	
4	
5	

【水分】

实验室湿度_____%

1. 滴定度 F 测定

实验过程记录

序号	重蒸馏水质量 m_0/g	消耗费休试剂体积 V/mL	空白消耗费休试剂体积 V_0/mL
1			
2			
3			

计算公式:

$$F(g/mL)=\frac{m_0}{V-V_0}$$

2.供试品含水量测定

序号	供试品质量 m/g	消耗费休试剂体积 V'/mL	空白消耗费休试剂体积 V_0'/mL
1			
2			

计算公式:

$$w(\%)=\frac{F\times(V'-V_0')}{m}\times100\%$$

【不溶性微粒】

样品号	测定次数	取样量/mL	微粒大小/μm	微粒数/粒	平均微粒数/粒
1	1				
	2				
	3				
2	1				
	2				
	3				
3	1				
	2				
	3				

判断标准:

①标示装量为100mL或100mL以上的静脉用注射液,每1mL中含10μm及10μm以上的微粒数不得过12粒,含25μm及25μm以上的微粒数不得过2粒。

②标示装量为100mL以下的静脉用注射液,每个供试品容器(份)中含10μm及10μm以上的微粒数不得过3000粒,含25μm及25μm以上的微粒数不得过300粒。

【含量测定】

室　温:_____　　　仪器型号:_____
拖尾因子:_____　　　分离度:_____(应大于1.5)

$$T=\frac{W_{0.05h}}{2d_1}$$

式中,$W_{0.05h}$为5%峰高处的峰宽;d_1为峰顶在5%峰高处横坐标平行线的投影点至峰前沿与此平行线交点的距离。

序号	对照品质量 m_R/g	对照品峰面积 A_R	供试品质量 m_S/g	供试品峰面积 A_X	含量/%
1					
2					

计算公式:

$$W(\%)=\frac{m_R\times\frac{A_X}{A_R}}{m_S}\times100\%$$

式中,A_X为供试品溶液主峰面积;A_R为对照品溶液峰面积;m_R为对照品的质量;m_S为供试品的质量。

结论:本品按_____标准检验,结果_____

复核人		报告日期	

参 考 文 献

[1]　国家药典委员会.中华人民共和国药典 [M].北京：中国医药科技出版社，2015.

[2]　霍燕兰主编.药物分析技术 [M].北京：化学工业出版社，2005.

[3]　孙莹，吕洁主编.药物分析 [M].北京：人民卫生出版社，2009.

[4]　张骏，方应权主编.药物分析 [M].北京：高等教育出版社，2014.

[5]　方应权，张骏主编.药物分析实训教程 [M].北京：高等教育出版社，2014.

[6]　郑一美主编.药物分析与质量控制 [M].北京：化学工业出版社，2011.

[7]　吴英主编.药品质量检测技术 [M].北京：中国农业大学出版社，2009.

[8]　边虹铮，薛娜主编.药物分析检测技术 [M].北京：化学工业出版社，2013.

[9]　王金香主编.药品质量检验实训教程 [M].北京：化学工业出版社，2011.

[10]　梁述忠，王炳强主编.药物分析 [M].北京：化学工业出版社，2004.

[11]　丁敬敏主编.化学实验技术 [M].北京：化学工业出版社，2007.

[12]　李吉海主编.基础化学实验（Ⅱ）——有机化学实验 [M].北京：化学工业出版社，2007.

[13]　张佳佳主编.药物质量控制与检测技术 [M].北京：化学工业出版社，2016.

[14]　晁若冰主编.药物分析 [M].北京：人民卫生出版社，2012.

[15]　吴英主编，药品质量检测技术 [M].北京：中国农业大学出版社，2011.